# L'IMAGE

# DE NOTRE CORPS

ISBN : 2-7384-6491-2

Jean LHERMITTE

# L'IMAGE DE NOTRE CORPS

*Préface de Jacques Chazaud*

**L'Harmattan**
5-7, rue de l'École Polytechnique
75005 Paris - FRANCE

**L'Harmattan Inc.**
55, rue Saint-Jacques
Montréal (Qc) - CANADA H2Y 1K9

Collection ***Psychanalyse et Civilisations***
*dirigée par Jean Nadal*

**Dernières parutions**

*Une étude psychanalytique de la figure du ravissement dans l'oeuvre de Marguerite Duras. Naissance d'une oeuvre, origine d'un style*, S. FERRIERES-PESTUREAU.
*Le style, structure et symptôme*, B. STEINER et G. MORALÈS (dir.)
*Génétique et temporalité,* Anne JOOS DE TER BEEST.
*L'antimanagement. Psychanalyse de la violence dans l'entreprise*, Loïck ROCHE.
*Un autisme qui se dit...Fantôme mélancolique*, Jacqueline LÉGER.
*Sortir de la croyance*, Xavier AUDOUARD.
*L'espace africain. Double regard d'un psychanalyste occidental et d'un dramaturge africain*, CLAUDE BRODEUR..
*Bisexualité et littérature. Autour de D.H. Lawrence et de Virginia Woolf,* FRÉDÉRIC MONNEYRON.
*Psychanalyse, science et culture*, Joel BIRMAN.

***Série Trouvailles et Retrouvailles***
*dirigée par Jacques Chazaud*

*Au-delà du rationalisme morbide,* Eugène MINKOWSKI, 1997.
*Des idées de Jackson à un modèle organo-dynamique en psychiatrie,* Henri EY, 1997.
*Du délire des négations aux idées d'énormité*, J. COTARD, M. CAMUSET, J. SEGLAS, 1997.
*Modèles de normalité et psychopathologie,* Daniel ZAGURY, 1998.
*Du délire des dénégations,* J. COTARD, 1998.
*De la folie à deux à l'hystérie à d'autres états,* Ch. LASEGUE, 1998.
*Leçons cliniques sur la démence précoce et ma la psychose maniaco-dépressive*, C. KRAEPLIN, 1998.
*Les névroses. De la clinique à la thérapeutique,* A.HESNARD, 1998.

# Préface

Le livre que l'on va lire, et qui est consacré à l'image et aux hallucinations et méconnaissances corporelles, est daté ; précisément de 1939. Mais, plus loin que les contingences de l'histoire mondiale de l'année où il paraissait, il fait, par son importance, toujours date !

Paul Schilder, qui ne fut traduit dans notre langue qu'en 1950, avait publié en allemand, puis en anglais, sur le sujet. La comparaison entre *The Image and Appearance of the Human Body* ( 1935 ) et *L'Image de notre corps* explique la place de référence privilégiée que prit le travail de Jean Lhermitte. L'ouvrage de Schilder est certes du plus haut intérêt ; mais il n'égale pas en distinction, dans le plan et le style, la clarté de l'exposé didactique, érudit et en même temps accessible, des connaissances systématisées par l'auteur français qui livre un matériel passsionant, souvent obtenu de première main, si l'on peut ainsi dire de la pathologie du « fantôme ».

La première réception, chez nous, de *L'Image de notre corps* est consignée dans l'analyse plus qu'élogieuse qu'en fit, dans le numéro 2 des années condensées 1939-1941 de *L'Encéphale*, l'illustre psychiatre que fut R. Mourgue. Il louait sa « richesse inouïe » et n'hésitait pas à qualifier de « géniales » certaines des idées qui y sont défendues. Une faible résistance, assortie d'une explicaton courtement « interprétative » ou « imaginative » de la pathologie de notre image, fut le fait de tenants du dualisme absolu de l'automatisme corporel inconscient et de la limpidité des idées représentatives. Mais il était clair, pour la majorité des lecteurs, que les expressions empruntées à la psycholgie classique ( image, schéma, représentations ) ne devaient pas être prises chez Lhermitte au sens de phénomènes conscients. Il avait bien précisé leur situation « aux franges » de la sphère psychique.

Les temps étant ce qu'ils étaient, c'est probablement le philosophe Maurice Merleau-Ponty qui donna, par la large exploitation qu'il en fit en 1945 ( dans sa *Phénoménologie de la perception* ), tout son retentissement au livre de Lhermitte auprès du public cultivé.

Quoi qu'il en soit, nous sommes à plus d'un demi-siècle de distance. Depuis les années quarante, alors que la psychologie n'a pas trouvé son unité, la psychophysiologie a explosé en disciplines disparates. Il ne convient pas de tenter de faire ici le bilan de la multiplicité des hypothèses proposées afin de « rationaliser » une clinique qui, elle, n'a, pour l'essentiel, pas bougé. A titre de curiosités, nous pouvons cependant évoquer deux échantillons exemplaires du grand écart des théories et rapporter une bien curieuse constation expérimentale.

Du côté psychologique, Thomas Szasz rapprochait, en 1975, l'algohallucinose du délire des persécutions. La perte du membre amputé ( « perte de l'objet » au sens psychanalytique d'un investissement, ici narcissique ) serait déniée et « projetée » et la souffrance viendrait confirmer le maintien de sa « présence ».

Du côté physiologique, on n'est pas en reste d'ingéniosité. Ronald Melzack postulera, en 1990, une « neuromatrice » qui serait faite de connexions innées entre les relais sensoriels, le circuit de l'émotion et de la motivation et la zone du cortex pariétal dont dépendrait le sentiment d'appartenance ( la « neurosignature »... ). Dans les conditions normales, les stimulis afférents joueraient un simple rôle de modulateurs sur ce fond de forme *a priori* de corporéité, relevant d'un véritable « idéalisme cérébral » que n'auraient pas répudié un Cabanis ou un Schopenhauer... En l'absence de stimuli externes interviendraient des décharges neuroniques spontanées libérées, d'origine quelconque, ou des phénomènes de « diffusion » et la « réallocation » de voisinage, sources d'une activité de remodelage du sentiment du corps...

Mais que dire du tour de magie scientifique de Ramachandran ( de San Diego ) qui fait disparaître la douleur et réduit le fantôme de l'amputé à une main « papillonnant » à l'épaule en le faisant coïncider avec... une image virtuelle commandée par le bras sain ? Nous sommes ici projetés de l'autre côté du miroir autoscopique en plein « surréalisme physiologique », pour reprendre l'expression de Dagonet.

De ce *Wonderland* de l'image de notre corps et de la conscience de notre soi charnel, Jean Lhermitte nous a peint de forts beaux tableaux, qui sont toujours à admirer parce que cliniquement indépassés et indépassables. Il était le premier à savoir que plus nous approfondirions ce qui en fait la matière, plus nous connaîtrions le risque de chuter dans les gouffres verigineux des relations dites du corps et de l'esprit. Probablement pressentait-il qu'aucune des philosophies classiques, dans leurs variantes et variétés, ne pourraient si facilement épuiser ces phénomènes étranges, tour à tour inquiétants et fascinants, que neurologues et neuropsychiatres rencontrent dans leur pratique.

**Jacques Chazaud**

# INTRODUCTION

« Au commencement était l'action », écrit Gœthe au premier acte de son Faust, et l'action est demeurée la grande préoccupation des hommes comme elle est restée le premier mobile de la vie psychologique. Dans son désir de se rendre maître des choses, d'imaginer sans répit de nouveaux moyens d'emprise sur les êtres et les objets qui peuplent le monde extérieur, l'homme n'a été que tardivement conduit à considérer les mécanismes secrets de son activité extérieure.

C'est ainsi que l'une des pièces maîtresses de sa structure psychologique a été fort négligée. Nous entendons ici l'Image de notre corps, l'image de soi, le sentiment complexe mais fort et toujours présent à la frange de la conscience, de notre personnalité physique. Que nous soyons en possession, dans la pénombre de notre conscience, d'une image de notre moi corporel, de notre corps de chair, que nous ayons sans cesse à l'arrière-plan de nos souvenirs, de nos représentations et de nos sensations même les plus simples le sentiment de notre corporalité, de nos membres en action ou au repos, qui pourrait en douter après la plus élémentaire démarche d'introspection?

Comment pourrions-nous agir sur le monde extérieur si nous n'étions pas en possession d'un schéma de nos attitudes et de notre situation dans l'espace, si nous n'avions pas présente dans notre esprit *l'idée* de notre corps?

On ne saurait donc douter que notre activité s'appuie sur un fondement psycho-physiologique, lequel n'est autre que l'image de notre moi corporel.

Nous n'étonnerons, sans doute, aucun lecteur si nous ajoutons que la notion d'une image de soi telle que nous venons d'en définir les termes fondamentaux, n'a pas pénétré dans la science à la manière d'une révélation soudaine, et que bien avant les études de A. Pick (de Prague), de Sir Henry Head (de Londres), de P. Schilder (de New-York), de Ludo van Bogaert (d'Anvers), on en soupçonnait la réalité:

mais il faut convenir que la conception que l'on se faisait de la conscience du moi corporel demeurait bien imprécise et que le terme de cénesthésie par lequel on la désignait, laissait place à tant d'imprécision que chaque auteur en acceptait l'idée dans un sens tout personnel.

Précisons encore que le concept de cénesthésie ne contenait qu'une partie des éléments dont nous montrerons la coopération pour l'édification de l'image corporelle. A réfléchir ainsi aux conditions de notre activité extérieure, nous constatons à la source de celle-ci la réalité d'une représentation plus ou moins consciente, d'une image, d'un schéma de notre corps. Si nous donnons tous ces termes c'est que nous les retrouvons sous la plume de tous les auteurs qui se sont plus spécialement penchés sur le problème que nous visons ici. En réalité, schéma postural (H. Head), schéma corporel (P. Schilder), Image de soi (Van Bogaert), somatopsyché (Wernicke-Foerster), Image du moi corporel (Lhermitte), constituent les désignations diverses d'une même chose : *l'Image de notre corps.*

A entendre la plupart des neurologues qui se sont plus particulièrement occupés de cette question, c'est à Arnold Pick (de Prague), puis à Henry Head et à Paul Schilder que nous devons les premières notions précises sur l'image corporelle (*The Body image* des Américains, *The Bodily image* des Anglais). Certes, rien ne serait plus étranger à notre pensée que de vouloir diminuer la valeur des travaux que nous ont offert les auteurs dont nous venons de citer les noms; mais il n'est que juste de rappeler que bien avant A. Pick, Head, Schilder, un neurologiste français, Pierre Bonnier, avait présenté des vues singulièrement profondes sur le problème dont nous nous sommes attachés dans cette étude à présenter les divers aspects.

Dès 1893, P. Bonnier démontre que la notion de cénesthésie ne présente aucune des conditions qu'exige la rigueur scientifique pour être retenue, que le terme même de cénesthésie par lequel on prétend désigner l'ensemble des sensations organiques ne possède aucune signification physiologique, que la chose commune à toutes les sensations c'est la définition topographique, la notion d'espace, de localisation. Or, cette notion, poursuit Bonnier, n'est pas exprimée dans le terme de cénesthésie. Ce que l'on retrouve à l'origine de notre activité, à la source de toutes nos sensations et de nos perceptions, c'est, ajoute notre auteur, la *notion de l'espace.* Et il convient de donner la dénomination de *sens de l'espace* à toutes les parties de la sensibilité tant périphériques que centrales qui contribuent à définir notre orientation objective et notre orientation subjective : cette dernière, qui nous intéresse spécialement, répond à la perception de notre position par rapport aux choses du monde extérieur, de notre attitude, de nos variations de position, c'est-à-dire de nos propres mouvements et déplacements.

On le voit clairement, sous les termes de notions spatiales, d'orientation, de sens de l'espace, Pierre Bonnier entend ce que nous comprenons aujourd'hui sous la désignation de schéma corporel.

Mais bien mieux encore, ce terme de schéma postural, de schéma corporel dont on attribue généreusement la création à Henry Head pour le premier et à Paul Schilder pour le second, non seulement Pierre Bonnier l'introduisait dans la science dès 1905, mais déjà ce remarquable analyste, qui ne fut pas compris de son temps, enseignait que des processus morbides pouvaient atteindre et léser de diverses manières ce schéma, « cette figuration topographique, cette attitude » de notre corporalité; qu'il y avait lieu de décrire des troubles spéciaux qui font que « certaines parties de nous-mêmes cessent de figurer dans la notion que nous avons de notre corps. Quand elles tiennent trop de place, il y a *hyperschématie,* trop peu : *hyposchématie,* ou une place qui n'est pas leur place propre : *paraschématie* ». Enfin, lorsque la notion du schéma se montre complètement désorganisée, ainsi qu'il en est au cours des vertiges, on peut caractériser ce trouble par le terme d'*aschématie.*

Comme nous l'avons dit plus haut, le mot de schéma fut repris d'abord par Henry Head puis par Paul Schilder. Mais avant ceux-ci, Arnold Pick, dans des travaux de la plus haute valeur clinique, avait indiqué de la manière la plus expresse qu'il existait chez certains malades un trouble très particulier qui se spécifie par l'impossibilité d'exécuter des mouvements « réfléchis », c'est-à-dire des mouvements dont le but est le propre corps du sujet, d'une part, et par la perte de la notion de localisation des sensations externes ou extéroceptives, d'autre part. Et pour bien marquer sa pensée, Pick désignait la perturbation dont il décrivait si parfaitement les caractères, par le terme expressif de « autotopoagnosie ». Ainsi donc, les malades qui présentent le syndrome de Pick sont incapables de s'orienter sur leur propre corps, de désigner la partie, la région qui vient d'être stimulée; la perte de l'autotopoagnosie peut être telle qu'une malade observée par Pick avait perdu le sentiment, la notion de ses mains, à tel point qu'elle les cherchait sous la table en disant : « C'est inconcevable, il faut que je les aie perdues. » Et, à l'exemple de beaucoup de sujets atteints dans leur image corporelle, cette patiente ne pouvait plus distinguer son côté gauche d'avec le droit.

On le voit, les saisissantes remarques d'A. Pick se raccordent très exactement avec les observations antérieures de P. Bonnier; aussi bien pour les premiers faits que pour les seconds, nous nous trouvons en face d'une perturbation spéciale du « *sens de l'espace* » subjectif, c'est-à-dire de la notion du schéma des attitudes de nos membres et de notre situation dans l'espace.

Au cours des études qu'il poursuivit sur les troubles de la sensibilité et qui demeurent des modèles d'analyse, Sir Henry Head retrouva, lui aussi, des modifications du comportement de certains sujets qui ne pouvaient être attribués qu'à la perte de la faculté de localisation des excitations externes. Partant de cette donnée générale, Head fit cette remarque que le sens de localisation n'était pas aussi simple qu'une observation superficielle eût donné à le penser. En effet, s'il est des malades qui, tout en se montrant capables de préciser sur la surface de leur corps le point stimulé, ne peuvent localiser celui-ci dans *l'espace,* il en est d'autres chez lesquels l'abolition de l'autotopognosie apparaît beaucoup plus complète. Force est donc, conclut H. Head, d'admettre la réalité de plusieurs schémas : tactile, postural, visuel, lesquels s'ajoutent et se superposent exactement chez le normal.

Toutefois, selon notre auteur, si les apports de la sensibilité générale et même les facteurs d'ordre visuel participent à l'édification du schéma de notre corps, l'élément postural, c'est-à-dire la notion des attitudes de notre corps et de ses différents segments joue le rôle dominant.

Grâce au *schéma postural,* « l'homme construit sans cesse un nouveau modèle de lui-même, lequel change perpétuellement. Chaque nouvelle attitude, chaque nouveau mouvement s'inscrivent dans le schéma plastique, et l'activité du cortex cérébral intègre chaque nouveau groupe de sensations évoquées par les changements posturaux en relation avec lui ».

Ainsi donc, selon l'éminent neurologiste de Londres, chacun de nous possède à la frontière de sa conscience une image, un schéma tridimensionnel de son corps; c'est à ce schéma que nous rapportons les excitations qui nous atteignent et c'est grâce au maintien de celui-ci que nous pouvons discriminer et localiser nos sensations. D'où il suit que ce schéma modifie les impressions suscitées par les excitations extérieures, de telle sorte que la sensation finale de localisation pénètre dans la conscience non point à l'état isolé, mais chargée du sentiment d'une relation avec quelque chose qui s'est déroulé auparavant, de la même manière, écrit H. Head, qu'un taximètre nous présente la distance parcourue sous la forme d'une note en shillings et en pence.

A la suite de Henry Head, Paul Schilder approfondit la conception de l'image corporelle, dans deux ouvrages : *Das Körperschema* et *The image and appearance of the human body*, où l'on retrouve développées les notions que P. Bonnier, A. Pick et Henry Head nous avaient révélées.

Nous aurons trop souvent l'occasion de revenir sur les idées personnelles à P. Schilder ainsi que sur les recherches remarquables de Ludo van Bogaert pour en donner ici une analyse, qui ne serait qu'une répétition.

De ce bref exposé, retenons que chacun de nous possède, effleurant au seuil de sa conscience une image, un schéma tridimensionnel de son corps; que ce schéma essentiellement plastique doit être entendu comme tout l'opposé d'une image statique, car le passé y inscrit sans répit des traits nouveaux; que c'est grâce à l'existence de cette image de notre corps qu'il nous est possible de sentir, de percevoir, enfin de développer notre action sur nous-mêmes et le monde qui nous entoure.

Mais cette image de notre corps, des structures nerveuses la soustendent, dont le siège central se trouve dans les circonvolutions cérébrales; or, qui dit structures nerveuses entend un objet particulièrement fragile et sensible à l'influence des nombreux agents pathologiques.

Aussi devons-nous nous attendre à voir l'image de notre corps subir des mutilations, des déformations, des distorsions singulières, être parfois frappée d'une régression qui se poursuit jusqu'à sa complète dissolution. Ce n'est pas assez, l'émancipation ou encore l'évanescence de notre image corporelle peuvent se réaliser dans les circonstances les plus étranges.

C'est précisément à l'exposé des transformations et des altérations dont l'image de notre corps peut être l'objet que nous avons consacré le présent ouvrage guidé par la croyance que la vieille maxime socratique était encore une réalité vivante et qu'une des conditions majeures de la bonne conduite de nos actions était toujours de chercher à nous mieux connaître nous-mêmes.

# CHAPITRE PREMIER

## DÉVELOPPEMENT DE L'IMAGE CORPORELLE

Il est à peine besoin de rappeler que l'image que nous avons de notre propre corps ne saurait être tenue pour un présent du ciel, pour un don gratuit et complet que chacun de nous reçoit à sa naissance. Sans doute, les pièces de construction de cette image sont fournies au jeune enfant, mais cette image, il faudra qu'il l'édifie pièce à pièce, qu'il lui assure une structure, une armature assez solide pour lui permettre de résister aux perturbations dynamiques auxquelles la vie journalière expose, ainsi qu'aux désorganisations organiques dont les processus morbides ne sont que trop souvent l'origine.

Comment donc s'édifie l'image corporelle, quelles phases diverses doit traverser son développement, quels en sont les premiers rudiments? Voilà autant de problèmes qui se posent à nous au seuil de cette étude et que nous devons, à tout le moins, tenter de préciser.

Depuis l'admirable ouvrage de Preyer sur l'âme de l'enfant, de nombreux auteurs se sont efforcés de déterminer les étapes de l'évolution de la sensibilité et de la motricité du jeune être qui s'éveille à la vie, qui se trouve au contact des réalités du monde extérieur et qui, enfin, est appelé très vite à prendre conscience de sa propre corporalité.

Lorsqu'on étudie le comportement du nouveau-né, on ne peut manquer d'être frappé par l'incertitude, l'incoordination des mouvements du jeune être qui crie, agite ses membres en tous sens et paraît être complètement démuni de toute notion de spatialité.

Pendant toute la période qui s'étend de deux à six mois, l'enfant commence à prendre conscience de ses membres dès que ceux-ci apparaissent dans le champ de sa perception visuelle; et dès la douzième semaine, on observe un déplacement des yeux vers les objets mouvants que sont ses membres, ce qui, sans doute, témoigne d'un effort de connaissance et de discrimination. Il convient de remarquer que ce n'est pas également à toutes les parties qui composent son corps que l'enfant s'intéresse, mais d'abord à certaines d'entre elles ainsi que l'ont fait observer Preyer, Koffka et spécialement Auguste Tournay.

De l'étude très attentive à laquelle s'est livré A. Tournay sur le développement des fonctions sensitivo-motrices chez le tout jeune être, retenons que ce n'est guère qu'au quatrième mois que le nourrisson fixe spontanément son attention sur sa main droite, regarde ses doigts s'agiter et s'intéresse visiblement au jeu de ces organes, alors que la main gauche est laissée, on peut dire, à l'abandon. Les mouvements qui amusent le jeune bébé demeurent jusqu'au cinquième mois, purement automatiques et réflexes.

Mais, si les moments d'apparition de la première ébauche de recherche de la connaissance de la corporalité, de la somatognosie, apparaissent différents pour les moitiés droite et gauche, un même décalage se retrouve pour ce qui a trait à la somatognosie des segments supérieur et inférieur. Et si un enfant de trois mois commence déjà à suivre du regard le déplacement de ses mains en y adaptant aussi son attitude générale, ce n'est que chez l'enfant âgé de cinq mois que l'on peut relever la trace de l'intérêt que prend ce jeune être au déplacement de ses pieds.

Cette différence de développement de la somatognosie, que l'étude du comportement du très jeune enfant nous permet de saisir, n'a rien qui puisse surprendre puisque, très évidemment, les membres inférieurs n'entrent pas en contact avec les objets extérieurs comme les mains dont la faculté de palper s'affirme dès la première tétée. Ne savons-nous pas, au reste, que le faisceau pyramidal qui conduit les excitations les plus nécessaires aux actes moteurs les mieux adaptés achève son développement d'abord dans son segment supérieur et que la myélinisation du f. pyramidal droit anticipe sur celle du f. pyramidal gauche, chez le droitier?

Donc, vers le cinquième mois, le jeune bébé s'occupe non plus seulement de ses mains, mais des objets que celles-ci peuvent appréhender, il se montre aussi curieux de certaines interventions dont il est l'objet : la taille des ongles par exemple.

Mais si le très jeune enfant attache son regard sur certaines parties de son corps, et singulièrement sur ses mains, ses pieds dont les mouvements visiblement le divertissent, n'en concluons pas que, déjà, ce jeune être ait réalisé une parfaite discrimination entre ce qui appartient à son propre corps et ce qui répond au monde environnant. Regardons un bébé jouer sur sa couche, observons surtout son regard : voici que ses bras s'étendent, se mettent en croix, que ses jambes se dressent dans l'air comme deux potences. Certes, notre petit sujet les regarde mais il semble les considérer visiblement comme des choses étrangères à sa personnalité et dont il perd conscience dès qu'elles sont tirées hors du champ de sa perception visuelle.

Cependant, de ce jeune bébé de quelques mois, chaussons la main droite d'un gant; qu'observons-nous? Après avoir manifesté quelque surprise, l'enfant fait jouer les doigts dans les digitations du gant ou la gaine du moufle, puis de l'autre main il enlève cet objet qui le gêne. Il le contemple alors et montre par sa mimique qu'il considère que cette chose ne fait pas partie de lui-même, n'est pas douée de la même sensibilité que son corps. Nous reconnaissons ici la première ébauche de discrimination entre l'image corporelle et la présentation d'un objet distinct du corps. Un sentiment de non-appartenance s'est éveillé dans l'âme de l'enfant.

Voici donc le jeune être que nous suivons, capable vers le neuvième mois de sa vie, de distinguer la substance de son corps d'avec les objets qui l'entourent, de reconnaître l'image de ses membres isolément. Un grand progrès a donc été accompli. Mais est-ce à dire que l'enfant possède une image sinon parfaitement définie, beaucoup de démarches restent nécessaires encore, mais dont les pièces se montrent déjà bien articulées entre elles? Non pas, et c'est là une donnée extrêmement intéressante non seulement en ce qu'elle nous fait saisir la manière dont s'établit le développement de l'image de soi, mais aussi en ce que celle-ci nous permet de comprendre les fragmentations du schéma corporel que réalisent bien des processus morbides. Ce n'est que très lentement que les représentations des membres s'articulent les unes avec les autres et que l'unité de notre image corporelle se réalise grâce au perfectionnement incessant de la motricité.

Mais poursuivons notre esquisse du développement de la somatognosie. A la fin de la première année, l'enfant a palpé les diverses régions de son corps et il a reconnu que celles-ci se reliaient entre elles pour composer une unité. Un jour, voici qu'il se frappe la tête, puis heurte tel objet placé contre lui et paraît saisir que sa tête fait partie du même ensemble et s'oppose par sa sensibilité propre à tel objet, une table, par exemple, qui, elle, ne se rattache à sa personne par aucune impression sensible.

Toutefois, gardons-nous de croire que reconnaître sa corporalité, identifier, tout au moins grossièrement, ses membres, s'orienter sur la surface de son corps implique que l'enfant est capable de transposer sur autrui l'image qu'il s'est faite de sa corporalité. Il suffit de voir le jeune bébé habiller sa poupée pour être frappé de la confusion de ses actes; ne prend-il pas, par exemple, les mains pour les pieds, la tête pour un membre?

Le sein maternel est certainement l'image corporelle extérieure qu'il connaît le mieux, et cependant ce n'est guère qu'au treizième mois que l'enfant transpose l'image des seins de sa mère sur les personnes qui l'entourent, bien qu'il commette encore bien des erreurs comme d'interpréter comme « mamelon » les coudes de son père.

Mais si, vers la deuxième année, l'enfant semble bien posséder la notion que ses membres lui appartiennent, font partie d'un tout qui est sa propre corporalité, gardons-nous d'en inférer que l'image de soi est achevée dans l'esprit de l'enfant. Ce n'est que très lentement que se différencient et se précisent les diverses pièces du schéma postural; et il faudra des années pour que l'enfant soit capable de transposer l'image corporelle dans laquelle il se meut, sur la personne d'autrui. Selon Piaget, jusqu'à l'âge de cinq à huit ans le jeune enfant continue d'acquérir les éléments constitutifs de sa propre image corporelle, et inconsciemment s'occupe à les organiser; à partir de huit à dix ans seulement, notre sujet peut identifier le schéma que ses semblables offrent à sa vue. Après le stade de l'égocentrisme, c'est-à-dire pendant toute cette période de la vie qui s'étend jusqu'à la huitième année, s'instaure le processus de la socialisation puis celui de l'objectivation (onze ans). Alors, l'image de soi est parachevée; le sujet s'y oriente à l'aise, se montre même capable d'identifier toutes les parties du corps de ses semblables et de qualifier correctement les gestes, les attitudes qui figurent dans les représentations picturales.

Depuis la mémorable leçon de Hughlings Jackson, nous savons que les phénomènes que font apparaître les lésions du système nerveux ne peuvent être compris dans leur sens véritable si on ne les envisage pas comme l'expression d'une régression des fonctions compromises par la désorganisation des dispositifs qui la sous-tendent. Or, quelle démarche pourrait être plus fructueuse que celle qui nous permet de saisir les différentes étapes de la ligne selon laquelle se développe une fonction? C'est pourquoi jamais, à notre sens, on n'attachera trop d'intérêt à l'étude de l'édification de l'image corporelle dont la pathologie nous offre souvent la fragmentation.

***

Si, dans les pages qui précèdent, nous nous sommes efforcés de définir les étapes principales de la formation du schéma de notre corps, le problème de la genèse de l'image de soi est loin d'être épuisé; et nous devons nous demander quels sont les facteurs que l'on peut saisir à l'origine de la création, dans l'âme vierge de l'enfant, de l'image corporelle? Tout d'abord la douleur, répond Preyer. Il n'est guère contestable que les sensations douloureuses éprouvées par l'enfant au contact de la rude réalité ne contribuent pour une large part à la différence du moi d'avec le non-moi, qui est la base même de la personnalité. Lorsque l'enfant frappe une partie de son corps puis tel solide comme une table, il établit rapidement la qualité de substance sensible dont est doté son corps et par laquelle cette substance s'oppose au solide insensible qu'il a frappé.

Il est non moins évident que l'activité motrice constitue un autre facteur essentiel dans l'édification de l'image corporelle et que privé de mouvements libres le jeune être ne parviendrait pas à construire une représentation de son corps. Et qui peut douter que c'est grâce au développement et au retrait de ses membres que l'enfant prend conscience des distances qui le séparent des choses, ainsi que des limites de sa propre corporalité. Mais si l'activité motrice peut être considérée comme un des fondements essentiels de l'image que nous prenons de notre corps, quelle est la source, la nature de cette activité motrice, de ce besoin que nous montre l'enfant de se dépenser en gestes dépourvus de signification et en mouvements divers?

Un des instincts les plus profondément inscrits dans notre nature et dont, on ne sait pour quelle raison, l'importance n'est pas toujours reconnue : l'instinct de jeu.

Certes, pendant toute la durée des plus longues existences, nous retrouvons cet instinct ludique, mais c'est incontestablement chez l'enfant qu'il se déploie le plus librement, car aucune autre activité ne le contraint ni ne vient en restreindre les limites. L'activité motrice du jeune être demeure donc pendant les longs mois au cours desquels s'édifie l'image corporelle, une activité de jeu, laquelle, nous le répétons, n'est que l'expression d'un instinct sans doute commun à tous les êtres.

Mais cette motricité primitive, instinctive, si elle conduit à l'édification d'une représentation corporelle n'est qu'une des formes de l'activité cinétique humaine; après s'être dépensé en mouvements d'apparence désordonnés et sans but, l'enfant s'efforce de saisir, de comprendre la forme, le rapport, la substance des choses dont il est environné; il tend, de plus en plus, à transformer ses sensations en perceptions. Et si toute perception sensible se compose, comme l'ont montré C. Wernicke et Storch, de deux éléments : l'un sensoriel spécifique, l'autre musculaire, myopsychique, toute perception contient, en outre, et c'est Pierre Bonnier qui eut le mérite de l'avoir indiqué nettement, un élément particulier, différent des deux autres et qui n'est autre que l'appréciation des données spatiales.

C'est par le moyen dont dispose cette faculté de localisation, écrit Bonnier, que nos perceptions peuvent s'intégrer dans un ensemble et se revêtir d'harmonie, et c'est toujours par cette aptitude à la spatialisation que nous refaisons sans cesse et avec fruit les rectifications nécessaires à nos sensations par la recherche de l'unité et de l'identité qui définissent les choses concrètes, enfin que nous parvenons à la notion psychique d'objectivité et de subjectivité, de moi et de non-moi. Grâce aux données spatiales, grâce aussi à l'édification d'un schéma corporel, l'enfant prend conscience de ses possibilités d'action et ébauche les linéaments de ses premiers actes volontaires, en même temps qu'il parvient à faire d'une sensation une aperception.

Cependant, sommes-nous au bout de notre analyse? Pas encore. Il nous manque un facteur qui, lui aussi, nous apparaîtra dans la suite, d'une importance capitale : l'apport des représentations visuelles. Et si Schopenhauer et Nietzsche ont pu prétendre, le premier que le monde n'était que l'expression d'une volonté et le second que le corps devait être tenu pour la création d'une volonté de puissance (Herrschaftgebilde) nous sommes autorisés à soutenir avec P. Schilder que l'image de notre corps est en grande partie la résultante des données expérimentales.

Ainsi donc, l'image de notre corps s'édifie par degrés grâce aux apports successifs qui lui viennent des sensations extero et proprioceptives ainsi que de l'activité cinétique dont on trouve les racines dans un instinct de jeu commun à tous les êtres, enfin des représentations visuelles plus ou moins conscientes.

Ce qui montre bien qu'il en est ainsi et que le schéma de notre corps est monté, pièce à pièce, c'est la manière dont les dessins témoignent de la connaissance qu'ont les enfants de leur corporalité et de celle de leurs semblables.

Ceux qui ont poursuivi l'étude analytique des dessins d'enfants, et parmi ceux-ci nous retiendrons particulièrement Luquet, ont observé que le sens de la synthèse ne se développe qu'après l'achèvement de la fonction sensorio-motrice. Ce que l'enfant dessine ce ne sont pas des êtres vus dans leur entier, mais des fragments d'individualités. Seuls les détails sont donnés, et en raison du manque de relation synthétique, ceux-ci se montrent simplement juxtaposés. Ainsi un œil est placé à côté de la tête, un bras à côté d'une jambe. (Luquet)

De tout ce qui précède, il appert clairement que l'image de notre corps s'édifie par fragments au cours de la première enfance pour acquérir seulement au seuil de l'adolescence, la précision et l'adaptabilité qu'on lui reconnaît chez l'adulte. Les éléments essentiels dont cette image est faite résultent donc des impressions, des sensations, des perceptions sensibles que le sujet a recueillies au cours de sa vie. Aussi l'image corporelle s'affirmera-t-elle d'autant plus riche de traits que l'organisme qui la sous-tend aura été soumis à plus d'impressions et de perceptions, de même que les parties de cette image qui se montreront tout ensemble les plus précises et les plus résistantes aux processus de mutilation et de désorganisation seront celles qui auront été le siège des perceptions et des sensations les mieux différenciées.

Et si l'image du pied et de la main résistent, avec quelle ténacité nous le verrons, aux mutilations les plus larges, n'est-ce pas parce que le pied et surtout la main ont été l'origine d'un bien plus grand nombre de stimuli perceptifs et sensationnels que telle autre partie du corps tels que le genou ou l'épaule?

Mais davantage; si les doigts comptent parmi les segments de la main les mieux représentés dans le fantôme d'un amputé, n'est-ce pas aussi parce que ceux-ci ont joué dans les perceptions un rôle encore plus important que le poignet ou même que la surface palmaire?

Enfin, comme le fait très justement remarquer David Katz, si réellement l'image de nos membres se construit à l'aide de matériaux empruntés au monde des sensations et des perceptions et si cette image est soumise, ainsi qu'y insiste Henry Head, à d'incessants remaniements, il convient de faire remarquer que toutes les sensations ne sont pas douées du même pouvoir modificateur de notre image corporelle : à cet égard l'on peut admettre la validité de cette loi : savoir que les sensations et les perceptions dont l'influence se fait sentir au maximum sur l'édification de l'image corporelle sont précisément celles qui se montrent les plus vives, les plus durables et les plus souvent répétées.

### *Le développement de l'image corporelle vu sous l'angle psychanalytique.*

Bien que nous ne professions qu'un goût assez tiède pour les doctrines freudiennes en raison des déceptions que nous a apportées la psychanalyse réalisée par des spécialistes dans la thérapeutique des psycho-névroses, il ne nous paraît pas possible de ne pas évoquer au moins quelques-unes des idées maîtresses que professent les maîtres de la doctrine de Freud sur le développement de l'image de notre moi corporel, en raison des aperçus profonds qu'a permis d'entrevoir dans la psycho-biologie la psychanalyse de Freud.

Voici comment s'exprime le psychanalyste fervent qu'est Paul Schilder sur le point que nous touchons ici.

Il est entendu que nous sommes directement intéressés à l'intégrité de notre corps et qu'une modalité de la libido que l'on peut qualifier de narcissique appartient au corps d'un chacun. Cette libido apparaît si essentielle à l'individu que nous devons en admettre la réalité non seulement chez le nouveau-né mais même chez l'embryon. Pour ce qui est du nouveau-né, ce qui appelle son intérêt c'est moins le monde extérieur que son propre corps. A ce stade de narcissisme primitif succède une période d'auto-érotisme dans laquelle la libido se concentre sur les régions du corps auxquelles sont dévolues les fonctions érogènes spéciales. La premières de ces zones est l'ouverture buccale, car de toutes les excitations qui lui viennent de la bouche, le jeune enfant se réjouit. Notre jeune être éprouve encore de la satisfaction par le déplacement de ses membres et le jeu de ses muscles ainsi que dans le recueillement des sensations de bien-être qui lui viennent de son enveloppe tégumentaire. Ainsi se crée un érotisme ou un éroticisme cutané et musculaire. Cependant, même à cette période, les organes génitaux semblent réaliser une source de satisfactions d'une qualité particulière, quoique purement auto-érotiques. Enfin, les sensations urétrales et anales complètent le tableau.

Un peu plus tard, le monde extérieur, perçu comme indépendant du moi, suscite l'intérêt de l'enfant. C'est alors que vers la troisième année, se manifestent des tendances sur lesquelles les psychanalystes insistent avec tant de complaisance; nous voulons dire les inclinations homosexuelles et anales. De cette manière, l'image corporelle progressivement construite avec toute l'infrastructure que découvre en elle la psychanalyse, permet à la libido narcissique de se fixer sur certaines de ses parties. Ainsi donc, aux différentes périodes du développement de la libido, le développement du schéma corporel se modifie sans discontinuité. En bref, selon les psychanalystes, les zones érogènes jouent le rôle de lignes directrices dans le développement de la structure de notre image, et nous sommes amenés à supposer que cette image corporelle se dilue autour de ses centres les plus vivides : d'abord dans la zone péribuccale, ensuite dans la zone anale, en raison du courant d'énergie que développe la libido (Schilder). Observons enfin que, toujours selon l'école psychanalytique, la concentration d'une certaine activité libidineuse autour des zones buccale, anale, urétrale, comme aussi autour des mamelons, des yeux, et plus particulièrement des organes génitaux rend compte de ce fait signalé par Federn, que, au moment de l'endormissement, alors que l'image de notre corps tend de plus en plus à s'effacer, seules résistent à la dissolution les zones érogènes dont nous venons de remarquer l'éclat.

L'on s'imagine aisément tout le parti qu'ont pu tirer les disciples de Freud de ces « constatations » dont, sans nous en porter garant, nous avons voulu que le lecteur soit averti et dont chacun pourra apprécier diversement la rigueur et la réalité.

# CHAPITRE II

## ÉTUDE ANALYTIQUE DE L'IMAGE CORPORELLE

### *Influence des sensations tactiles*

Ainsi que Pierre Bonnier, puis Sir Henry Head et Paul Schilder l'ont démontré, notre schéma corporel s'édifie et se maintient grâce aux apports qui lui sont fournis par les impressions recueillies par la sensibilité tactile, d'une part, et les sensibilités musculaire et arthrocinétique, qui constituent le sens postural, d'autre part. A celles-ci viennent s'ajouter et se superposer les représentations visuelles dont nous apprécions depuis Gelb et Goldstein l'importance considérable dans l'initiation des mouvements.

De la validité de la proposition que nous exposons, bien des preuves peuvent être tirées tant de la physiologie que de la pathologie.

Un exemple saisissant : tout sujet atteint de mutilation remontant à la première enfance, ou dont un membre ne s'est pas développé, n'est jamais hanté du fantôme de ce membre absent à la manière des amputés adultes parce que précisément il a manqué, pour l'édification de l'image corporelle, l'apport des sensibilités tactiles et profondes dont nous avons indiqué le rôle essentiel. Dans l'état normal, physiologique, sensibilité tactile et sensibilités profondes, musculaire, arthrocinétique collaborent au maintien et à l'adaptation incessante de notre modèle postural, de notre schéma corporel, mais si l'une de ces sensibilités fléchit ou disparaît du fait d'une altération morbide, l'image corporelle en est grossièrement et singulièrement affectée. Qu'on en juge par un simple fait. Un sujet, et les malades de ce genre ne sont pas des raretés, a perdu la sensibilité arthrocinétique dans un membre mais a gardé la sensibilité au tact. Les yeux clos, ce sujet indique avec la plus rigoureuse exactitude les points du tégument qui ont été touchés. Déplace-t-on le membre après une première excitation tactile, notre sujet ne pourra plus indiquer exactement *dans l'espace* la situation du point stimulé.

Dans cet exemple, l'image corporelle tactile correspond bien à la réalité tandis que l'image *posturale* est demeurée fixe malgré le déplacement du membre. On s'explique ainsi que H. Head ait tenu pour essentielles dans le maintien du *modèle postural* les données que fournissent les sensibilités profondes.

Mais si les impressions sensibles qui nous viennent des articulations, des os, des muscles, sont indispensables non seulement à la statique de notre image corporelle mais à sa vie, n'en concluons pas que la suppression de ces impressions entraîne, *ipso facto,* la disparition de notre schéma. Ainsi qu'on l'a vu dans l'exemple précédent, ce qui est supprimé ce n'est point l'image en elle-même, mais son adaptabilité et sa plasticité.

Pour ce qui est des sensations tactiles, leur influence, on l'imagine, n'est pas moins grande que celle des précédentes, et il est bien nécessaire pour garder une notion exacte de notre corporalité que le schéma tactile se superpose au schéma postural, de même qu'il apparaît indispensable que la localisation des sensations demeure correcte pour que le schéma, c'est-à-dire les images qui sont dans notre esprit, s'appliquent et se superposent exactement à la réalité.

De ce point de vue, P. Schilder fait observer qu'une perception donnée qui nous vient de nos membres n'est pas dotée de qualités spécifiques telles que l'on puisse en attribuer l'origine à la peau ou aux articulations. C'est seulement la structure du modèle postural qui permet l'élaboration du stimulus et son identification. Un exemple donné par Schilder permet de se faire une idée de la proposition précédente.

Une femme est atteinte d'apoplexie suivie immédiatement de paralysie incomplète du côté droit. L'on remarque, quelques jours après l'attaque, que la malade ne peut imiter avec le bras gauche sain les mouvements passifs que l'on imprime au bras droit parésié; observons que ce dernier laisse reconnaître un affaiblissement considérable des sensibilités profondes, articulaire et musculaire.

En outre, cette patiente présente de singulières hallucinations cinétiques (c'est-à-dire de mouvement) : ainsi elle a l'impression que ses doigts ont été déplacés avant qu'on les ait touchés; mieux encore, les mouvements passifs des membres gauches sont l'origine d'impression de mouvement dans les membres droits.

Enfin toutes les excitations portées sur le côté gauche montrent une tendance à provoquer la même sensation sur un endroit symétrique du côté droit. Remarquons aussi que cette malade présente le curieux phénomène de la multiplication des sensations : ainsi, une piqûre ou un pincement du pied droit s'accompagne d'une sensation au point stimulé auquel s'ajoute après quelques secondes une sensation dans une autre région du corps, ou même plusieurs sensations. Cette polyesthésie se montre constante sur toute la moitié droite du corps.

Ajoutons encore que cette patiente dont les localisations sensibles se montrent si désordonnées est affectée aussi de ce non moins étrange désordre que l'on nomme *allochirie* ou *alloesthésie* et qui consiste dans ce fait que toute excitation qui frappe un côté du corps donne naissance à une sensation au point symétrique opposé. Vient-on par exemple à toucher le côté droit de la poitrine, la malade éprouve une sensation émoussée mais bien localisée du côté opposé, puis quatre à dix secondes ensuite apparaît une seconde sensation rapportée au coude, enfin une troisième sensation attribuée à la jambe et une quatrième sentie sur le dos du pied.

Des perceptions encore plus complexes sont également éprouvées; ainsi lorsqu'un objet est placé dans la main gauche, la malade le perçoit en même temps dans cette main et dans l'autre.

Ce qui doit en outre retenir notre attention, c'est que non seulement cette malade confond les sensations, les multiplie, les double symétriquement, mais qu'elle confond aussi l'impression fournie par un déplacement du tégument avec la mobilisation d'un membre.

Cette confusion à laquelle certains malades sont exposés montre bien les relations intimes qui unissent les impressions tactiles cutanées et les sensations de mouvement, de telle sorte que l'on peut se demander avec V. Frey si la perception des mouvements passifs de nos membres n'est pas liée autant, sinon davantage, au sentiment que nous tirons des modifications de notre enveloppe cutanée qu'aux sensations musculaires et articulaires.

Les observations que l'on peut faire sur des malades de ce genre conduisent à des conclusions assez générales et qui touchent directement le sujet que nous traitons. La première consiste en ce que si les impressions de mouvement et de posture sont essentielles au développement, au maintien et à la correction de l'image corporelle, celles-ci apparaissent reliées très étroitement aux sensations qui ont leur siège dans le tégument; enfin que si chaque perception cutanée est marquée d'un caractère spécial qui permet une localisation précise, le « signe local », tous les points symétriques de notre corps sont réunis par une relation physiologique encore mystérieuse mais qui s'affirme non seulement dans les cas pathologiques par l'alloesthésie mais, chez le normal, où l'on voit, comme l'a montré Volkmann, que toute excitation d'une partie du corps rend plus sensibles et plus précises les excitations portées sur la partie symétrique opposée.

### *Importance des sensations visuelles et des représentations visuelles*

Bien que nous ne possédions pas à la claire lumière de la conscience, la notion que toute impression qui frappe notre corps est perçue non seulement en tant que sensation différenciée de tact, de pression, de chaud, de froid ou de mouvement, mais encore que cette impression est intégrée dans une représentation visuelle de l'image que nous nous formons de notre corps, le fait ne laisse pas d'être une réalité indiscutable. Ainsi que nous nous sommes efforcés de le faire entendre dans plusieurs de nos travaux exécutés en collaboration avec Gabrielle Lévy, Kyriako et J. de Massary, le processus de visualisation chez l'homme est tellement prépondérant que toutes nos sensations, nos représentations, l'exécution de chacun de nos actes volontaires, apparaît dominée par celui-ci.

Essayons d'analyser sur nous-même une impression cutanée ou une sensation de mouvement quelconque : qu'observons-nous? Ceci : que nous nous représentons visuellement la partie du corps qui a été stimulée, ou déplacée, en même temps que l'attitude spatiale du membre qui a été le siège de l'excitation ainsi que les rapports de ce membre avec les autres parties de notre corps.

Que cette représentation visuelle ne se réalise qu'à la frange de notre conscience, et qu'il soit besoin d'une analyse appliquée pour en saisir la réalité, nous n'y contredisons pas. Mais ce qui demeure, encore une fois, c'est que la synthèse de toutes les sensations, dont notre corps est l'objet, ne se réalise complètement que sous le signe d'une représentation visuelle subconsciente. Gelb et Goldstein, qui ont insisté sur ce point, rapportent comme exemple celui d'un malade chez lequel les représentations visuelles étaient effacées et qui, de ce fait, ne pouvait que difficilement, les yeux clos, exécuter des actes volontaires ou commandés. Le même malade se montrait gêné, en outre, pour identifier un objet placé dans sa main et même pour localiser exactement les sensations tactiles.

Mais si toute impression tégumentaire ou profonde exige pour son intégration parfaite l'apport d'une image visuelle, ce n'est pas à dire que nous ayons saisi la manière dont une stimulation cutanée, par exemple, suscite l'apparition d'une représentation visuelle de notre schéma corporel. Celle-ci apparaît-elle entraînée directement par la sensation cutanée ou par l'intermédiaire de l'impression cinesthésique? C'est là un point discuté mais qui reste d'importance secondaire. Ce que nous désirons de retenir, c'est que, d'une part, nos sensations tégumentaires et arthrocinétiques de position et de mouvement sont liées intimement entre elles et que, d'autre part, la synthèse de toutes ces sensations ne devient complète que par leur intégration dans une représentation visuelle générale et à la limite de la pleine clarté de notre conscience.

Est-il besoin d'ajouter que nous n'avons en vue ici que le sujet normal, doué de vision et que, nécessairement, les non voyants possèdent de leur image corporelle une représentation dans laquelle font défaut tous les composants visuels. Chez l'aveugle, par exemple, l'image corporelle est construite exclusivement avec des matériaux tirés des sensations cutanées et cinesthésiques, et la localisation des perceptions se réalise grâce au développement et à l'extrême acuité des sensations cinesthésiques. En dernière analyse, impressions, sensations, images et représentations tactiles, cinesthésiques et visuelles s'organisent, se groupent de manière à réaliser une synthèse cohérente, laquelle est, en réalité, la charpente de ce que nous nommons le schéma corporel.

Lorsqu'un des éléments constituants de cette synthèse fait défaut ou s'affaiblit ainsi qu'on l'observe chez l'aveugle-né ou chez des malades, le schéma corporel n'est pas pour cela nécessairement détruit, des suppléances peuvent s'effectuer mais dans des limites relativement restreintes, sauf toutefois lorsque la maladie ou l'anomalie a frappé l'être à une phase très précoce de son développement.

Toutes ces considérations nous amènent à penser qu'il existe nécessairement une corrélation étroite entre l'image de notre corps et l'ensemble des perceptions que nous tirons du monde extérieur; en effet, si cette corrélation n'était pas exacte, c'est-à-dire ne s'adaptait pas strictement à la réalité, nous commettrions des erreurs d'autant plus accentuées que la structure de notre image s'éloignerait davantage des formes qui peuplent le monde qui nous enveloppe.

C'est d'ailleurs ce que nous montrent les faits pathologiques. Mais pour riches d'enseignements que soient ceux-ci, il n'en demeure pas moins que la pathologie ne nous livre guère que des données complexes et que, trop souvent, il est difficile ou impossible de discerner dans quelle mesure exacte interviennent les déviations psychiques dans la genèse du trouble que nous envisageons.

Aussi, a-t-on pu se demander si, au lieu d'expériences spontanées telles que le sont les maladies, selon le mot de Claude Bernard, en utilisant les expériences provoquées dans le but de rompre les connexions naturelles et logiques qui rattachent l'image corporelle aux données fournies par nos sens, quelques notions plus précises sur les relations d'interdépendance du schéma corporel avec les données sensationnelles ne seraient pas mises en lumière.

Ce problème, Stratton et ses collaborateurs, Wooster et Sholl, se le sont posé et l'ont résolu grâce à une expérience extrêmement ingénieuse mais qui demande pour son achèvement une dose de volonté que peu de sujets peuvent fournir.

Après avoir revêtu un masque de manière à supprimer complètement la vision de l'œil gauche, l'expérimentateur place devant l'œil droit un système de lentilles grâce auquel toute la vision est inversée, de telle sorte que le ciel est perçu à la place du sol et *vice versa,* que les objets situés à gauche sont vus à droite et réciproquement.

Pendant les premiers jours, l'inversion de toutes les impressions visuelles s'accompagna d'un malaise mental pénible et l'activité du sujet en expérience se montra fortement troublée. Ainsi qu'on peut le supposer, *a priori,* les gestes et les actes ne s'appliquaient plus à une réalité dont l'aspect inversé déroutait. Le schéma optique ne correspondant plus à l'ensemble des sensations cinesthésiques et tactiles qu'éprouvait notre sujet en expérience, tous les actes étaient rendus maladroits ou contradictoires. Aussi bien les jambes que les bras étaient représentés, peut-on dire, par une double image, ou une double localisation : l'image gravée dans l'esprit du sujet et que l'on peut qualifier de préexpérimentale, et l'image actuelle, ou expérimentale dont les éléments étaient tirés des perceptions et des sensations cinesthésiques nouvelles qu'imposait le renversement des données de la réalité.

En effet, alors qu'une excitation tactile chez l'individu normal suscite, en même temps, qu'une sensation tactile une impression optique, chez notre sujet cette sensation de contact se heurtait à une image visuelle préexpérimentale et donc complètement renversée par rapport à la sensation présente. Soulignons encore une fois la situation paradoxale de notre sujet pour lequel tout objet vers lequel il s'approchait était perçu inversé, c'est-à-dire du côté opposé à celui auquel il s'attendait.

Dès le troisième jour, la situation était moins pénible; malgré tout, le sujet étendait encore souvent la main droite pour atteindre un objet situé à sa gauche et inversement, et lorsqu'il regardait son foyer, il avait l'impression étrange de contempler la flamme avec la partie postérieure (occipitale) de la tête. Quant aux parties du corps inaccessibles à la vue du sujet, celles-ci se montraient en relations avec les perceptions visuelles et, les yeux fermés, les images s'affirmaient en parfaite corrélation.

Au huitième jour, toutes les parties corporelles que notre vue directe ne peut atteindre : la partie postérieure de la tête, du dos, du bassin, des jambes étaient définitivement incorporées dans le nouveau système du schéma tandis que les parties visibles laissaient voir de subits changements dans les rapports des images visuelles, tactiles et cinesthésiques. L'expérimentateur Sholl ajoute ceci : lorsque je dirigeais mon attention sur la nouvelle présentation visuelle de mon corps que je désirais toucher et que je touchais effectivement, j'éprouvais après le contact une sensation qui s'incorporait au nouveau système de corrélation, mais tout de suite après, je ressentais une manière de post-image du toucher située de l'autre côté du champ visuel. Et quand la sensation de contact était imprévue, l'image visuelle et l'espace tactile répondaient tout ensemble à l'image et à l'espace préexpérimentaux en même temps qu'aux nouvelles données expérimentales.

Après huit jours d'expérience, masque et lentilles furent enlevés, alors le sujet éprouva devant la nouvelle présentation du monde un sentiment étrange de reconnaissance en même temps qu'apparurent des nausées comme après un vertige; en outre, pendant au moins une journée, le sujet remarqua que les mouvements volitionnels qu'il accomplissait prenaient la direction opposée à celle qu'ils eussent dû suivre.

Evidemment, l'image expérimentale avait laissé des engrammes, des souvenirs déjà imprimés dans l'esprit, lesquels empêchaient de se réaliser l'accord de l'activité motrice avec la réalité.

Cette expérimentation dont nous venons de rappeler les traits principaux souligne avec netteté l'importance considérable que joue dans la localisation des sensations tactiles et cinesthésiques les images visuelles. Ici, l'orientation visuelle tout à fait inhabituelle, puisque tous les rapports visuels du corps avec le monde extérieur, de même que les relations des différents segments des membres avec le tronc, étaient complètement renversés, bouleversa la connaissance que le sujet pouvait prendre de son propre corps.

Mais, comme le remarque P. Schilder, bien que l'image corporelle se soit montrée très déformée par une telle perturbation de l'orientation visuelle, par suite de la tendance à l'organisation, c'est-à-dire à une adaptation nouvelle du système nerveux, une nouvelle image se créa et réalisa cette chose étrange qu'une image corporelle optique nouvelle s'appliqua à l'image tactilo-cinesthésique préexpérimentale, réalisant ainsi une nouvelle synthèse spatiale.

Comme le rappelle P. Schilder, de l'expérimentation de Stratton, Wooster et Sholl, nous pouvons dégager cette leçon que ce que nous savons de notre corps, nous l'avons appris et nous l'apprenons de la même manière que nous prenons conscience de la réalité extérieure.

### *De l'influence des muscles volontaires*

C'est une donnée bien établie que toute perception comprend un élément moteur, c'est-à-dire qu'à la sensation spécifique s'ajoute un facteur sensible dérivé du sentiment d'innervation musculaire et grâce auquel la perception se complète, nous voulons dire non seulement se montre éprouvée mais localisée, tout ensemble, au point du corps qui a été frappé par le stimulus et dans l'endroit exact où se trouve le segment de notre corps au moment où l'excitation a lieu.

Qu'on nous comprenne bien. Tel sujet capable de définir très exactement une excitation portée sur une région circonscrite de la main, par exemple, pourra commettre une erreur grossière en voulant localiser dans l'espace le siège de cette excitation.

Les expériences de Sir Henry Head sont, sur ce point, des plus démonstratives. Un malade privé de sensibilité posturale est prié de montrer avec son index gauche le point du dos de la main droite qui vient d'être piqué; il y réussit fort bien. Mieux encore, ce sujet désigne très exactement avec la pointe d'un crayon sur un schéma de la main placé devant ses yeux, le point qui vient d'être stimulé. Bandons les yeux du sujet, et après avoir répété une stimulation identique et au même endroit, prions le sujet de déplacer son membre, de l'étendre ou de le fléchir et demandons-lui de désigner encore le point stimulé. Il ne le pourra point et son index gauche se portera dans le même point de l'espace que lors de l'épreuve précédente parce que ce sujet a perdu la sensibilité qui renseigne sur le degré de tension des muscles, sur leur allongement et leur raccourcissement. Ce simple exemple donne déjà une idée de l'importance qu'il convient d'attribuer aux sensations musculaires et articulaires dans le maintien du schéma postural.

Mais il nous faut aller plus avant et chercher à préciser dans quelle mesure exacte l'image de notre corps se trouve influencée par les oscillations, les modifications du tonus de nos muscles squelettiques.

P. Schilder et Hoff, suivis par Eidelberg et Salling, se sont livrés sur ce point à des expériences démonstratives. Demandons à un sujet normal placé debout d'étendre les deux bras horizontalement, puis élevons passivement le bras gauche et prions ensuite le sujet, les yeux clos, de placer le bras droit au même niveau que le gauche. Nous constaterons alors que la situation des deux membres n'est pas identique et que le bras droit est plus élevé que son congénère. Une expérience semblable faite dans le sens de l'abaissement fournira des résultats concordants, en ce sens que le sujet commettra la même erreur d'appréciation, mais dans la direction de l'abaissement.

Relevons que le sujet en expérience ignore complètement sa méprise et l'erreur qu'il vient de commettre; mais, fait curieux, il la corrige spontanément un moment après; et, encore une fois, sans en être averti.

Le phénomène de la persistance du tonus, ainsi que le dénomme P. Schilder, ne doit pas être attribué à une erreur de jugement et ne peut être tenu que pour l'expression du tonus postural par lequel tout membre déplacé tend à reprendre en dehors de toute sensation consciente sa position initiale.

De ce fait général, nous tenons une autre preuve dans ce que l'on appelle, bien à tort, le phénomène de Kohnstamm, car le fait était très connu avant les publications de cet auteur et faisait déjà, en des temps fort anciens, la joie des écoliers. On sait en quoi consiste le phénomène qui ne laisse pas de surprendre lorsqu'on l'expérimente pour la première fois. Le sujet, dans la position du soldat sans armes, appuie fortement un membre supérieur contre un plan résistant, un mur, par exemple, pendant deux minutes; au bout de ce temps il exécute un demi-tour en gardant son « bras mort », inerte. A sa grande surprise, voici que son bras s'élève en dehors de toute innervation volontaire.

Ajoutons que certaines positions inconfortables se transforment également à notre insu, en vertu de la même loi. Il en est ainsi dans l'expérience dite de la pronation. Etendons nos mains horizontalement, la paume en haut, en supination forcée et efforçons-nous, les yeux clos, de maintenir cette inconfortable attitude, on observera alors une ébauche de pronation, témoignée par une élévation du pouce. Mais le fait singulier sur lequel Goldstein a attiré l'attention, c'est que malgré l'abandon à cette tendance, le sujet non seulement ne se trouve pas soulagé mais même ressent l'impression que ses mains ont accentué leur position en supination. Ainsi, dans tous les exemples que nous venons de citer, le schéma postural ne se plie pas aux changements de position des segments du corps; en d'autres termes, l'image corporelle ne s'adapte pas à de nouvelles attitudes posturales.

Remarquons que ce phénomène normal peut être beaucoup accentué chez les sujets qui sont atteints d'affections du système régulateur du tonus et spécialement de lésions du cervelet. Dans ces conditions, la tendance à la pronation s'affirme beaucoup plus énergique, encore que le patient ne soit en rien averti de la position anormale prise par le membre en action. Mais il est bien inutile d'abandonner le terrain de la psycho-physiologie normale, pour découvrir des preuves nouvelles de cette dissociation si curieuse de l'image que nous nous faisons de notre corps d'avec les attitudes réelles prises par les différents segments qui composent celui-ci.

L'expérience d'Aristote et les conséquences que l'on a pu en tirer suffisent à cette démonstration.

### *Explicitation de l'expérience d'Aristote*

La fameuse expérience d'Aristote est bien connue de tous, car il n'est aucun traité de philosophie élémentaire qui ne l'expose, en la commentant selon la proposition de Mariotte : « Lorsque, dit cet auteur, nous plions deux doigts d'une main en croix et que nous mettons entre ses deux extrémités une petite boule, celle-ci nous paraît double parce que les nerfs qui sont dans les doigts portent au cerveau les mêmes impressions que lorsque étant en leur situation ordinaire, ils touchent deux petites boules. »

Or, cette explication n'est plus valable depuis Czarmak dont les expériences ont démontré que les sensations produites sur les deux doigts artificiellement croisés sont renversées, c'est-à-dire inversées par rapport aux points de la peau qui ont été excités.

L'explication de l'expérience d'Aristote tient donc dans une erreur de localisation des perceptions. Ainsi que J. Tastevin l'a fait voir dans les recherches dont l'ingéniosité ne le cède point à la minutie et à la rigoureuse critique, si l'on remplace la boule dont tous les points de contact ne produisent qu'une même sensation qualitative par deux contacts de qualité différente, et donc reconnaissables et identifiables facilement par le sujet : par exemple une pointe et une boule, l'on constate immédiatement que les sensations sont inversées relativement aux points stimulés. Et l'on arrive ainsi à cette notion que le fait fondamental de l'illusion dont nous sommes victimes dans l'expérience d'Aristote, n'est que la conséquence d'une loi fondamentale et que Tastevin formule en ces termes : quand deux doigts sont croisés, s'ils le sont pour notre vue et réellement, en revanche les perceptions que la sensibilité générale nous en livre ne sont pas croisées et restent disposées dans une attitude naturelle; plus exactement, elles se trouvent dans la position qu'elles occuperaient si l'on retranchait du déplacement ce qu'il y a d'artificiel, c'est-à-dire d'irréalisable par le jeu des muscles. En d'autres termes, deux doigts croisés sont perçus comme ils le seraient à la limite du mouvement volontaire qui tendrait à réaliser leur croisement mais non au delà.

On saisit immédiatement l'importance majeure que nous devons attribuer à l'innervation musculaire et au sentiment que nous en prenons au cours des actes les plus automatiques de notre vie quotidienne, et la donnée que nous révèle Tastevin s'inscrit dans le cadre des faits que nous visons. Certes, l'explication que nous propose notre auteur n'est pas contradictoire avec celle de Schilder mais elle en diffère sur un point essentiel. Ce que Schilder n'a pas vu, c'est précisément le rôle fondamental que joue, dans l'illusion d'Aristote et dans toutes les expériences innombrables qui en dérivent, le sentiment de l'innervation musculaire. En s'appuyant sur les recherches de Skramlik, Paul Schilder conclut en effet que toutes les sensations illusionnelles que nous apportent les déplacements artificiels de nos membres sont dues à ce fait que notre esprit tient si fortement gravées nos postures habituelles qu'il ne peut accepter tout changement qui lui paraît insolite, ou anormal. Ainsi, nous sentons nos articles après le déplacement inhabituel qui leur a été imposé, comme si ces segments n'avaient pas été modifiés dans leur position. Schilder et Tastevin s'accordent donc en ceci que l'image corporelle ne suit pas toujours les changements des attitudes segmentaires; mais si, pour le premier, cette scission d'une partie de l'image de soi d'avec l'attitude réelle des segments du corps est liée à la fixation dans l'esprit d'images posturales habituelles, physiologiques et au rejet des attitudes anormales, pour Tastevin, la raison profonde de l'illusion de l'expérience d'Aristote et de celles qui en dérivent, doit être cherchée dans ce fait que les perceptions sensibles ne suivent plus les mouvements imposés aux parties lorsque ceux-ci sortent du champ d'activité normale des muscles.

Il y a donc dans l'appareil neuro-musculaire quelque chose qui ne varie pas quand on modifie passivement les articles d'un membre, tandis que ce quelque chose intervient en qualité d'indice pour que le sentiment d'un membre suive celui-ci dans les déplacements actifs auxquels il est soumis.

En dernière analyse, ce qui contribue à déterminer l'illusion d'Aristote, ne tient pas dans ce que les doigts sont croisés dans une position inhabituelle, mais en ce qu'ils se trouvent dans une situation qui ne peut être réalisée par le jeu normal des muscles volontaires.

Si, avons-nous vu, l'on remplace la boule de l'expérience d'Aristote par un compas dont les extrémités portent, l'une une pointe, l'autre une boule, il pourra être aisé d'identifier les deux sensations puisque chacune sera pourvue d'un caractère qualitatif spécifique : la pointe entraînera une sensation de piqûre, la boule une sensation de pression. Or, qu'arrive-t-il si, à l'aide de ce dispositif, nous répétons l'expérience d'Aristote? Ceci : que les yeux fermés et en appliquant *simultanément* les deux extrémités du compas, les sensations apparaîtront tout de suite inversées; la sensation de pression se montrant au niveau de la pointe, la sensation de piqûre au niveau de la boule. Mais ouvrons les yeux et subissons le contact des doigts, l'un après l'autre, en regardant les points de la peau stimulés. Les sensations redeviennent correctement perçues et localisées, l'inversion a disparu. Et cela parce *que la vue a capté la sensation de chaque point stimulé :* la vue de la pointe capte la sensation de piqûre, tandis que la vue de la boule capte la sensation de pression. Et la preuve que nous sommes bien en présence d'une captation par la vue de sensations spécifiques de piqûre et de contact, c'est que si nous détournons notre regard, nous sentons aussitôt la sensation abandonner le siège que leur avait imposé la captation visuelle, la piqûre et la pression cheminent l'une vers l'autre puis se croisent franchement, c'est-à-dire se retournent, s'inversent pour retrouver la même situation qu'à la première phase de l'expérience.

Bien d'autres expériences saisissantes de captation visuelle peuvent être et ont été réalisées par J. Tastevin, lesquelles témoignent de l'influence majeure de la représentation visuelle sur la statique et la dynamique de l'image de notre corps.

Parmi bien d'autres, choisissons cette expérience très aisée à reproduire. Deux doigts de la main gauche, l'index et le médius, sont étendus sur un large carton où des lignes parallèles sont inscrites comme repères et coïncident avec les deux doigts appliqués sur cette surface. Toute la main est alors recouverte d'un autre carton opaque dont le bord effleure l'extrémité du médius, exactement pour le soustraire à la vue. Dans ces conditions, la main étant rendue invisible au sujet, demandons à celui-ci de considérer attentivement un point situé en dehors du médius, sur le carton qui le supporte, tout en maintenant dans son esprit le sentiment du médius. On verra, au bout de quelques instants, que le sujet perçoit son médius non plus en l'endroit où il est réellement, mais dans le lieu où il a fixé son attention. En répétant l'expérience, il est facile de déterminer une illusion telle que le sujet éprouve le sentiment de son médius à quatre, six et même dix centimètres de l'endroit où réellement il se trouve. En même temps, le sentiment de l'index aura suivi celui du majeur. Enfin, si nous poursuivons l'expérience, nous susciterons une illusion encore plus étrange. Lorsque l'étendue du déplacement du médius est égale à celle de l'écartement normal de deux doigts, retirons légèrement l'écran de manière à découvrir l'extrémité du majeur : le sentiment de l'index amené par la captation au lieu occupé par ce doigt s'unira alors immédiatement à la perception visuelle et le majeur sera perçu comme s'il était l'index.

Voici un autre fait que nous prenons chez P. Schilder et qui confirme la réalité du singulier phénomène de la captation visuelle.

Une clef est maintenue verticale devant les yeux tandis que le sujet s'efforce de regarder à distance de manière à réaliser une double perception de l'objet. Si l'on approche un doigt de cette clef sur laquelle l'œil n'accommode pas et qui est perçue comme double, le doigt lui aussi donnera lieu à deux images; mais, en outre, et c'est ici qu'intervient un phénomène singulier sur l'image fausse de ce doigt : le sentiment de réalité d'un contact sur le doigt réel et d'une piqûre donneront naissance à une double sensation tactile dans le premier cas, douloureuse dans le second.

Mieux encore, si l'on recouvre la main par un écran de manière à ne laisser apparaître que l'extrémité du doigt dédoublé, le sujet peut éprouver le sentiment qu'un doigt vivant s'intègre entre les deux autres visuellement perçus. Ainsi se crée une illusion dont on ne peut pas ne pas saisir les relations de parenté avec les membres fantômes des amputés.

Ainsi que nous l'avons indiqué plus haut, l'inversion des sensations ne se montre pas spéciale aux extrémités digitales, et celle-ci peut être réalisée sur tous les points du corps qui se prêtent à des changements forcés, artificiels. Ainsi le glissement artificiel des lèvres l'une sur l'autre détermine la double perception d'un objet introduit dans leur intervalle. La langue, les bourses, le pénis ayant subi une torsion de 380°, deux contacts effectués l'un à droite et l'autre à gauche avec le compas armé d'une boule et d'une pointe donnent lieu à des sensations inversées : la piqûre de droite sera perçue à gauche, le pression de gauche sera sentie à droite (Ponzo).

Mais l'expérience peut-être la plus frappante et qui témoigne bien de la stabilité de l'image de notre corps et de la résistance qu'elle montre aux déplacements artificiels, est celle que rapporte Tastevin et qui a trait au sentiment de l'évacuation de l'urine chez l'homme. Si, après l'avoir enserré avec une bande de gaze, l'on attire en arrière, vers l'espace interfessier l'extrémité de la verge, celle-ci continuera d'être sentie, en sa place habituelle, comme si aucun déplacement n'avait été effectué. Bien mieux encore, si le sujet urine, la verge étant maintenue dans cette position, il aura l'impression d'émettre un jet d'urine non pas en arrière mais en avant.

Avant de terminer, nous rappellerons enfin que les membres fracturés dont les fragments osseux ont subi d'importants déplacements, ne fournissent point le sentiment des rapports anormaux que le traumatisme a créés.

En définitive, l'on peut conclure avec J. Tastevin que la fixité de notre image lors des déplacements artificiels des parties de notre corps affecte un caractère très général, et donc qu'on ne saurait découvrir un lien simple entre une sensation et l'extrémité d'un dispositif sensitif ou sensoriel, enfin qu'il est nécessaire d'admettre pour l'achèvement de toute perception l'aide d'un élément de précision, lequel doit se trouver dans le sentiment de l'innervation musculaire volontaire.

### *L'image corporelle et l'appareil d'équilibration vestibulaire*

Il y a fort longtemps que l'on a remarqué qu'une des sensations les plus pénibles que détermine le vertige consiste dans l'incertitude que nous ressentons des positions relatives qu'occupent nos membres dans l'espace ainsi que dans une altération fugitive du sentiment que nous tirons de notre propre corps. Le vertigineux dangereusement entraîné à droite ou à gauche éprouve l'impression que ses membres s'allongent ou deviennent plus pesants du côté où il est incliné à tomber. Or, comme il est bien établi aujourd'hui que le véritable vertige est déterminé par une modification fonctionnelle ou organique de l'appareil d'équilibration situé dans l'oreille interne, le nerf vestibulaire, le problème des déformations susceptibles d'être provoquées dans l'image corporelle par les altérations de la fonction vestibulaire ne pouvait pas ne pas se poser. Et c'est à sa solution que s'est attaché particulièrement P. Schilder. Mais ce serait injustice de ne pas reconnaître que, dans cette voie, P. Schilder et ses collaborateurs ont été précédés de longue date par Pierre Bonnier. Ainsi que nous y avons déjà fait allusion, et comme y insiste longuement Menninger-Lerchenthal dans son remarquable ouvrage sur les Illusions et les Hallucinations de la corporalité, Pierre Bonnier montra que, à côté des sensibilités grâce auxquelles nous sommes renseignés sur le monde extérieur ainsi que sur les modifications qui se déroulent dans nos tissus et nos viscères, il existe un véritable sens de l'espace. C'est grâce à celui-ci que se définit notre orientation subjective, que s'assure la perception de notre position par rapport aux choses de notre milieu, de notre attitude, de nos mouvements et de nos déplacements d'une part, et de notre orientation objective, laquelle comprend la perception de la distribution topographique des choses dans l'espace, des rapports que ces choses affectent entre elles et vis-à-vis de nous, enfin le sentiment des variations de ces rapports que nous enregistrons sous forme de mouvements. Or, s'il est un appareil organique qui domine ce sens de l'espace, c'est assurément l'appareil labyrinthique d'équilibration dont, ajoute P. Bonnier, le nerf spécifique vestibulaire mériterait d'être dénommé *nerf de l'espace.*

La physiologie nous en apporte mille preuves; mais c'est peut-être dans la pathologie que nous en trouvons la démonstration la plus frappante et la mieux saisissable. Voici, poursuit Bonnier, une malade albuminurique et sujette à de fréquents accès de vertiges labyrinthiques avec latéropulsion droite; or, pendant les périodes de calme, alors que la patiente n'éprouve nulle titubation et nulle impression vertigineuse, des petits malaises très curieux surviennent. Ceux-ci consistent en ceci que la malade voit un brouillard passer devant ses yeux, que les oreilles bourdonnent, que, si les contacts sont bien perçus, leur localisation est impossible : de même les sons entendus ne sont ni localisés ni extériorisés. C'est donc, achève Bonnier, une absence sensorielle dans le domaine des fonctions de localisation et des images d'attitude. Ce n'est pas tout; cette malade, très bonne analyste, ajoutait cette réflexion qui nous touche directement : « Dans ces courts moments de crise, de cinq à six pas, tout au plus, je continue à tout sentir, mais rien n'est plus nulle part, et moi non plus je ne suis nulle part. »

Un autre malade observé par P. Bonnier, également atteint de néphrite chronique et de vertiges labyrinthiques, présentait, lui aussi, des malaises du même ordre, véritables absences sensorielles mais non psychiques, au cours desquelles se dissolvait, s'effaçait la notion de sa personnalité physique.

Ce trouble étrange de la personnalité, nous le retrouvons encore chez un jeune collégien atteint de lésion de l'oreille (otorrhée chronique) dont les accès de vertiges s'accompagnaient de suspension complète de la notion de corporalité; le patient percevait tout, agissait et parlait mais cessait de rapporter à lui-même aucune perception. La crise cessait dès que par une injection auriculaire, la caisse de l'oreille moyenne était débarrassée de son contenu.

L'ouvrage de Pierre Bonnier intitulé *Vertige* et qui date déjà de quarante-cinq ans, contient encore bien d'autres faits qui eussent dû attirer l'attention des neurologistes et des psycho-pathologistes. Qu'on en juge.

Après avoir rappelé avant Federn, Schilder et bien d'autres neurologues combien sont fréquentes à la période qui précède le sommeil (la *prœdormitio* ou l'endormissement) les sensations d'allongement ou de raccourcissement de notre corps, P. Bonnier montre que lorsque les fonctions du nerf vestibulaire, véritable nerf de l'espace, sont déprimées au profit d'une autre fonction, des « illusions d'espace » se réalisent aisément. Sommes-nous absorbés par une lecture spécialement attachante qui draine toute notre activité vers les centres optiques, ou sommes-nous ravis par l'audition d'une œuvre musicale? Alors notre appareil vestibulaire au repos a perdu contact avec le réel; et voici que notre orientation totale, ainsi que le sentiment de notre corporalité, se trouvent modifiés ou effacés. Nous avons nous-même éprouvé, ajoute Bonnier, cette sensation de vertige avec oppression, palpitations, frisson et *suspension des perceptions tactiles* au cours de la représentation de la *Göttesdämmerung* chaque fois qu'apparaissait à l'orchestre le troublant motif du Tarnhelm.

Davantage encore, certains sujets atteints de vertige labyrinthique se sentent soudainement devenir immenses ou perdent toute notion d'espace. Et Bonnier rapporte la très singulière histoire que se plaît à rappeler en ses détails K. Menninger-Lerchenthal, d'un malade « qui ne pouvait se moucher ni éternuer sans éprouver par suite de la béance d'une trompe d'Eustache, une violente commotion labyrinthique du côté droit. Il avait aussitôt un court accès de vertige avec imperception d'espace. Il lui semblait qu'il était divisé en deux personnes : l'une qui n'avait pas varié d'attitude et une autre nouvelle, à droite, regardant un peu en dehors. Puis les deux individualités somatiques se rapprochaient, se fusionnaient et le vertige disparaissait. Le malade comparait ce phénomène à celui qu'on observe en faisant tourner les deux prismes d'un appareil stéréoscopique qui décompose l'image primitive en deux images et dont un mouvement inverse suffit à amener la superposition et l'unité. »

Qu'on ne s'imagine point que cette observation, pour précieuse qu'elle paraisse et que nous retrouverons d'ailleurs au chapitre consacré à l'étude de l'Héautoscopie, soit tenue par Bonnier comme une exceptionnelle curiosité; notre auteur, en effet, rapporte d'autres faits qui dénoncent l'origine vestibulaire de maintes modifications de l'image corporelle : et sur ce point Bonnier signale les illusions de contact localisé, « les sensations de vêtements accolés par endroits ou serrés au cou ou aux membres ». « Le sens musculaire, continue Bonnier, est également atteint, surtout dans les images d'attitude (nous dirions aujourd'hui les images posturales, le schéma postural de Head). Les malades croient tourner, glisser, s'élever en l'air ou s'abîmer sous terre. Les uns se dédoublent en deux personnalités distinctes, d'autres se croient réduits à n'être plus composés que de leur tête, d'autres enfin perdent toute notion de leur identité et s'en désintéressent absolument. » Tous ces textes de Bonnier que nous avons tenu à citer intégralement et qui datent de 1893, sont bien la preuve que cet observateur avait en son esprit la claire notion des rapports étroits qui relient les perturbations de l'appareil vestibulaire qui est proprement le dispositif nerveux de la perception de l'espace, aux modifications les plus imprévues du schéma corporel, de l'image de notre corps. Retenons aussi que si P. Bonnier avait admirablement observé les faits pathologiques, il n'avait pas, pour autant, négligé les données physiologiques, car notre auteur savait aussi bien que personne qu'aucune barrière ne sépare le pathologique du physiologique. Mais nous devons reconnaître que sur ce dernier point les recherches et les expériences de Paul Schilder avec Parker nous ont apporté un ensemble de notions nouvelles dont la valeur heuristique ne saurait être sous-estimée.

Suivons donc la démonstration que nous propose Schilder dans son récent ouvrage. Tout d'abord, nous devons avoir dans l'esprit que nous percevons toujours l'image de notre moi corporel douée d'un certain poids contrairement au fantôme de l'amputé, lequel, le plus souvent, semble soustrait à l'influence de la pesanteur. Mais cette sensation de poids, non seulement n'est pas distribuée également de la tête aux pieds, mais se montre soumise à de grandes variations selon l'attitude que nous prenons.

Nous plaçons-nous debout, la masse la plus dense de notre image corporelle semble s'amasser dans l'extrémité des jambes : un autre centre de gravité est perçu dans l'abdomen, un dernier enfin siège dans la tête.

Tout le tableau change quand, de la station debout, nous passons au decubitus. La masse dense se déplace et semble occuper la région du dos : celle-là surtout qui appuie sur la couche et la région de l'occiput qui presse l'oreiller.

Quelle est la cause de cet apparent déplacement des centres de gravité que fait apparaître la plus simple modification de posture de notre corps? L'explication de ce fait est fort simple, car celui-ci n'est que l'expression d'une loi générale qui veut que l'appréciation du poids des objets soit lié, d'une part, à l'intensité de la contraction des muscles qui entrent en action pour réaliser cet acte et, d'autre part, à l'intensité de la sensation de pression subie par le tégument. Plaçons un cube d'une égale densité sur la paume de notre main dirigée vers le ciel et efforçons-nous d'en apprécier le poids en changeant la surface, nous verrons que c'est toujours la partie inférieure du cube, celle qui touche la paume de notre main, qui nous semble la plus lourde, et ceci parce que c'est contre cette partie que nous contractons nos muscles et contre celle-ci aussi que le tégument est pressé.

Toute modification dans le tonus musculaire aura donc, on le conçoit sans peine, une répercussion sur l'appréciation des poids et de la densité des segments de notre corps en action. Et c'est ainsi que, dans les affections du cervelet, dont l'altération du tonus musculaire est l'une des manifestations, l'appréciation de la densité des objets aussi bien que des membres peut être modifiée ; tantôt ceux-ci comme ceux-là paraîtront plus légers et tantôt plus lourds qu'en réalité (Gordon Holmes, Goldstein, Lotmar). L'on sait, d'autre part, que l'appareil vestibulaire exerce une influence importante sur la tension de nos muscles et que dans la crise de vertige, celle-ci se montre souvent si profondément abaissée que le sujet s'écroule à terre.

Mais nous voici sur le terrain de la pathologie et nous avons hâte d'en revenir aux conditions normales. Dans le but de vérifier l'importance du rôle joué par le vestibule dans la fonction d'innervation tonique des muscles, H. Fischer et Wodak, Kohnstamm, Mathei ont pratiqué l'épreuve de l'excitation du labyrinthe, et ces auteurs ont observé que la tendance que montrent les membres supérieurs à s'élever s'accompagne d'un sentiment de légèreté. Et Schilder écrit qu'une irritation inhabituelle de l'appareil vestibulaire dissocie le modèle postural du corps.

Mais, approchons-nous davantage encore des faits physiologiques et considérons les observations très suggestives de P. Schilder et Parker, qu'il est loisible à chacun de reproduire.

Imaginons-nous dans un ascenseur; lorsque celui-ci s'élève rapidement, la partie la plus pesante de notre corps semble être condensée dans les jambes et les pieds; si préalablement nous avons étendu les bras, ceux-ci nous paraîtront plus lourds que dans la position de repos de l'ascenseur. Cette sensation apparaît dès que l'appareil est en mouvement ascensionnel et disparaît aussitôt après l'arrêt. A ce moment, les bras que nous supposons étendus, s'élèvent et semblent devenir plus légers, de même que le corps semble poursuivre son mouvement vers le haut en même temps que l'on éprouve un sentiment d'élongation de tout le corps.

Si, à l'opposé, nous nous représentons placés dans un « descendeur » rapide, les bras étendus semblent devenir plus légers en même temps que s'allège la masse du corps. A l'arrêt, les phénomènes inverses se manifestent, c'est-à-dire que nous ressentons l'illusion d'un raccourcissement du corps associée à l'impression que celui-ci poursuit sa descente, pourvu parfois *de deux pieds fantômes.* Et si, à l'arrêt du mouvement ascensionnel, nous éprouvons le sentiment que quelque chose de pesant s'échappe de notre tête, dans l'épreuve inverse c'est par nos pieds que cette substance illusoire et pesante semble nous quitter. Seule la vitesse du mouvement influe sur l'intensité des phénomènes que nous avons en vue.

Ces expériences dont les résultats ont été confirmés par Mach et Fischer nous montrent un fait général : savoir que dans les déplacements rapides verticaux (il doit en être de même dans les autres mouvements de translation brusque) l'image de notre moi physique ne correspond plus à notre corps réel, et qu'un double décalage inverse se réalise au cours du mouvement et à l'arrêt de celui-ci.

Ainsi qu'on l'a vu, P. Bonnier insistait beaucoup sur l'importance que prend l'état d'obscurcissement de la conscience, le ravissement, pourrions-nous dire, dans la genèse des modification de l'image corporelle conditionnées par l'excitation de l'appareil d'équilibration vestibulaire. Aux données un peu maigres de P. Bonnier, nous pouvons ajouter celles que nous avons apprises à connaître dans le sommeil et les intoxications.

C'est un fait bien connu qu'au moment où nous allons nous endormir, nous percevons de plus en plus mal les contours de notre corps ainsi que les attitudes qu'ont prises spontanément nos membres; mais tout cela demeurait vague; grâce aux travaux classiques aujourd'hui de Federn, bien des points obscurs ont été précisés.

Selon cet analyste, à la phase de la *prædormitio,* la sensation corporelle de la troisième dimension s'efface et notre image corporelle montre des distorsions en diverses directions, parfois même de monstrueuses disproportions. Ainsi la distance qui sépare deux points symétriques de la poitrine peut être plus grande que toute la longueur du corps. Parfois le schéma corporel, l'image que nous nous faisons encore de notre personnalité physique avant de nous abandonner aux bras de Morphée, se réduit au tronc ou aux genoux, tandis que la partie médiane du corps disparaît (Schilder). Il n'est pas jusqu'aux contours de la tête qui ne peuvent être affectés. Seuls, d'après Federn et Schilder, les zones érogènes montrent leur résistance à l'effacement.

Une observation recueillie par Schilder donne une idée de l'extraordinaire changement dont notre image corporelle peut être l'objet. Chez un de ses patients, l'analyse montra que l'image de soi se rétrécissait de plus en plus jusqu'au point de n'occuper plus que les dimensions de quelques centimètres. Et nous devons rappeler ici un fait très analogue, quoique d'ordre pathologique, rapporté par L. van Bogaert où l'on voit une malade déclarer que son corps s'amenuise à tel degré qu'il est réduit aux proportions d'un porte-mine.

Il n'est pas besoin que nous rappelions les transformations qui peuvent affecter l'image que nous nous formons de notre corps au cours du rêve; ici toutes les transformations sont possibles, aucun changement corporel ne semble invraisemblable au dormeur dont la conscience obscurcie contemple sans effroi et sans étonnement les mutations étranges auxquelles semble se plier aisément une corporalité indéfiniment plastique.

Sans doute aussi, devons-nous admettre que les rêves où nous semblons voler, planer au-dessus des eaux ou du sol, ou encore plonger brutalement au fond des abîmes ne sont que les expressions diverses du changement qu'apporte dans le tonus vestibulaire l'état hypnique. Et cette donnée doit être rapprochée de ce que nous savons des états d'intoxication si proches du rêve physiologique par leur onirisme.

Qu'il s'agisse d'intoxication par l'alcool, l'opium, l'éther, le peyotl, ainsi d'ailleurs que nous l'exposons plus loin, l'image de notre corps peut être soumise comme dans la profondeur du rêve à des transformations les plus singulières.

L'on sait que le labyrinthe vestibulaire se compose de deux appareils bien distincts : celui des canaux semi-circulaires grâce auquel nous percevons les déplacements de notre tête par rapport au reste de notre corps et l'appareil des otolithes qui nous fournit l'indication des changements de notre corps par rapport au monde extérieur. Dans quelle mesure doit-on attribuer les modifications de l'image posturale aux otolithes ou aux canaux semi-circulaires? Il serait aventuré de le préciser, mais il est probable que dans les épreuves où se trouvent engagés des mouvements brusques dans le sens de la verticalité, c'est le dispositif otolithique qui est à incriminer.

Certes, les données que viennent de nous révéler les expériences de Schilder et Parker ne peuvent laisser indifférent et comportent par elles-mêmes un grand enseignement physiologique, mais, à notre sens, cet enseignement le cède en intérêt aux clartés que cette expérimentation nous apporte sur des faits extraordinairement étranges que nous devons à la pathologie.

Nous visons ici les faits de déformation et même de dédoublement de l'image corporelle qui se manifestent au cours des affections du labyrinthe vestibulaire. Déjà nous avons mentionné la remarquable observation de Pierre Bonnier où un véritable dédoublement de l'image de soi se montra la conséquence d'un vertige labyrinthique. Nous trouvons mentionné dans Rosenfeld un fait analogue qui fut observé par H. Oppenheim.

Il s'agit d'un malade qui présentait des crises d'hémicranie au cours desquelles des vertiges accompagnaient une démarche incertaine et comme aérienne. Or, pendant ces attaques, ce patient ressentait parfois l'impression que son corps en entier, ou telle de ses parties, étaient divisés en deux, ou en d'autres termes, dédoublés. Il en était de même chez les malades observés par Hitzig et Wollenberg, qui ressentaient à la suite de crises vertigineuses, l'impression que leurs mains étaient démesurément grossies et se mouvaient dans différentes directions alors qu'en réalité celles-ci demeuraient immobiles. L'apparition de ces membres fantômes semble bien, ici encore, être une création vestibulaire.

C'est dans le même cadre que s'inscrit le fait étudié par Engerth et Hoff, que rappellent complaisamment tous ceux qui étudient les perturbations de l'image de soi, parce que celui-ci peut être considéré comme un exemple de scission de l'image corporelle cinesthésique, en d'autres termes de bipartition du schéma postural, au sens où l'entendent H. Head et P. Schilder.

Un homme de soixante et onze ans ayant présenté, pendant des années, des accès de vertiges, éprouve un matin l'impression que son côté gauche est « lourd, pâteux, et comme serré dans un bracelet d'acier ». De plus, tout ce côté lui semble rempli par une substance étrangère. Puis survinrent des hallucinations situées dans la moitié du champ visuel rendu aveugle par une hémianopsie. Enfin l'hallucination se simplifia et se limita à la vue d'un personnage se tenant à sa gauche et qui jamais ne l'abandonna; jamais cette figure qui demeura tout proche de son corps ne dépassa la ligne médiane; souvent même elle se plaça un peu en retrait. Fait singulier, dès que survint cette hallucination, le sentiment d'étrangeté ou de non-appartenance qu'il éprouvait dans le côté gauche disparut. La figure hallucinatoire empreinte des caractères que l'on reconnaît aux images du rêve, offrait une singulière consistance qui tenait à la fois de la gélatine et d'une substance vitreuse. Relevons ici un trait essentiel; cette figure qui ne se précisait que dans les endroits assez mal éclairés et dont l'apparition coïncidait avec la disparition du sentiment d'étrangeté dont la moitié gauche du corps était l'objet, recélait en elle quelque chose d'indicible qui éveillait dans l'esprit du patient un sentiment de parenté ou de dépendance vis-à-vis de cette singulière image.

*
**

Parvenu à ce point de notre description, jetons un regard en arrière pour considérer le chemin parcouru et en situer les jalons principaux. Le schéma corporel, le sentiment que nous tirons de notre personnalité physique ou de notre corporalité, se montre soumis à plusieurs influences dont celle qu'exerce l'appareil d'équilibration labyrinthique compte parmi les plus importantes et les mieux définies depuis Pierre Bonnier (1893), P. Schilder, Hoff, Fischer.

De cette influence, nous tenons les preuves non seulement dans le témoignage des faits pathologiques mais encore dans les expériences d'excitation du nerf vestibulaire que Bonnier appelait le nerf du sens de l'espace, ainsi que dans les observations que l'on peut tirer d'une analyse des sentiments, des impressions et des sensations que l'on éprouve au cours d'un mouvement d'élévation ou de descente brusque. Quant aux données de la pathologie, nous nous sommes limités volontairement au choix de quelques exemples caractéristiques qui démontrent d'une manière suffisamment frappante que les altérations morbides fonctionnelles ou éphémères, de même que les modifications organiques ou durables, de l'appareil vestibulaire fournissent des transformations les plus singulières de l'image corporelle. Il nous eût été aisé de poursuivre encore dans cette voie et de faire voir que les maladies qui s'accompagnent de perturbations de l'image de soi, telles que l'intoxication alcoolique, l'épilepsie, les encéphalites du typhus comptent précisément parmi celles qui entraînent avec le plus de fréquence des altérations du nerf vestibulaire.

Mais jusqu'ici nous avons fixé notre vue sur l'appareil vestibulaire inclus dans le labyrinthe auriculaire. Or cet appareil d'équilibration n'est pas sans posséder des connexions avec le cerveau, et si nous admettons qu'une altération du nerf vestibulaire peut déterminer des perturbations de l'image du moi corporel, force nous est, en bonne logique, de poser la question de savoir si des modifications apportées par la maladie ou tel facteur de désorganisation que l'on imaginera, dans les zones du cerveau où s'épanouissent les dernières expansions du système vestibulaire ne seraient pas, elles aussi, capables de susciter des déformations de l'image corporelle analogues à celles que nous avons rattachées à l'appareil vestibulaire *sensu stricto*.

Bien que nous nous engagions ici sur un domaine beaucoup moins assuré que le précédent, car l'état de nos connaissances sur les « centres cérébraux » vestibulaires est encore bien imparfait, il nous paraît cependant légitime d'envisager à la lumière des faits précédents les observations que nous avons personnellement recueillies en les comparant avec celles que nous trouvons dans la littérature médicale et dont l'intérêt est très certain.

Voici, d'une part, un malade que nous avons observé avec Bineau et Ducosté qui, à la suite d'une hémorragie brutale du bulbe rachidien, présenta des vertiges intenses associés à une hémiplégie droite avec hémi-anesthésie croisée; quelques jours après cette apoplexie bulbaire, le patient éprouva le sentiment bien étrange que ses deux jambes demeuraient « en l'air » au-dessus du plan du lit alors que sa vue les lui montrait allongées mollement sur sa couche. Cette distorsion partielle de l'image corporelle trouve, évidemment, sa raison dans l'irritation morbide de l'appareil labyrinthique d'équilibration dont une partie est incluse dans le bulbe rachidien.

Voici, d'autre part, l'histoire pathologique d'un sujet atteint d'une double lésion cortico-thalamique que rapportent J. Koch et V. Stockert.

Ce malade, lui aussi, avait perdu le sentiment de la moitié gauche de son corps mais, en outre, il éprouvait cette bizarre impression que les objets qui l'entouraient défilaient devant ses yeux de droite à gauche à la manière d'un film cinématographique. Enfin, cette sensation de glissement du monde extérieur s'accompagnait d'un entraînement du corps vers la droite, ainsi que d'une tendance à localiser les sons vers la droite malgré l'intégrité minutieusement contrôlée des appareils acoustiques. Ainsi que le font justement ressortir les auteurs, aussi bien les fausses sensations corporelles que l'illusion du déplacement des objets et que la perturbation de la localisation des sons à droite ne sont que les expressions multiples d'un même phénomène : la désorganisation de la fonction de perception de l'espace.

J. Koch et V. Stockert rapprochent de cette curieuse observation un autre fait également instructif. Il s'agit d'une malade qui fut opérée par Stieda pour une tumeur gliomateuse de l'hémisphère *droit* qui s'étendait depuis la circonvolution post-centrale jusqu'au lobe occipital et, par conséquent, occupait la zone pariétale. Dans ce fait, l'on retrouvait non seulement l'anosognosie typique, puisque la malade ne reconnaissait plus son bras gauche mais encore la négation de l'appartenance de l'oreille gauche. Et de même que pour la malade précédente, les sons étaient localisés à droite.

Mais la désorganisation de l'image corporelle peut être encore plus poussée et aboutir à la création d'un double de la personnalité tel qu'il se manifeste dans l'Héautoscopie. Nous en prendrons comme démonstration la remarquable observation publiée par L. Van Bogaert. Celle-ci se rapporte à une femme âgée de soixante-sept ans, diabétique et très hyperglycémique chez laquelle, à la suite d'une crise d'agitation brusque, survinrent des hallucinations et des illusions de la vue accompagnées de crises de déviation oculaire. On relevait, en outre, l'existence d'une hémianopsie latérale droite. Enfin, et c'est là le côté le plus suggestif de cette observation, l'on remarquait à certains moments la survenance de mouvements de torsion autour de l'axe longitudinal du corps qu'amorçaient les hallucinations visuelles simples ou symboliques et qu'accompagnait un obscurcissement de la conscience.

Parmi ces phantasmes visuels, L. Van Bogaert signale le suivant : à plusieurs reprises, une femme semble franchir le seuil de la porte, disparaître en passant à gauche et s'asseoir à côté de la malade, toujours à sa gauche.

Un jour ce personnage féminin est remplacé par une vieille femme « qui lui ressemble comme une sœur ». L'image se situe toujours du côté gauche, c'est-à-dire vers la région où l'entraînent les pulsions de rotation axiale, région dans laquelle se déroulent précisément les illusions visuelles.

Ainsi donc, conclut V. Bogaert, le modèle postural projeté en dehors peut non seulement perdre tout contact avec le moi dont il est né, mais encore être perçu sous la forme d'une image hallucinatoire.

Que cette patiente ait été réellement atteinte dans sa représentation du schéma corporel, on n'en saurait douter après avoir relevé la perte complète de l'orientation droite-gauche, la tendance aux actions symétriques d'observation régulière chez les sujets dont l'image corporelle est plus ou moins sévèrement désorganisée.

Bien que nous ne possédions ici pas de preuves aussi décisives que pour les affections labyrinthiques, nous pouvons cependant supposer très légitimement que les phénomènes de rotation axiale, les pulsions si particulières relevées par Hoff, Pötzl, L. Van Bogaert sont la marque d'un déséquilibre des appareils vestibulaires centraux.

A l'appui de cette idée, qui est beaucoup mieux qu'une hypothèse, viennent s'inscrire plusieurs faits : d'abord la localisation très probable des centres vestibulaires dans la première circonvolution temporale et dans la circonvolution pariétale intérieure (Wollenberg, Barany, Gurewitsch), localisation qui correspond aux lésions que nous indiquent les symptômes observés; puis le caractère même des hallucinations visuelles, enfin la forme des pulsions rotatives autour de l'axe longitudinal du corps.

Que l'on ne nous objecte pas le fait que des hallucinations visuelles se sont manifestées en même temps que les phénomènes précédents; celles-ci ont été trop remarquées à la suite des excitations vestibulaires pour être récusées dans leur origine. D'ailleurs la coexistence des modifications du schéma corporel, des hallucinations visuelles et d'une lésion des voies labyrinthiques *centrales* a déjà été signalée par nous-mêmes avec Ducosté et Bineau, chez un malade atteint de foyer hémorragique spino-bulbo-protubérantiel. Les hallucinations consistaient, ici, en visions figurées d'hommes en action silencieux et noyés d'ombre, un peu comme dans l'observation d'Engerth. Quant à la distorsion du modèle postural, de l'image corporelle, elle s'affirmait en ce que le patient pendant quinze jours garda l'impression très vive, obsédante même, que ses membres inférieurs se trouvaient « en l'air », très au-dessus du plan du lit sur lequel cependant ils reposaient mollement.

Bien que nous n'ayons garde d'introduire dans ce chapitre une discussion théorique, nous ne pouvons pas ne pas faire remarquer que des faits tels que celui que nous venons de rappeler, ne plaident guère en faveur de la thèse développée avec talent d'ailleurs, par Hoff et Kroll, et admise par Van Bogaert. Selon cette théorie, une altération de la pariétale inférieure que l'on suppose être avec la première circonvolution temporale le centre d'épanouissement des ultimes terminaisons des fibres vestibulaires centrales, entraînerait une dérivation des excitations vestibulaires issues des appareils périphériques, de telle sorte que celles-ci ne trouvant plus de « centre » à faire vibrer, bifurqueraient et chemineraient en arrière par une voie dérivée vers le lobe occipital, siège de l'intégration dernière des stimuli visuels. En somme, les influx nerveux privés de leur voie normale puisque la *station* terminale en est détruite par la lésion, irradieraient, diffuseraient vers le « centre sensoriel » le plus voisin, le mieux connecté d'ailleurs avce le « centre » cortical vestibulaire, celui de la sphère visuelle dont la stimulation engendrerait l'éclosion des phantasmes que nous avons vus signalés par Engerth, Hoff, Schilder, L. van Bogaert entre autres.

Or, s'il est exact, ainsi que semblent bien le faire voir les observations de Lhermitte, Ducosté et Bieau, comme aussi celle de Stenvers, que les adultérations de la portion de la voie vestibulaire incluse dans le bulbe et la protubérance entraînent des conséquences analogues à celles que déterminent les lésions corticales, la thèse précédente perd la plus grande partie de sa valeur démonstrative.

# CHAPITRE III

## L'ILLUSION OU L'HALLUCINATION DES AMPUTÉS. LE MEMBRE FANTÔME.

HISTORIQUE. — L'illusion ou l'hallucination des amputés, qui des chirurgiens, des médecins et même des psychologues n'en connaît les modalités? Cependant il n'est pas sans utilité d'exposer l'évolution des idées sur ce phénomène d'un intérêt particulier dans le problème qui nous occupe et qui parut bien singulier aux premiers observateurs.

On lit au chapitre des « *Signes de la mortification complète* », dans *Ambroise Paré,* qu'il faut « avec bon jugement explorer ladite privation « du sentiment. Car ie scay que plusieurs ont esté deceux, se fians à « un sentiment que les patiens disent avoir, si on pique, presse ou « autrement attouche, lequel est totalement faux et déceptible. Car il « ne vient que d'une grande appréhension de la douleur extrême, qui « auparavant estoit en la partie : et principalement par la continuité « et consentement qu'ont encore les parties mortes avec les vives.

« Comme pour exemple familier nous voyons que si l'on tire nostre « chemise ou autre vestement adhérant à nostre corps, nous disons le « sentir, iaçoit que ledit vestement est insensible, et seulement contigu « à notre corps.

« De ce faux sentiment auras argument manifeste après l'ampu- « tation des parties mortifiées. Car les patiens, longtemps après l'am- « putation faite, disent encore sentir douleur ès parties mortes et « amputées, et de ce se plaignent fort : chose digne d'admiration et « quasi incrédible à ceux qui de ce n'ont d'expérience. »

En son vieux et naïf langage, mais dont la précision se montre si ferme, notre grand chirurgien fait preuve d'une perspicacité singulière en remarquant, bien avant Bertlen et tous les psycho-physiologistes d'aujourd'hui, que le champ de notre sensibilité ne se confine pas à nos organes sensibles mais que nous l'étendons, sans nous en douter, aux objets qui par leur utilité immédiate font, en quelque sorte, partie de nous-mêmes : les vêtements, les outils pour prendre de concrets exemples.

Ainsi que le remarquait R. Descartes, l'aveugle perçoit les aspérités du sol non pas avec la paume de sa main mais avec l'extrémité de son bâton; le champ sensible du chirurgien qui opère n'est plus confiné dans ses doigts mais transporté et étendu à la pointe de son bistouri ou de sa sonde exploratrice.

La persistance du sentiment des parties du corps mortifiées ou retranchées par le traumatisme ou le couteau du chirurgien n'avait pas échappé à la perspicacité de *René Descartes,* car répondant aux objections de Fromondus, notre grand philosophe écrit :

« Mais tous les médecins et tous les chirurgiens m'aideront, comme j'espère, à le lui persuader; car ils savent que ceux à qui on a coupé depuis peu quelque membre, pensent souvent sentir encore de la douleur dans les parties qu'ils n'ont plus : et j'ai connu autrefois une jeune fille à qui l'on avait coutume de bander les yeux toutes les fois que le chirurgien la venait panser d'un mal qu'elle avait à la main, à cause qu'elle n'en pouvait supporter la vue; et la gangrène s'étant mise à son mal, on fut contraint de le lui couper jusqu'à la moitié du bras, ce qu'on fit sans l'avertir, pour ce qu'on ne la voulait pas attrister; et on lui attacha si adroitement plusieurs linges liés l'un sur l'autre en la place de ce qu'on lui avait coupé, qu'elle ne laissa pas cependant de sentir de grandes douleurs, tantôt aux doigts, tantôt au métacarpe et tantôt au coude, qu'elle n'avait plus, à cause que les nerfs de sa main et de son bras qui finissaient alors vers le coude, et qui auparavant descendaient du cerveau jusques à ces parties, y étaient mus en la même façon qu'ils auraient dû être auparavant dans les extrémités de ses doigts ou ailleurs, pour faire avoir à l'âme le sentiment de semblables ou, comme il dit, la sensation se faisait dans la main, ou quelque part ailleurs que dans le cerveau... » (Lettres, VI, 347.) Au chapitre 196 des *Principes,* Descartes ajoute : « Et cela montre évidemment que la douleur de la main n'est pas sentie par l'âme en tant qu'elle est dans la main mais en tant qu'elle est dans le cerveau. »

Si la connaissance de l'illusion des amputés et même, ainsi que nous le verrons, l'ébauche de l'idée de l'image corporelle se trouvent ainsi explicitées dans les écrits d'un chirurgien et d'un philosophe, l'étude systématique du phénomène psychophysiologique que nous visons ne fut réellement abordée pour la première fois, que par *M. Guéniot* en 1861.

Grâce à cet observateur, tout ensemble objectif et scrupuleux, nous avons appris bien des faits qui aujourd'hui semblent à beaucoup de cliniciens, et non des moindres, des nouveautés. En effet, non seulement Guéniot décrit les modalités des douleurs dont le membre fantôme est affecté, mais il nous fait assister à la régression progressive de ce membre, à son télescopage dans le moignon; phénomène qui, ainsi que l'auteur le fait observer, n'avait point encore été remarqué. « Nulle part, que je sache, écrit Guéniot, il n'a été fait mention de la sensation de raccourcissement et de retrait progressifs éprouvés par le malade dans les parties amputées, sensation qui produit en lui l'illusion d'un rapprochement graduel de la main ou du pied près de la plaie d'amputation. Ordinairement, cette sensation de retrait progressif n'a pour terme que celle même du contact de la partie la plus excentrique (main ou pied) avec le moignon. » En certains cas, poursuit notre auteur, la partie intermédiaire entre l'extrémité distale retranchée et le moignon n'est plus perçue, la main ou le pied donnant l'illusion d'être appliqué directement sur un moignon de bras ou de cuisse. Pour donner une étiquette à ce curieux phénomène illusionnel, Guéniot propose le terme *d'hétérotopie subjective*. Analysant d'un point de vue psycho-physiologique le processus grâce auquel se réalise l'hallucination de l'amputé, Guéniot montre, ce qui était pour l'époque où il écrivait une singulière nouveauté, que les faits pathologiques nous permettent de saisir la réalité d'un *sentiment des relations spatiales des différents segments de nos membres*. Encore que ce sentiment soit élémentaire et ne se révèle point si l'on n'y porte attention, il n'en existe pas moins. « *L'hallucination du sentiment des distances réciproques de nos organes de la vie de relation* », tel est le cadre dans lequel doit s'insérer l'illusion des amputés. Et « si l'on nous reprochait d'employer ici improprement le mot sentiment », nous dirions, poursuit Guénot, que « si en réalité nous ne sentons ni les distances ni les rapports réciproques de nos organes de la vie de relation, ces notions étant le résultat d'une opération de l'esprit, il n'est pas moins vrai que ces mêmes notions sont tellement élémentaires et primitives que, dans notre appréciation de certaines qualités des corps, nous en usons instinctivement, pour ainsi dire, comme d'un nouveau sens ou mieux, comme d'un complément indispensable à l'action du toucher ».

Bien que Guéniot reconnaisse comme incomplète l'explication cartésienne, il écrit : « N'est-il pas infiniment probable que la persistance des sensations dans les parties retranchées tient, en grande partie, aux modifications organiques qui se passent dans les nerfs du moignon? Et, ne peut-on croire, ajoute-t-il, que le travail de cicatrisation et la situation superficielle anormale des extrémités nerveuses ne contribuent puissamment à la production du phénomène? »

Au chapitre *Amputations,* le *Dictionnaire Dechambre* nous fixe sur l'état des connaissances du moment sur l'hallucination des amputés sans rien apporter de nouveau, si ce n'est un fait dont nombre de chirurgiens contestent la validité : savoir que les douleurs sont toujours assez modérées et disparaissent généralement en peu de temps.

La question de l'hallucination des amputés ne fit aucun progrès jusqu'au jour où *Weir-Mitchell,* en en ayant repris l'étude, publia son livre magistral et encore si actuel sur les *Lésions des nerfs et leurs conséquences.* En s'appuyant sur l'observation méthodique de cent quatorze amputés, Weir-Mitchell constate que l'extrémité des moignons est souvent le siège d'une hyperesthésie marquée ainsi que de sensations douloureuses que de multiples facteurs peuvent influencer : le port d'un appareil de prothèse, la disposition psychique, les variations atmosphériques, les mouvements exécutés par des parties très éloignées du moignon, ou même des actions automatiques telles que le bâillement, la défécation, enfin les émotions. Pour ce qui est de l'hallucination du moignon, Weir-Mitchell insiste sur ce fait que, presque toujours, le sujet qui a perdu un membre traîne avec lui un fantôme de ce membre absent, lequel souvent se dissimule pour reparaître à la conscience si quelque contact vient exciter les nerfs sectionnés. Mais, ajoute immédiatement notre auteur, il faut se garder de généraliser cette règle, laquelle comme toute règle comporte des exceptions. Et celles que citent Weir-Mitchell méritent d'être relevées. Ceux des sujets amputés chez *lesquels nous n'avons pas pu faire resurgir l'illusion du membre fantômes étaient des hommes d'une intelligence inférieure.*

« Chez un de ces patients, j'électrisai, poursuit-il, les extrémités des nerfs du moignon, le long du plexus brachial, et je ne provoquai aucune manifestation subjective, jamais ne se révéla le sentiment du membre absent. » Et Weir-Mitchell de confesser l'impuissance où il est d'expliquer de pareilles singularités.

Ainsi que ses prédécesseurs, Weir-Mitchell observe bien que le membre fantôme peut être le siège de douleurs, mais il fait cette remarque dont la portée s'étend loin, que parfois *l'illusion de l'amputé prend corps seulement lorsque la douleur a cessé.* Est-il besoin d'ajouter que Weir-Mitchell n'en déduit nullement que les excitations recueillies par les nerfs des moignons n'ont aucune influence sur la création du membre fantôme? Le point sur lequel ce profond neurologiste fait porter l'accent consiste dans la discrimination des excitations dolorifiques d'avec les autres. *L'électrisation non douloureuse du moignon,* remarque W. Mitchell, *suffit parfois à rendre perceptible* un membre absent dont le sentiment s'était épuisé avec les années.

Mais si l'influence des stimulations qui portent sur l'extrémité du membre mutilé n'est pas niable, il faut reconnaître, ajoute W. Mitchell, que l'illusion du membre fantôme resurgit très souvent « *à l'occasion de circonstances absurdes ou malheureuses qui rappellent à l'homme la perte de son membre* ». L'illusion ne trouve plus, ici, son origine *apparente* dans une excitation sensible périphérique, mais dans un état *primitivement psychologique.*

En exige-t-on une démonstration plus péremptoire? Weir-Mitchell nous la propose, en signalant des faits dans lesquels l'amputé au cours d'un exercice journalier qui exige la coopération des mouvements de tous les membres, utilise, sans s'en douter le moins du monde, le membre fantôme; rapidement la réalité lui rappelle sa mutilation. Témoin ce cavalier qui, amputé de la main gauche, se met à cravacher son cheval de l'autre main et qu'une chute avertit que la prise des rênes n'était qu'une illusion. Un autre malade, dès qu'il était indisposé, « utilisait » sa main fantôme et croyait serrer fourchette et cuillère.

Après Guéniot, dont Weir-Mitchell analyse longuement les idées, notre auteur se demande quelle peut être la raison de la perte du sentiment des parties interposées entre la main ou le pied fantômes et le moignon. Selon W. Mitchell, la cause doit en être trouvée dans le fait que nous rapportons toujours nos sensations de contact à l'extrémité des membres, qui sont les organes du tact et de la préhension, principalement la main. Mais l'explication s'arrête là, et le raisonnement tourne court. Rappelons cependant que Weir-Mitchell avait noté ce phénomène singulier : que les amputés dont la main ou le pied télescopent dans le moignon ou se plaquent directement sur celui-ci sans nulle interposition, *voient leur main ou leur pied reprendre leur position naturelle dans le membre fantôme* dès qu'un appareil de prothèse leur est appliqué. Ici encore, W. Mitchell constate mais n'explique point.

Nous ne pouvons rappeler les nombreuses particularités signalées dans un ouvrage aussi neuf d'idées et si riche de vues profondes; contentons-nous de remémorer que Weir-Mitchel analyse avec rigueur *les différentes positions qu'affecte le membre fantôme,* remarquant que si le membre absent peut sembler collé au corps, appliqué sur la poitrine ou flotter dans l'air, le fantôme peut également être affecté ou non par les mouvements syncinétiques. Mais il est surtout une particularité curieuse que notre auteur a parfaitement saisie, que nous-mêmes avons cherchée méthodiquement chez nos amputés et que R. Leriche signale comme un phénomène incompréhensible, nous en dirons plus loin la raison. Cette particularité qui ne pouvait laisser indifférent un observateur tel que W. Mitchell est la suivante : *l'image du membre absent,* nous entendons le membre fantôme, *apparaît et se maintient chez certains amputés, en quelque circonstance que ce soit, dans la position même que le segment retranché occupait avant la mutilation traumatique ou chirurgicale.* « La dernière impression réelle s'est empreinte avec une telle force sur le sensorium, écrit Weir-Mitchell, que celle-ci ne pourra être effacée par aucune impression à venir. Nous voyons réalisée, ici, dans le domaine des sensations communes, la fable qui représente l'image du dernier objet qui a frappé la surface vivante. »

Pour finir, signalons encore, d'après W. Mitchell, que, non seulement, le membre fantôme est, dans la règle, *soumis au contrôle de la volonté,* et que les amputés peuvent au commandement, ou selon leur désir fléchir et ouvrir les doigts, serrer un objet, mais que l'assurance et la précision avec lesquelles les patients décrivent les mouvements illusionnels qu'ils réalisent apparaît tout à fait remarquable. Il faut seulement prendre garde que l'exécution ou les tentatives de mouvements difficiles entraînent souvent la survenance de douleurs assez aiguës.

Quelle est donc l'explication à fournir de ce phénomène? se demande W. Mitchell. Assurément, la première idée qui vient à l'esprit est de chercher la source des représentations de *mouvements dans des contractions musculaires* du moignon, contraction dont la conscience ne serait pas avertie. Avec beaucoup de sens critique, W. Mitchell récuse cette explication, en objectant que les sensations de mouvements volontaires ou automatiques qui appartiennent au membre fantôme se montrent aussi vives, aussi précises, quel que soit le lieu de la mutilation; que les amputations hautes du bras après lesquelles nulle trace de muscles manuels ne persiste, ne limitent en rien ni la précision ni l'acuité du sentiment de mobilisation active des parties retranchées. Et Weir-Mitchell de conclure que toute tentative qui vise à rendre compte du phénomène en prenant son point d'appui sur les excitations périphériques est vaine puisque, en réalité, « *il semble bien que la volonté du mouvement et la conscience de ce mouvement soient des faits contemporains, s'accomplissant simultanément dans les centres nerveux* ».

Dans une célèbre et admirable leçon du Mardi, *Charcot* nous dépeint à nouveau les phénomènes dont, avant lui, Guéniot et Weir-Mitchell nous avaient fourni l'analyse minutieuse. Charcot y ajoute cependant un point original et qui porte bien la marque de son esprit : l'étude du membre fantôme pendant le sommeil et le rêve. Quel beau sujet de méditation et d'étude! professe-t-il.

Jetons donc un rapide regard sur cette observation si vivante et dont l'analyse demeure toujours profitable. Il s'agit d'un employé de chemin de fer âgé de quarante-quatre ans amputé du bras gauche depuis onze ans dont la main fantôme invisible mais présente, donne au patient une sensation d'endolorissement et d'engourdissement. « Ce n'est pas, ajoute Charcot, une main tout à fait naturelle, l'on n'y sent point ce bien-être presque inaperçu qui, dans toutes les parties de notre corps, est la marque de notre état physiologique. » Et cependant, le membre fantôme, et plus spécialement son extrémité distale, se meut selon la volonté du sujet et accompagne par des syncinésies imaginaires les mouvements qu'exécute le membre sain.

Fait également curieux, et qui déjà avait retenu l'attention de Weir-Mitchell, si le bras fantôme semble plus court que le membre opposé, l'application d'un appareil de prothèse procure à l'amputé l'impression très précise que sa main fantôme se trouve à la même distance de l'épaule que la main normale.

Observons aussi un petit détail mais qui en dit long sur le mécanisme de l'illusion des amputés. Ce patient portait une alliance au médius gauche; or, cette bague, par suite du gonflement du doigt, devint si étroite que des douleurs en résultèrent qui obligèrent à pratiquer une intervention assez douloureuse. Malgré le temps écoulé, poursuit Charcot, cet amputé constate que le doigt fantôme porte encore l'empreinte de l'alliance dont il était orné, et, de temps en temps, le patient souffre de la même étreinte qu'autrefois.

Mais qu'arrivera-t-il durant le sommeil, se demande Charcot, alors que devant la conscience assoupie se déroule la fantasmagorie du rêve? Ceci : que notre homme pense et croit avoir retrouvé complètement l'image du membre que l'opération lui a retranché. Dans le cours des rêves, le bras gauche amputé ne se différencie plus du droit; il se meut librement et les sensations pénibles dont il peut être le siège pendant l'état de veille ont disparu. Bien mieux encore, ce membre devient si docile aux ordres de la volonté que ce malade dont l'activité onirique semble surtout alimentée par des thèmes professionnels, déclare que, bien souvent, il se croit de nouveau contrôleur de billets, passant d'une voiture à une autre en s'accrochant aux wagons et poinçonnant les billets aussi librement qu'avant sa mutilation. D'où Charcot en déduit que la libération des images motrices dans le rêve apparaît comme un fait bien singulier, car l'homme éveilllé qui les yeux clos, dans le silence du cabinet, veut se donner l'illusion d'un mouvement de ses membres, ne parvient qu'à évoquer des images visuelles et non à sentir, à percevoir ce quelque chose qui serait comme l'image motrice d'un déplacement.

Et cependant, aussi bien les données que nous pouvons tirer du rêve que celles qui nous sont fournies par l'élection volontaire d'un mouvement à produire et par l'exécution de ce mouvement, nous indiquent que ces illusions sont liées très certainement à un mécanisme central. Et, passant au rôle que l'on peut attribuer aux excitations périphériques dans la genèse du membre fantôme, Charcot en arrive à conclure que s'il semble nécessaire d'admettre qu'une excitation ou une irritation soutenue « des nerfs du moignon est, en quelque sorte, une des conditions indispensables à l'existence permanente de la main imaginaire », il faut « proclamer que c'est évidemment surtout dans le substratum des fonctions psychiques que se produit la partie la plus importante des phénomènes ». « Je ne puis m'empêcher de relever, poursuit Charcot, combien toutes les observations que nous venons de rappeler plaident en faveur de la théorie qui veut que la représentation mentale motrice qui précède nécessairement l'accomplissement de tout mouvement volontaire, soit bien un phénomène primitif, central, et non la conséquence immédiate des notions cinesthésiques résultant de l'accomplissement du mouvement s'effectuant déjà. »

On le voit assez par les considérations que nous venons de rappeler, Charcot comme Weir-Mitchell ne peut se résoudre à penser que les excitations périphériques issues du moignon suffisent à donner la raison des fantasmes si divers et si étranges que l'on comprend sous les termes d'hallucination ou d'illusion des amputés; et le Maître de la Neurologie en vient à reconnaître, déjà, que *l'essence du phénomène est, par excellence, d'ordre psychologique.*

Il est assez singulier de constater que, dix ans après Charcot, Pitres reprend le même problème et fait retour à l'ancienne conception cartésienne où de l'irritation périphérique en se référant à la célèbre thèse où Bichat paraphrasant Descartes déclare que « le cerveau se méprend sur la sensation qui lui arrive et le rapporte à une partie où elle ne naît pas ». Pitres y rappelle également la non moins classique doctrine de J. Müller : à savoir que lorsqu'un tronc nerveux est irrité, l'effet est le même que si les dernières ramifications sont stimulées.

Dans le but d'appuyer l'opinion qu'il professe par des arguments plus nouveaux, Pitres rappelle les notions que l'on peut déduire des modifications du fantôme que sont susceptibles de provoquer les excitations portées sur les extrémités des nerfs du moignon : reviviscence du membre fantôme par la faradisation (Weir-Mitchell), effacement du membre absent par la cocaïnisation des névromes terminaux.

Jamais, conclut notre auteur, le fantôme n'est créé par le cerveau, l'origine en est toujours dans une excitation périphérique.

Dans un travail remarquable et qui fait époque, Abbatucci développe une vue beaucoup plus compréhensive, car si l'auteur se garde de méconnaître le rôle que peuvent jouer les excitations périphériques, dans le maintien du membre fantôme, ce dont, au reste, nul médecin ne pourrait douter, l'auteur fait porter un très vif accent sur l'importance des associations mnésiques motrices, un peu d'ailleurs à la manière de Charcot, en ajoutant toutefois une notion dont on peut aujourd'hui apprécier tout le poids : savoir que le membre fantôme peut être habité par les mêmes douleurs que celles qui occupaient le membre réel avant l'amputation.

Bien que de très éminents neuro-chirurgiens tels que René Leriche et Otfrid Foerster (de Breslau) demeurent aujourd'hui encore attachés à la doctrine cartésienne qui tient les excitations issues des nerfs du moignon pour essentielles dans la genèse du membre fantôme, il faut reconnaître que l'aspect de la question de l'illusion des amputés s'est considérablement modifié depuis que nous savons la réalité de membres fantômes chez les sujets pourvus de tous leurs membres et que la structure, les fonctions, les images du membre absent ont été plus approfondies.

Sur ces points, comme sur tant d'autres, les études que nous devons à sir Henry Head, A. Pick, Paul Schilder, O. Pötzl, David Katz, Walther Riese, Menninger-Lerchenthal ont projeté une très vive lumière.

Grâce à la connaissance que nous possédons aujourd'hui des attitudes posturales, du schéma corporel, de la somatognosie, de l'image corporelle, de l'image de soi, de l'Héautoscopie, nous entendons beaucoup mieux que nos devanciers le pourquoi de bien des phénomènes qui avaient intrigué leur curiosité et fait éclore des théories dont le moins que l'on puisse dire est que l'éclat des mots s'efforçait d'y suppléer la vanité des idées.

Mais nous aurons trop souvent l'occasion dans les pages qui suivent de développer les idées défendues par nos contemporains pour les exposer en cette place déjà trop encombrée d'histoire.

***

### *Etude clinique des membres fantômes des amputés*

L'aperçu général de l'évolution des idées sur l'illusion ou l'hallucination des amputés montre assez avec quel intérêt, neurologistes, psychiâtres et chirurgiens se sont attachés à l'étude des membres fantômes et combien les solutions qui ont été proposées pour rendre compte de la genèse du membre illusionnel furent diverses, incomplètes et même contradictoires. Et où pourrions-nous trouver la raison de cette discordance sinon dans l'insuffisance des données positives, dans ce fait aussi que nous sommes contraints de nous appuyer bien davantage sur les résultats fournis par une analyse pychologique subjective que sur les matériaux objectifs que nous livre l'étude du comportement; enfin et surtout, peut-être, que chacun, en ne se libérant pas suffisamment de ses tendances personnelles, a moins cherché à considérer le problème sous tous ses aspects qu'à préciser son point de vue et à défendre des thèses où l'on retrouve sans effort les traces visibles de certains principes philosophiques comme aussi les témoignages d'un mode de penser imposé par la profession ou par la qualité de l'esprit.

Ainsi avons-nous tendu tout notre effort vers une présentation aussi objective que possible de ce qu'il est convenu d'appeler aujourd'hui le membre fantôme ou illusionnel. C'est dans cette vue que nous avons dépouillé tous les documents qui nous furent accessibles et que nous offrait une riche littérature médicale et aussi qu'avec notre collaborateur le docteur Susic (de Zagreb) nous avons repris l'étude analytique de trente amputés hospitalisés dans nos services de l'hospice Paul-Brousse dont les dates de mutilation s'échelonnent sur un long espace de temps et oscillent entre trois ans et quarante-six ans. Sans doute, le nombre des cas qui ont fait l'objet de notre étude n'est pas très considérable, mais notre matériel présentait cet avantage sur bien d'autres qu'il comprenait une proportion presque identique des deux sexes et que surtout les causes de l'amputation s'y montraient fort diverses : affections ostéo-articulaires de nature tuberculeuse, gangrène artériopathique, fractures ouvertes, phlegmons, enfin traumatismes accidentels ou blessures de guerre.

***

### *Fréquence du membre fantôme*

L'une des questions qui semble avoir été le moins discutée est la fréquence avec laquelle apparaît le membre fantôme chez l'amputé. Déjà Weir-Mitchell en 1918 reconnaissait que l'absence du fantôme était tout exceptionnelle et, fait très remarquable, ne se rencontrait guère que chez les sujets dont le développement mental se montrait inférieur à la normale. Depuis l'étude magistrale du grand neurologiste américain, tous les observateurs d'amputés s'accordent pour reconnaître que la proposition du prédécesseur de Weir-Mitchell, Valentin, est exacte : savoir que, selon une loi générale, si un être humain a perdu un de ses membres, il éprouve le sentiment de le posséder encore, comme si son corps n'avait subi aucune mutilation.

Ne nous étonnons donc point que sur un total de quatre-vingt-dix amputés, Weir-Mitchell n'en compte que quatre chez lesquels aucune image du membre absent n'a hanté l'esprit du mutilé; que D. Katz, sur un ensemble de cent deux cas, n'en peut retenir qu'un seul dépourvu de membre illusionnel ; enfin que Mayer-Gross, sur un ensemble de soixante amputés, n'a observé qu'une seule exception à la règle de Valentin, et encore s'agissait-il d'une mutilation limitée aux deux dernières phalanges du petit doigt.

Chez les trente amputés que nous avons personnellement étudiés avec Susic, il n'en est aucun qui n'ait éprouvé, plus ou moins vive, plus ou moins durable, l'image nette du membre qui lui avait été retranché. Mais à la loi de la constance du membre fantôme chez l'amputé, il faut ajouter deux conditions que Valentin n'a pas soupçonnées : d'une part que le développement intellectuel du sujet ne soit pas trop insuffisant et que, d'autre part, la mutilation soit survenue à un âge assez avancé pour que l'image corporelle ait pu être construite. Il est bien évident que les amputations congénitales, les malformations des membres telles que l'hémimélie, par exemple, les retranchements de membres dans la prime enfance, sont bien peu propres à entraîner l'apparition d'un membre fantôme, puisque les données et les fondements qui étayent le membre illusionnel font ici défaut ou sont insuffisamment inscrits dans les centres nerveux.

Nous pouvons donc poser en principe que tout sujet auquel un membre est brutalement retranché soit par un traumatisme soit par une opération n'est prévenu de la mutilation dont il est la victime que par la vue ou par l'aveu d'autrui. A ce propos, nous pouvons rappeler qu'il peut en être de même des blessés dont la moelle épinière est brutalement sectionnée par un projectile et qui sont ainsi amputés de toutes les sensations et de tous les mouvements volontaires des membres inférieurs. Nombre d'entre eux nous ont dépeint la singulière impression qu'ils avaient éprouvée, immédiatement après le traumatisme, d'un enfoncement de tout le corps dans un sol mouvant. L'on sait aussi que les blessés dont les deux membres inférieurs sont arrachés pensent à s'enfuir et s'aperçoivent avec effroi que leurs jambes ont disparu.

Certes, nous n'avons garde de prendre pour absolue la loi dont nous venons de voir les fondements et nous ne nous étonnons pas que Mayer-Gross écrive que le fantôme peut apparaître exceptionnellement non pas immédiatement, mais deux à trois semaines après la mutilation.

Un de nos amputés de cuisse nous a confié que le fantôme de son membre inférieur n'avait pas suivi immédiatement la mutilation, mais que l'illusion s'était développée lentement pour donner seulement, trois semaines après l'amputation, la forme complète du membre retranché. Et cependant aujourd'hui, vingt ans après l'amputation, l'image fantôme demeure si nette et si vive que le patient a failli tomber en s'efforçant de s'appuyer sur le pied qui lui donnait l'impression d'être réel et que, parfois encore, il lui arrive de chercher à gratter son membre fantôme envahi par des démangeaisons. Retenons que ce sont là des raretés.

Ce membre fantôme qui conserve au schéma corporel son intégralité apparente et qui confère aux patients l'illusion intermittente d'une conservation complète de sa morphologie, de combien en est la durée? Demeure-t-il sans modification, sans atténuation pendant toute une longue carrière? Ce sont là questions que la plupart des observateurs d'amputés se sont posées. Et tous y ont répondu de la même manière : savoir que le fantôme, tout soumis qu'il soit à des intermittences d'intensité, peut demeurer assez stable pendant de très nombreuses années, et que son image est capable de persister très vive encore quarante et même soixante ans après l'amputation. Un vieillard de soixante-dix ans amputé du bras depuis cinquante ans et observé par Walther Riese conserve aujourd'hui l'image de son fantôme aussi vive dans sa forme, sa structure, sa densité et sa plasticité qu'au premier jour.

N'en concluons point toutefois que l'image du membre fantôme ne se modifie point; nous indiquerons précisément comment cette image se transforme au cours des années.

Ceci nous conduit à exposer maintenant les *caractères essentiels de ces membres fantômes* dont nous venons d'apprécier la rapidité d'apparition et la pérennité.

⁂

### *Le sentiment de réalité du membre fantôme*

Que le fantôme puisse être pourvu de toutes les qualités apparentes d'un membre réel, la chose est par elle-même évidente puisque autrement, les amputés ne s'y tromperaient pas, ne s'égareraient point en cherchant à utiliser une main ou un pied imaginaires et ne se figureraient pas que telle ou telle partie très exactement circonscrite d'un membre absent est le siège de douleurs ou de démangeaisons.

Tous les amputés que nous avons observés personnellement ont gardé soit d'une manière permanente, soit coupée d'interruptions, la représentation du membre retranché. Le sentiment en est parfois si vif que le membre illusionnel semble plus vivant, plus réel que le membre sain. Un de nos malades ne nous déclare-t-il pas : « L'image de ma jambe absente est si nette et si permanente que, en vérité, j'ai mon pied. Je vous le dis, je l'ai encore. Il y a des moments où je suis prêt à le gratter, surtout le petit orteil. »

Relevons également que le membre absent peut avoir gardé les caractères de plasticité que possède tout membre sain. Une de nos malades âgée de soixante-trois ans, amputée de jambe depuis dix-sept ans à la suite de l'écrasement du pied, nous disait : « Je sens mon pied comme si je l'avais réellement, je le sens jusqu'à l'endroit où il a été écrasé. Lorsque je mets ma jambe sur le sol, je pense que je suis appuyée sur mon talon (absent), et quand ma jambe avance, je pense que ce sont mes orteils qui appuient sur le sol. » Dans sa forme, dans sa situation, dans ses mouvements, le pied absent est, en tout, semblable au pied normal. Un amputé de l'avant-bras qui a conservé très vive l'image de sa main retranchée, déclare : « Je me trompe parfois et je tends ma main absente comme si je l'avais gardée. »

A plusieurs reprises, une de nos patientes amputée de cuisse s'est levée de son lit, et croyant pouvoir s'appuyer sur son pied imaginaire, s'est affaissée. Charcot, Weir-Mitchell ont signalé des faits identiques. Bien souvent aussi le membre fantôme attire l'attention du sujet par quelque sensation qui s'y développe spontanément, impression de refroidissement, de crampe, de démangeaisons; et Weir-Mitchell rapporte combien les patients sont émerveillés de la reviviscence d'un membre dont l'image, avec le temps, aurait dû s'effacer.

Si, dans de nombreux cas, le retour à la conscience d'un membre fantôme qui tend à s'estomper ne peut trouver d'explication valable, il est des faits, comme le marque expressément Weir-Mitchell, pour lesquels nous pouvons rattacher la reviviscence du membre illusionnel à un facteur antécédent précis.

Plus précisément, ce sont des circonstances obscures ou malheureuses qui font revivre au mutilé l'image du membre qu'il n'a plus. Voici, par exemple, un cavalier amputé de l'avant-bras qui s'imagine au cours d'un galop pouvoir tenir la bride de sa monture avec la main gauche tout en cravachant de la droite; malheureusement la main gauche est un fantôme et voilà notre homme précipité à terre; un autre mutilé de la main s'efforçait de prendre cuiller ou fourchette avec la main fantôme lorsque sa digestion était troublée.

Ce sentiment de présence du membre retranché, nous le retrouvons dépeint avec un tel bonheur d'expression, une justesse si exacte que nous n'hésitons pas à transcrire le passage de l'auto-observation de notre collègue et ami Lobligeois amputé de tout le membre supérieur droit : « La certitude mentale que j'ai encore de mon membre supérieur est telle qu'il m'arrive encore de faire la volition nécessaire pour mouvoir ce membre et le faire se porter au secours du bras gauche quand celui-ci est dans l'embarras. De même, dans la rue, si je vois des gens regarder ma manche droite vide, il m'arrive de me demander pourquoi ils la regardent, n'ayant nullement la sensation d'être autrement qu'eux. »

« Avant mon opération, en entrant dans mon lit, il me fallait prendre des précautions minutieuses pour que je fasse avec mes couvertures une sorte de dôme sous lequel mon bras malade pût se loger sans toucher aux draps dont le poids exacerbait les douleurs; longtemps après l'amputation, il me semblait toujours que les couvertures allaient peser sur le bras que je sentais, et je prenais les mêmes précautions qu'auparavant. »

Une description aussi exacte peut se passer de commentaires, mais est-il possible d'aller plus avant et d'avoir quelque espérance d'imaginer une méthode de mesure qui autorise une appréciation encore mieux approchée de la réalité que les plus excellentes auto-analyses? C'est précisément ce qu'a cherché David Katz et ce qu'il nous propose dans sa *méthode dite « des équivalences »*. Grâce à celle-ci nous serions en mesure de déterminer beaucoup plus rigoureusement qu'autrefois le degré de vividité de l'image du membre absent.

Cette technique consiste en ceci : chez un amputé dont le fantôme s'entoure de sensations assez précises, ainsi qu'il est fort commun de l'observer, sentiment de resserrement, de constriction, de tension, pour prendre quelques exemples, l'on applique sur le membre réel un bandage élastique, une pince, ou encore l'on met en œuvre telle excitation que l'on voudra, à la condition que celle-ci puisse être graduée et mesurée; l'on demande alors au sujet d'indiquer le moment précis où l'excitation artificielle a déterminé une sensation analogue à celle dont est pourvue le membre illusionnel. Une contre-épreuve peut encore être tentée; un amputé du membre supérieur est prié de serrer la main de l'observateur avec autant de force qu'il lui semble que la main fantôme soit étreinte; ainsi le patient rend en monnaie objective ce que lui apporte le fantôme en monnaie subjective.

Assurément, cette méthode des équivalences ne fournit souvent qu'une précision trompeuse, mais chez un même malade, cette technique peut permettre d'apprécier plus rigoureusement que par des mots la vivacité du sentiment auquel donne lieu le membre illusionnel.

*
**

## *Le membre fantôme dans l'espace*

Ainsi donc, le membre fantôme est doté d'un sentiment de réalité tel qu'il est perçu comme un membre authentique, et même parfois plus vivement que ce dernier; il prend une place dans l'espace, de même qu'il y figure une attitude.

Essayons de préciser celle-ci et celle-là.

Tout de même que l'halluciné qui projette telle image auditive ou visuelle dans un endroit précis de l'espace qui l'entoure, l'amputé situe fort bien la région de l'espace où se déploie son membre virtuel. Et, à cet égard, l'expérience dite du « *choc à blanc* » d'Abbatucci est très saisissante. On sait en quoi cette épreuve consiste : après avoir fait préciser aussi exactement que possible les limites du membre fantôme, on frappe, ou plus simplement on menace de heurter violemment le fantôme; ce geste provoque immédiatement un mouvement de retrait du moignon et parfois de tout le corps. Il nous souvient d'avoir observé ce phénomène chez un amputé du bras avec notre regretté Maître F. Raymond. Le choc à blanc provoquait une angoisse extrême et une véritable douleur dans la main fantôme, alors qu'aucun filet nerveux n'avait été effleuré.

Demandons-nous maintenant ce que devient le membre virtuel lorsqu'on l'approche d'un corps dur avec précautions? L'amputé percevrait-il une sensation analogue à celle que lui donnerait un membre réel? Tel est le problème qu'ont essayé de résoudre D. Katz, d'une part, Walter Riese, d'autre part. Un amputé de l'avant-bras observé par Katz, dont la main fantôme qui semblait située environ à vingt-cinq centimètres de l'extrémité du moignon se montrait particulièrement « vivante », est prié d'approcher le membre virtuel d'une table résistante, de telle sorte que si la main eût été réelle une sensation de contact en eût nécessairement résulté. Et voici que la main paraît se rapprocher du moignon comme si elle fuyait l'obstacle. Prolonge-t-on l'expérience et l'extrémité du moignon vient-elle presque au contact de la table? Alors la main fantôme donne l'impression d'être engagée dans la table elle-même.

Chez un autre amputé dont les doigts et le dos de la main se situaient à vingt et un centimètres du moignon, la même expérience est tentée et le résultat en est que, lorsque les doigts virtuels sont dans une situation telle que, logiquement, ils devraient être en contact avec la table, le sentiment du fantôme devient beaucoup plus vif tandis que la distance de la main fantôme par rapport au moignon n'est pas modifiée. Mais, de même que chez le précédent sujet, le contact du moignon avec le plan résistant entraîne la sensation que la main fantôme est engagée dans l'espace même de la table. Katz ajoute que si le malade se déplace les yeux fermés dans un endroit peuplé d'objets, il se comporte comme s'il craignait de heurter avec le membre virtuel les objets qui l'entourent.

Chez certains sujets, Katz a fait cette remarque intéressante que la main fantôme approchée d'un corps résistant dévie et évite le contact pendant une partie du mouvement mais que si celui-ci se poursuit, de même que chez les autres amputés, la main fantôme s'engage dans l'espace solide de la table.

Ainsi donc, la main fantôme « vit » dans l'espace où elle est perçue, elle s'adapte aux formes qu'elle rencontre mais cesse d'obéir aux lois de la physique puisque devant ce fantôme s'abaisse la barrière impénétrable des solides.

Telle est aussi l'opinion de P. Schilder, qui écrit : « Le fantôme suit ses lois propres. Lorsqu'un bras est dirigé vers un objet rigide, le fantôme y pénètre; celui-ci peut même traverser le corps du sujet et s'y mouvoir. »

De cette remarque nous devons rapprocher le fait constaté directement sur lui-même par Lobligeois amputé de tout le membre supérieur. Celui-ci s'exprime ainsi : « Mais, et c'est là une sensation très particulière, la main sentie sur le devant du corps au niveau de l'appendice xyphoïde peut être portée directement dans le dos, à travers l'épaisseur du corps devenu immatériel. Quelle que soit la position dans laquelle je place mon avant-bras, ou ma main, en quelque endroit que je les porte, ils ne rencontrent aucune résistance du corps : c'est comme s'ils se mouvaient dans une sorte de cage dont j'ai la perception très nette. »

Toutefois, le fantôme ne se joue pas de tous les obstacles et, fait très singulier, si le sujet oppose l'un à l'autre deux segments du fantôme un sentiment de résistance absolue peut être perçu. « Quand je sentais mon pouce en extension et écarté de l'index, je pouvais par un effort de volonté diriger mon pouce vers l'index, et quand le bord cubital du pouce atteignait le bord radial de l'index, j'avais une sensation très nette de contact et le pouce se trouvait arrêté net dans son mouvement. » (Lobligeois)

Contre les déductions que l'on semble être en droit de dégager des données que nous venons d'exposer, Walther Riese s'est très énergiquement dressé en faisant valoir que si l'amputé, dont on approche le membre virtuel d'un objet impénétrable d'assez près pour qu'il n'y ait plus de place suffisante pour loger le segment virtuel entre le moignon et l'obstacle, déclare que sa main fantôme est dans la table, cette expression ne doit pas être prise à la lettre. En réalité, écrit Riese, le sujet nous propose une conclusion logique mais non pas une expérience vécue. Et la meilleure preuve, c'est que chez les amputés des deux bras l'on n'obtient jamais la rencontre réelle sentie et vécue des deux mains fantômes.

Pour impressionnante qu'elle puisse paraître, la critique de W. Riese ne peut être tenue pour valable puisque les expériences de Katz et de Paul Schilder, comme aussi l'observation saisissante de Lobligeois nous ont appris que l'amputé éprouve, en vérité, l'impression que son membre virtuel occupe une partie d'un solide, y est réellement engagé. Au reste, comment douter que les images hallucinatoires les plus expressément esthésiques se moquent des lois de la physique?

La situation du membre virtuel dans l'espace peut être influencée encore par d'autres facteurs dont un des plus remarquables est le contrôle de la vue. Un malade observé par Kloss déclare : « Lorsque je ferme ma main fantôme pour faire le poing sans regarder mon moignon, je m'imagine que ma main se trouve au-devant de celui-ci, mais si je regarde l'extrémité de mon membre amputé, alors j'ai l'impression que ma main rentre dans le moignon et que les mouvements s'y déroulent. Retenons que, très généralement, la vue du moignon atténue l'acuité du sentiment du membre virtuel, tandis que l'approche d'un corps solide entraîne un renforcement de l'image et même suscite la production de mouvements réflexes dans le membre illusionnel. (Abbatucci)

*
**

*Configuration du membre fantôme*

Depuis Ambroise Paré et Descartes, il n'est guère de médecin ou de psycho-physiologiste qui n'ait interrogé des amputés sur le sentiment que lui offre la morphologie de son membre absent. Sur ce point, nous ne nous heurtons qu'à peu de divergences. Et aussi bien Weir-Mitchell que Guéniot, Charcot, Abbatucci, Pitres, George Riddoch, D. Katz, Meyer, Mayer-Gross, Walther Riese, Menninger-Lerchenthal, P. Schilder, pour ne prendre que les noms les plus représentatifs, s'accordent pour reconnaître que dans le fantôme, le segment dont la morphologie est le mieux précisée est toujours l'extrémité distale, et singulièrement la main et le pied; ce qui s'explique, ajoutent ces auteurs qui ont suivi A. Pick, par l'inégale distribution des territoires affectés à la sensibilité et à la motricité dans l'écorce du cerveau où la main, par exemple, qui nous confère en partie notre qualité d'homme, occupe un territoire de représentation sensitivo-motrice considérablement plus étendu que celui du coude ou de l'épaule. L'organe manuel étant plus chargé de représentations, de souvenirs, d'engrammes cérébraux sera donc, dans un membre fantôme, la partie la mieux sentie et, bien souvent même, la seule perçue de tout le membre thoracique. Ajoutons enfin, que dans la main, ce sont les doigts, et spécialement le pouce et l'index dont le patient éprouve le sentiment le plus vif, et au pied les orteils; et ceci en raison de la plus grande mobilité de ces articles dont les sensations ont organisé des systèmes psychologiques beaucoup plus riches d'expériences que toute autre partie du corps.

Mais cette interprétation n'épuise peut-être pas toute la réalité, et W. Riese a fait valoir récemment une considération qu'il est impossible de négliger. Chez plusieurs de ses amputés de l'avant-bras, il était remarquable que le segment de la main fantôme le mieux senti correspondait au bord radial, le sentiment du fantôme allant en décroissant du pouce au petit doigt dont la dernière phalange seule était incorporée au fantôme. Or, l'on sait que c'est précisément cette disposition que réalisent certaines perturbations de la sensibilité consécutives aux lésions corticales du cerveau. N'est-il pas remarquable de voir comment se trouve attestée, une fois de plus, l'origine centrale du membre fantôme.

Ainsi que nous l'avons indiqué, l'emplacement de l'extrémité distale du fantôme par rapport au moignon ou à l'ensemble du membre illusionnel dans les cas où le moignon est réduit au minimum, est assez variable : tantôt la main ou le pied se trouvent à leur place normale, tantôt au contraire, main ou pied semblent plaqués, collés à l'épaule, au coude pour la première, au genou ou au tronc pour la seconde.

D'autre part, il est fort banal d'observer une solution de continuité entre la main ou le pied illusionnels et le segment proximal du membre : « Entre le pied et mon genou il y a un trou, un vide », nous disait une malade. Ce fait doit être retenu non pas seulement en ce qu'il nous montre comment se constitue le fantôme des amputés mais aussi en ce qu'il permet de rapprocher la structure et la constitution du fantôme des amputés des modifications du sentiment des membres réels chez certains malades affectés de lésions des centres nerveux supérieurs. Dans un cas de monoplégie brachiale pure par ramollissement très exactement limité, une de nos malades nous a spontanément déclaré que le sentiment de son avant-bras avait disparu et qu'il y avait une coupure, un vide, entre la main et le coude.

Ainsi que Weir-Mitchell, Katz, Schilder y ont insisté, l'image du membre absent n'est pas donnée une fois pour toutes, celle-ci évolue et souvent possède une longue histoire capricieuse semée d'intermittences et de ravivements.

Cependant, comme l'a marqué très fortement George Riddoch dont les observations coïncident avec les constatations que nous avons faites nous-même avec Susic, si l'extrémité du membre absent se présente au cours des mois qui suivent la mutilation avec des dimensions normales ou même excessives (main géante, fantomale), à mesure que les années s'écoulent, main ou pied s'amenuisent, s'étrécissent, et montrent une tendance à se rapprocher de plus en plus du moignon pour, finalement, s'y engloutir, ou pour prendre une expression pittoresque, y télescoper.

Schilder, Katz, Riese, Riddoch ont décrit à l'envi ces petites mains minuscules que nous avons retrouvées et dont le moignon devient le tombeau, qui y sont perçues pendant un temps, puis dont le sentiment s'évapore pour disparaître définitivement avec le consentement du patient à accepter sa mutilation.

Mais, à cette règle, que d'exceptions! Cette main qui s'est enfouie dans le moignon, son image est prête à revivre sous l'influence d'une émotion, d'un exercice, de l'approche d'un solide, du port d'un appareil prothétique. D'autre part, la régression de l'organe peut être brusquée, et telle main fantôme décrite par D. Katz dont la situation était normale aussitôt après la mutilation, s'était déjà réfugiée dans le moignon à peine au bout d'un mois.

Quant à *l'attitude générale du membre absent,* nous rencontrons ici encore une grande diversité. Si nombre d'amputés déclarent que l'image de leur membre illusionnel correspond à une attitude familière ou normale, il en est beaucoup d'autres qui insistent sur ce que leur fantôme occupe dans l'espace une situation étrange, « non naturelle ». Ainsi que l'indique O. Foerster, le bras semble souvent en abduction accusée, l'avant-bras fléchi à demi, en pronation, la main également pliée et les doigts crispés dans la paume. Fait curieux, une partie du fantôme peut calquer une position normale tandis qu'une autre se montre aberrante (Katz) ce qui, on le conçoit, suscite dans l'esprit du patient un sentiment de malaise. Comme nous l'avons déjà indiqué plus haut, l'image de certains segments du membre fantôme peuvent faire défaut et spécialement les articulations proximales : épaule et coude, hanche et genou; mais la vivacité du sentiment du membre illusionnel n'en est pas, pour autant, diminuée.

Cette observation peut paraître singulière si l'on admet comme vrai que le sentiment de nos membres nous est fourni par le changement de nos attitudes posturales et donc par le truchement de notre sensibilité arthrocinétique, ainsi qu'insiste Abbatucci; mais comment se soustraire à la rigueur d'un fait?

Il nous paraît inutile de souligner que l'attitude, et même la morphologie du fantôme peuvent être modifiées par tout changement qui affecte la position générale du corps dans l'espace. Et selon qu'un amputé de jambe, par exemple, sera examiné au lit ou debout, on verra la figure du membre absent se transformer grâce à la plasticité et à la faculté d'adaptation dont nous avons montré qu'était doté le membre absent. Ainsi, dans le décubitus, le membre fantôme semble reposer sur le matelas, le poids des couvertures pèse sur lui, dans la position debout les orteils et la plante du pied semblent être au contact du sol. Remarquons que les orteils peuvent sembler crispés, recroquevillés, mais que, en aucun cas, il ne nous a été donné de relever quelque attitude illogique ou absurde comme un talon en avant par exemple. De son côté, W. Riese fait observer que, chez tous les amputés qu'il a pu étudier, la main affectait la même position, celle que l'on observe chez le soldat sans armes, au garde-à-vous : bord radial en dehors, bord cubital en dedans, et qu'il faut voir la raison de cette attitude dans la prédominance du dispositif central qui commande à l'organisation du membre illusionnel.

***

### *Densité et température du membre illusionnel*

Sur ces deux points, les documents que nous possédons sont assez restreints et incomplets pour la raison que les réponses des patients demeurent trop souvent incertaines et vagues. Doit-on en chercher la cause dans ce que le sentiment de la température propre et de la densité de nos membres n'apparaît que par intermittences à la frange de notre conscience, ou dans d'autres facteurs? Il importe peu. Ce que nous retenons de nos observations, ainsi que de celles de nos devanciers, c'est que la densité du fantôme apparaît assez variable et n'obéit pas à des lois physiques ou physiologiques; tantôt le fantôme s'allège, devient quasi immatériel, tantôt sa densité s'accroît et le rend pesant. D'après Mayer-Gross, le fantôme chez le non-amputé donne une sensation de chaleur tendis que le bras paralysé, réel, donne au malade un sentiment de froid.

Si l'on demande à un amputé d'apprécier des températures relatives du membre fantôme et du membre réel correspondant, on obtient des réponses qui n'autorisent aucune conclusion; et nous ne sommes pas surpris de voir Abbatucci déclarer que la température du fantôme suit celle du membre réel; proposition qui ne se vérifie d'ailleurs qu'en partie. En effet, selon l'opinion autorisée de W. Riese, la température du membre fantôme chez tous les amputés qu'il a pu étudier se montre différente de celle du membre réel, tantôt plus chaude, tantôt plus froide. Relevons encore cette observation faite par un amputé, que le sentiment de tension, de constriction de la main et des doigts fantômes paraît déterminer une sensation de chaleur épandue dans le fantôme.

Ajoutons que certains amputés spécialement doués de la faculté d'analyse s'expriment ainsi : il me semble que la substance grossière de mon membre a disparu, et que seul en est resté le tissu le plus fin. (W. Riese).

*
**

### *Les composantes visuelles du membre fantôme*

Gelb et Goldstein, Paul Schilder, nous-même avec Trelles puis avec Tcheherazi avons trop longuement insisté sur l'importance des représentations, ou d'une manière plus générale, des données visuelles dans l'appréciation de l'image de notre corps pour nous engager à marquer, une fois encore, ce fait d'un particulier accent. Ce que nous nous proposons de rechercher, c'est la part qu'il semble légitime d'accorder aux composantes visuelles dans l'édification et la préservation du fantôme de l'amputé.

Si l'on fait abstraction des cas assurément très instructifs mais exceptionnels, où le mutilé soutient qu'il voit réellement son membre fantôme dans l'espace, montrant ainsi qu'il est halluciné de la vue (Souques et Parisot, Parisot, Rémy), il faut reconnaître que la plupart des amputés ne possèdent qu'une image visuelle confuse ou incomplète du membre dont cependant ils sentent la présence réelle et souvent douloureuse.

D'après Schilder, les images visuelles du fantôme sont, dans la règle, en connexion avec les perceptions tactiles ; mais si nous entendons bien la pensée de P. Schilder, laquelle sur ce point ne se montre pas suffisamment explicite, si l'amputé possède une image, tout ensemble, visuelle, tactile et cinesthésique du membre absent, cette image n'est, au vrai, qu'une représentation, qu'un souvenir qui s'illumine dans la conscience et non pas la vue directe d'un objet extériorisé spatialement.

Nos observations s'accordent complètement avec celles de Schilder; les amputés ont bien la vision de l'espace dans lequel se meut le membre illusionnel, mais ils ne sont pas hantés par l'illusion de voir un membre authentique; ajoutons que si l'amputé conserve une notion visuelle souvent précise de la morphologie de son fantôme, la forme lui en apparaît souvent, comme dans le rêve, dépouillée de sa tonalité colorée. Aussi avons-nous été fort intéressé par la lecture des observations de Walther Riese où l'on voit certains mutilés doter leur membre absent de couleurs ou de reliefs particuliers. Un amputé des deux bras observé par Riese déclare que ses mains lui paraissent lisses en dehors mais fort rugueuses en dedans, sans doute parce que avant sa mutilation cet homme était un travailleur manuel; un autre accorde à sa main fantôme une couleur jaune ou livide analogue à celle d'une main de cadavre et remarque que, précisément, avant l'amputation sa main avait pris cette coloration; un troisième sujet déclare que sa main fantôme lui apparaît pâle et bleuâtre, cyanotique, « comme morte ». Or, chez cet homme, dont l'amputation ne fut pratiquée que deux ans après la blessure, la dernière image qu'il eut de sa main réelle fut celle d'un membre cyanosé, bleuâtre, voué à la gangrène.

***

### *Influence de la prothèse sur le fantôme*

Nous avons déjà montré comment le champ de notre sensibilité subjective était susceptible de s'agrandir et de s'étendre aux choses matérielles qui prolongent l'action de nos membres sur le monde extérieur tels que les outils, ainsi qu'aux vêtements qui enveloppent notre corps, comme déjà l'avait fort bien observé Guéniot.

Arrivé à ce point de notre description, le rappel de ces données est nécessaire parce que, grâce à elles, l'influence des appareils de prothèse sur les dimensions du fantôme signalée explicitement par Weir-Mitchell se dépouille son mystère. Que remarque donc Weir-Mitchell? Ceci, que le port d'un appareil de prothèse non seulement rend plus précises les limites du segment virtuel, mais encore s'avère susceptible de replacer en sa situation normale une main ou un pied fantômes trop rapprochés du moignon pour être *virtuellement* utilisés. Et Abbatucci, Katz, Betcke, Riese, Mayer-Gross rapportent le même fait déconcertant pour un esprit non averti.

Mais davantage encore : Walther Riese signale une observation des plus significatives du point de vue de l'origine et de la genèse du fantôme. Un amputé des deux bras n'était habité par aucune image fantôme de ses mains retranchées; on applique à ce mutilé un appareil de prothèse maintenu par la manchette de Sauerbruch; et voici que ce patient devenu capable d'utiliser son appareil voit à son grand étonnement non seulement une main fantôme apparaître doublant l'appareil de prothèse, mais encore une main prolongeant le moignon dépouillé du membre opposé qui, lui, était toujours resté absolument inactif.

Remarquons, cependant, que la main fantôme ne s'identifie pas avec la main artificielle et que l'une ne peut être considérée comme le double de l'autre. Main virtuelle et main artificielle gardent leur autonomie; la première pénètre la seconde, de la même manière que nous avons vu le membre virtuel traverser des plans résistants et habiter des solides physiquement impénétrables. En d'autres termes, l'amputé appareillé utilise son dispositif de prothèse comme il se servirait d'un instrument, d'un appui, ou d'une béquille.

***

### *Des mouvements spontanés, automatiques, réflexes et volontaires dont le membre fantôme peut être le siège*

Ce n'est assurément pas une des moindres singularités du membre fantôme que de donner à l'amputé l'illusion la plus nette de la réalisation de mouvement. Ceux-ci ont été si complètement décrits par tous les observateurs des amputés qu'il nous semble bien inutile de reprendre une description qui fut tant de fois faite magistralement.

Aussi, nous proposons-nous de choisir quelques traits parmi les plus significatifs.

Le membre illusionnel peut être le siège de trois variétés de mouvements : *spontanés, syncinétiques* et *réflexes,* enfin de mouvements *déterminés par une volition.*

Les premiers sont des plus communs, et il n'est guère d'amputé pourvu d'un membre fantôme qui, au moins une fois dans sa vie, ne les a pas éprouvés.

Très souvent, ces mouvements spontanés sont associés à quelque phénomène douloureux et apparaissent au patient pénibles ou étranges : en tout cas ce ne sont pas des mouvements que le sujet avait accoutumé d'exécuter, et s'il n'en éprouvait pas un sentiment très vif, il ne pourrait que difficilement les rattacher à son membre absent. Une de nos amputées de la main, par exemple, incapable de nous dépeindre exactement les changements spontanés dont la main fantôme était le siège, les comparait à des « mouvements embêtants de travail ». Chez tel autre malade, la main absente donne l'impression de s'étendre, de s'ouvrir ou de se fermer. Aussi bien Walther Riese que E. Meyer ont reconnu la réalité de ces mouvements « spontanés », c'est-à-dire dont la cause n'apparaît ni à la conscience de l'amputé ni aux yeux de l'observateur. Selon E. Meyer, cette variété de mouvements est des plus communes, puisque l'auteur a pu les retrouver dans un quart des cas que, personnellement, il put étudier. Ce sont, écrit Meyer, des mouvements de flexion et plus rarement d'extension ou d'écartement des doigts ou des orteils absents. Parfois le sentiment de ces changements de position des articles distaux, lesquels se réalisent parfois avec une particulière lenteur, se doublent de sensations cutanées de fourmillement ou de frissonnement; parfois aussi, il semble au patient que ses doigts sont affectés de mouvements isolés et anarchiques que la volonté serait incapable de reproduire avec un membre sain; « cela ressemble à un tremblement, déclare un malade de Meyer, c'est comme si chacun de mes doigts (absents) exécutait un mouvement pour soi seul ». Bien que plus rarement, l'on rencontre aussi des amputés chez lesquels les déplacements spontanés du fantôme affectent l'extrémité proximale : ce sont alors des mouvements lents et souvent accompagnés d'une sensation de tension musculaire ou de crampe. Ainsi que nous l'exprimions, ces mouvements spontanés surviennent sans que l'origine immédiate puisse en être appréhendée; l'on sait seulement que les modifications de l'état moral du patient, les émotions, les « changements de temps » les favorisent singulièrement. Ajoutons, enfin, que ces modifications cinétiques du fantôme sont complètement indépendantes des mouvements spontanés ou involontaires du moignon et des contractions ébauchées des muscles qui l'étoffent comme aussi de toute représentation mentale. Et nous ne pouvons qu'être surpris, ainsi que W. Riese, de lire cette affirmation sous la plume de Katz, que « tout mouvement du membre fantôme est toujours la conséquence d'une intention de mouvement ».

Sous le terme de *mouvements réflexes,* nous entendons les modifications de position des articles du membre fantôme qui succèdent immédiatement à une impression dont le membre illusionnel est l'objet. Précisons : dans l'expérience d'Abbatucci dite du « choc à blanc », non seulement le sujet peut éprouver une angoisse et une douleur au moment où il craint que le coup n'atteigne la région du fantôme, mais encore, il peut éprouver un sentiment de retrait de tout le membre absent ou encore l'impression d'une fermeture énergique de la main illusionnelle.

Quant aux *déplacements syncinétiques,* ceux-ci apparaissent, ainsi qu'il découle de la définition même des syncinésies, la conséquence de mouvements volontaires exécutés avec le membre sain. Un de nos amputés de bras depuis vingt-trois ans nous conte qu'il lui est bien plus facile de serrer un objet avec les doigts fantômes quand il exécute le même mouvement avec la main saine qu'isolément. Nous observons, chez une amputée de l'avant-bras, que si la malade fait effort pour étreindre un objet de la main réelle, elle éprouve le sentiment que sa main absente va s'ouvrir alors que ce mouvement est impossible à réaliser par un effort volontaire. Le phénomène se montre encore beaucoup mieux accusé chez une mutilée du bras depuis huit ans; l'on constate, ici, que si la flexion des doigts fantômes peut être la conséquence d'une volition, celle-ci n'a pas de prise sur l'extension tandis que ce mouvement s'effectue dès que la main saine étreint vigoureusement un objet.

Une observation de van Bogaert est également très saisissante : un amputé du bras gauche depuis onze ans possède une main fantôme en situation fixe d'extension : malgré des efforts soutenus au cours desquels l'on voit se tendre le moignon et l'épaule, le patient se déclare incapable de modifier la position de sa main. Or, si le malade s'agrippe à une barre fixe de la main droite, il éprouve le sentiment que le membre fantôme prend une position symétrique au membre réel et que la main illusionnelle enserre fortement, elle aussi, la barre à laquelle s'accroche la main réelle.

Tous ces faits d'observation peuvent être proposés comme de parfaits exemples de mouvements syncinétiques d'imitation et d'opposition et montrent, à l'évidence, comme l'écrit van Bogaert, que « la perception des membres laisse en nous un résidu kinesthésique étroitement soudé aux innervations motrices et que, normalement, ce résidu est mobilisé d'une façon bilatérale ». C'est une conclusion analogue que développe P. Schilder en rappelant à ce propos l'expérience de Curschmann : savoir que, chez l'amputé, les mouvements commandés au membre fantôme s'extériorisent par des mouvements symétriques du côté sain.

Ici encore, de même que pour le sentiment de réalité du membre absent, le membre fantôme rend en monnaie subjective ce que le membre réel nous offre en monnaie objective tandis que, *vice versa,* le membre réel donne la réplique en monnaie objective de ce qu'a apporté en monnaie subjective l'effort réalisé par le membre illusionnel.

⁂

L'on sait qu'il existe deux sortes de *mouvements automatiques* chez l'homme : les premiers qui s'intègrent dans le groupe des fonctions élémentaires constituent l'automatisme primaire, les seconds d'un degré supérieur caractérisent l'automatisme supérieur tel qu'on l'observe dans l'exercice de la parole ou de l'écriture, pour prendre des exemples frappants. Que nous montrent donc sur ce point les amputés? Ceci, que les mouvements automatiques primaires sont des plus fréquents, alors que les automatismes supérieurs sont abolis; nous ne sachions point, par exemple, que des sujets ayant perdu la main aient jamais été hantés par des mouvements graphiques.

Chez combien de patients ne recueillons-nous pas le sentiment d'étonnement qu'ils éprouvent en constatant, au cours d'une activité automatique primaire telle que la marche, tel geste de protection, de sympathie ou de politesse, qu'ils agissent avec leur membre illusionnel comme si celui-ci était réel? Weir-Mitchell, Charcot, George Riddoch, Lobligeois, entre autres, ont particulièrement insisté sur ces faits où l'on voit au cours d'un geste automatique le membre absent redevenir « plus vivant » et accompagner d'un mouvement adapté le déplacement du membre sain.

Un amputé de jambe est assis et prend part à une conversation, l'image du fantôme semble absente, mais se lève-t-il pour prendre congé, voici que, soudain, la jambe et le pied fantômes reparaissent et que le sujet, dès qu'il est debout, éprouve une sensation du contact de son membre illusionnel avec le sol; un de nos amputés de main croit prendre cuiller ou fourchette avec ses doigts absents, le cavalier de Weir-Mitchell pense serrer la bride de son cheval avec sa main fantôme, Lobligeois tend sa main illusionnelle à l'ami qu'il rencontre. Il nous serait aisé de poursuivre la série de ces exemples pittoresques.

Pour ce qui est des *mouvements dits volontaires,* nous voulons dire ceux qui succèdent à une volition, à un acte primitif de l'esprit, il n'est aucun observateur qui ne les ait remarqués. Toutefois il semble difficile d'accorder à Weir-Mitchell que tout amputé pourvu d'un membre absent est capable d'exécuter avec celui-ci des mouvements illusionnels volontaires. Ainsi que D. Katz, nous n'avons pu en réaliser la démonstration chez tous nos amputés, qui cependant étaient pourvus d'un fantôme très « vivant ».

Mais si la réalisation de mouvements commandés par une volition restent d'observation commune, de quelle variété de mouvements s'agit-il? Nous nous souvenons que le malade de Charcot pouvait, à volonté, ouvrir et fermer sa main fantôme, prendre avec celle-ci un objet et le serrer. Mais, plus fréquemment, les mouvements volontaires ne possèdent ni cette plasticité ni cette précision. Ce que l'amputé peut exécuter, ce sont des déplacements massifs des doigts, de la main ou du pied; et ces déplacements, bien souvent, ne peuvent être réalisés qu'avec peine, comme si les articles du fantôme luttaient contre un obstacle.

D. Katz, qui s'est livré sur ce point à une enquête rigoureuse chez de nombreux mutilés, conclut que si certains patients sont capables de mouvoir isolément leurs doigts, il en est bien d'autres chez lesquels tous les doigts sont mobilisés massivement; et l'auteur considère, très justement, comme exceptionnels, les cas dans lesquels le sujet a l'illusion de déplacer isolément l'index ou le pouce.

Si la vivacité de l'image du membre absent apparaît d'autant plus vive que l'on considère ses parties distales, on pouvait, *a priori*, penser que la facilité des mouvements volontaires se montrerait d'autant plus marquée que l'on considérait l'extrémité du membre illusionnel. De cette supposition, les faits ont démontré la réalité. Et tel amputé de la main, par exemple, qui peut mouvoir ses doigts, se voit contraint de reconnaître que sa main fantôme n'obéit pas si facilement et qu'il lui est fort difficile de faire jouer l'articulation du poignet. Quant à l'articulation de l'épaule, généralement si mal perçue dans le fantôme, cinq amputés seulement sur vingt-trois ont affirmé à Katz qu'il leur était possible de mobiliser l'articulation scapulo-humérale. En sorte que si nous considérons dans son ensemble l'aptitude du mutilé à produire des mouvements ou des déplacements volontaires avec le fantôme, nous pouvons dégager cette loi générale : que davantage l'on se rapproche de l'extrémité proximale, davantage les mouvements illusionnels offrent de facilité, pour leur exécution, et se chargent de sentiment de réalité.

Il existe encore tant de neurologistes et de chirurgiens qui persistent à croire que le fondement le plus certain de la présence du fantôme tient dans l'excitation des filets nerveux du moignon, qu'il nous faut apporter ici quelques précisions sur les relations, s'il en est, qui unissent le sentiment des mouvements illusionnels soit aux déplacements réels et appréciables du moignon, soit aux contractions des membres qui l'étoffent, soit enfin aux mouvements réalisés inconsciemment par le membre symétrique.

Observons tout d'abord que si les mouvements qu'exécute le membre fantôme semblent bien au sujet qui les exécute une réalité, la plupart des mutilés capables d'analyse déclarent que ces déplacements fournissent des sensations différentes de celles que suscitent les mouvements réels et objectifs. En général plus lents, plus limités, beaucoup plus aisés à produire dans le sens de la flexion que dans celui de l'extension, ces mouvements s'accompagnent d'une impression de gêne ou d'un obstacle à vaincre. D'autre part, s'il n'est guère contestable que certains mouvements illusionnels entraînent des déplacements du moignon, on ne saurait trouver ici une règle générale. Ce que permet de recueillir l'observation directe, c'est que les mouvements difficiles à exécuter avec le membre fantôme s'accompagnent souvent de déplacements du moignon ou de contractions de ses muscles, mais qu'il n'en va pas ainsi lors des mouvements délicats des doigts ou des orteils. Certes, nous savons d'après les recherches de Müller et Schumann et de Goldscheider que toute contraction musculaire est apte à donner l'illusion ou la représentation d'un mouvement. Que l'on place par exemple entre les deux mâchoires un petit bloc de caoutchouc et que l'on serre celui-ci doucement, l'on retirera l'impression que les dents ont plongé dans le caoutchouc, alors qu'il n'en a rien été. La tension des masseters a été la cause de l'illusion du déplacement.

Mais si les changements de position du moignon ou les contractions de ses muscles commandaient les sensations de mouvements, n'est-il pas à penser que les déplacements spontanés de celui-ci devraient à leur tour entraîner des sensations illusionnelles de déplacement. Or, et sur ce point il n'y a guère de contestation, il n'en est rien; le moignon se déplace pour lui-même et ses mouvements n'influencent en rien ceux du fantôme.

Quant à l'hypothèse suivant laquelle la motilité illusionnelle et volontaire du fantôme serait conditionnée par des mouvements que le sujet réalise inconsciemment avec le membre sain, celle-ci se heurte, comme la précédente, aux données positives de l'observation. Ainsi que D. Katz et E. Meyer l'ont définitivement établi, les mouvements réalisés volontairement à l'aide du membre absent ne se doublent pas nécessairement de mouvements syncinétiques appréciables. Enfin comment, dans les cas d'amputation bilatérale, pourraient survenir des mouvements commandés par la volonté? Et l'existence de ceux-ci ne peut être contestée (W. Riese). Nous nous trouvons placés ici devant le même problème que celui que nous pose l'illusion des mouvements volontaires chez le paralytique : car, dans les deux cas, l'on peut observer que si le déplacement du membre fantôme pour l'amputé et du segment paralysé chez l'hémiplégique peut entraîner l'apparition de déplacements ou de contractions musculaires du membre sain, le contraire ne vaut pas toujours. D'un autre côté, le membre normal est capable d'exécuter d'énergiques mouvements sans que pour cela le fantôme ou le membre inerte soient influencés (P. Schilder).

Partant de cette idée que l'illusion des amputés doit trouver son origine, ainsi que Descartes l'avait jugé, dans une excitation plus ou moins permanente des nerfs du moignon, Weir-Mitchell puis Pitres recherchèrent si l'excitation artificielle des nerfs ou leur anesthésie serait susceptible de provoquer, dans le premier cas, une reviviscence du fantôme et, dans le second, son effacement temporaire.

Weir-Mitchell applique donc une excitation avec le courant faradique sur les nerfs du moignon ou encore sur les troncs du plexus brachial, et observe que cette stimulation provoque effectivement une réapparition du fantôme s'il avait disparu ou confère à son image une vivacité et un éclat qu'ils ne possédaient plus. Le fait se montre parfois avec une telle évidence que les patients sont saisis par l'intensité du sentiment que, tout d'un coup, leur apporte un fantôme en voie d'évanescence.

Est-il besoin d'ajouter que l'excitation électrique n'a rien de spécifique et que tout autre moyen de stimulation peut aboutir au même résultat : piqûre, application d'un solide, d'un bloc de glace, etc. Avec notre confrère Sébillotte nous avons pu observer un fait qui s'intègre dans le cadre des observations précédentes et que nous décrivons plus loin. Ici, la malade présentait un bras fantôme bien qu'elle ne fût pas amputée mais seulement atteinte de compression sévère de tous les éléments du plexus brachial. Or, chez cette patiente, l'application d'une compresse mouillée et froide appliquée sur le plexus brachial faisait immédiatement revivre l'image du bras dont elle avait complètement perdu le sentiment.

En se livrant à la recherche de la sensibilité des moignons, Pitres fit cette remarque que si l'on pique telle ou telle partie de la cicatrice, l'on peut provoquer la reviviscence de tel segment bien déterminé du fantôme, un doigt par exemple, ce qui vient plaider en faveur de la théorie périphérique de l'illusion des amputés. Mais le même auteur remarque aussitôt après que ce fait n'est pas constant.

Enfin, toujours poursuivi par l'idée de rattacher la genèse du fantôme à une irritation périphérique, Pitres ajoute qu'il a observé un cas où la transpiration du moignon suffisait à susciter non seulement le rappel de la main absente, mais encore l'impression d'un ruissellement de sueur.

On ne saurait douter aujourd'hui que ce fait ne peut être compris comme Pitres l'entendait, et que si l'amputé croyait sentir une main fantôme ruisseler de sueur, en même temps que transpirait la peau de son moignon, c'était bien en vertu d'une représentation mentale et non point par la seule influence de la transpiration sur les filets nerveux de la peau.

Récemment, E. Meyer a renouvelé les expériences de Weir-Mitchell et de Pitres et a observé, de même que Katz, que les excitations mécaniques appliquées sur le moignon n'entraînent pas des conséquences toujours identiques; que si certains amputés éprouvent une image du fantôme plus vive, d'autres ne se montrent nullement influencés. A ce propos, Meyer signale une observation qui prend la valeur d'une expérience spontanée : un amputé de l'avant-bras, qui avait perdu le sentiment de son membre absent, le retrouve à la suite du développement d'un petit abcès de l'extrémité du moignon.

Pour ce qui est de l'électrisation des nerfs, E. Meyer conclut de ses recherches que, là encore, l'uniformité de la réponse est très loin d'être la règle : que si tel amputé éprouve l'impression de froid, tel autre la sensation d'une vibration, tel autre enfin l'impression d'un mouvement dans le membre absent, il en est beaucoup d'autres sur qui l'excitation électrique du plexus brachial (point d'Erb) ou des nerfs médian et cubital ne donnent lieu qu'à des sensations localisées à l'endroit stimulé.

Il est bien évident que si les excitations portées sur l'extrémité du moignon sont aptes à faire revivre l'image d'un fantôme évanescent, la suppression, le blocage de toutes les excitations périphériques tels que peut les réaliser l'anesthésie locale par cocaïnisation devrait être suivi de la disparition du fantôme. Mais, ici encore, les faits ne cadrent point avec la théorie. Si nous devons reconnaître que l'anesthésie des moignons est parfois suivie de la disparition, ou mieux de l'atténuation de l'image du membre absent, on ne saurait tirer de ces quelques faits aucune loi générale; trop de résultats contraires s'inscrivent contre les précédents. Voici, par exemple, un amputé du bras observé par Van Bogaert, dont les douleurs se localisaient à la main et au poignet du fantôme; on pratique une infiltration cocaïnique du moignon, les phénomènes douloureux attribués à la partie restante du bras furent atténués mais l'anesthésie n'eut aucune influence sur les douleurs du poignet et de la main fantômes.

*
**

*Quelle est l'origine de l'illusion des mouvements?*

Le problème du mécanisme psycho-physiologique dont dépend le phénomène étrange de l'illusion cinétique des amputés a suscité, on le sait et on se l'explique, de nombreuses controverses dont l'écho n'est pas encore éteint. Comment s'en étonner puisque l'on n'a pas oublié que pour de nombreux auteurs, le fantôme n'a de réalité que s'il est soutenu par l'impression de mouvement et que, d'autre part, l'observation nous montre de la manière la plus franche que ce sont précisément les parties les plus mobiles du membre retranché qui, dans le fantôme, maintiennent le plus haut degré de vividité.

Devons-nous rappeler ici que Palagyi, dans des travaux inspirés par la doctrine de Stein, a édifié une théorie qui eut un certain retentissement et dont le fondement consiste dans la donnée supposée « des mouvements sensibles », « die sensorische Bewegungen »? Selon cet auteur, toute perception comprend un élément moteur dont la sensation plus ou moins voilée est intimement soudée à la perception que nous réalisons de l'objet. Cette sensation de mouvement apparaîtra d'autant plus vive que la perception sera plus pauvre, c'est-à-dire que l'impression produite en notre esprit par l'excitant adéquat, l'objet, sera moins claire. Et c'est pourquoi, selon Palagyi, le sentiment des mouvements illusionnels est si vif chez nos mutilés qui sont privés de tout stimulus adéquat dans la partie mutilée de leur corps; c'est pourquoi aussi le segment du membre le mieux représenté dans le fantôme est toujours le plus mobile, celui qui dans la perception normale joue le rôle majeur. Selon cette thèse, il serait donc légitime de conclure que le membre fantôme de l'amputé est surtout un « schéma de mouvements », « ein Bewegungsschema ».

Que l'amputé ait réellement la sensation qu'il est capable, à certains moments, d'exécuter un mouvement volontaire avec son membre absent, et qu'il ne s'agisse pas de l'évocation d'un souvenir et encore moins d'une simple représentation, il est impossible d'en douter après avoir interrogé de nombreux amputés et lorsqu'on a recueilli leurs réponses décisives.

L'amputé éprouve réellement des sensations de mouvements spontanés automatiques et volontaires. Pour les deux premières variétés, l'interprétation à leur donner apparaît relativement plus aisée que pour la dernière.

En effet, les mouvements réflexes, comme les automatiques, ne sont pas les déplacements isolés d'un segment de membre, à leur réalisation coopèrent de nombreux groupes musculaires, lesquels s'étendent aux muscles du moignon et, bien souvent, à la musculature du membre opposé, ainsi qu'il en est, par définition, dans les syncinésies automatiques et réflexes.

Mais un semblable mécanisme peut-il être invoqué à l'origine des mouvements volontaires que réalise le fantôme? Tel est le problème qu'il nous faut résoudre.

Au cours des pages qui précèdent, nous avons rapporté trop de faits qui plaident contre la théorie périphérique de l'illusion du mouvement pour y revenir longuement. Que l'on puisse observer, chez tel amputé du bras, la coïncidence d'une contraction du deltoïde par exemple, avec l'illusion d'un mouvement d'extension ou de flexion du pouce fantôme, qu'en pourrons-nous conclure? Assurément pas que la sensation issue de la contraction de tel faisceau du deltoïde soit la condition physiologique de l'illusion de la flexion ou de l'extension d'un segment de la main tel que le pouce.

Entre ces deux sensations, nulle correspondance physiologique n'existe. Rien de plus aisé que de constater sur nous-mêmes et encore mieux chez autrui, que la mobilisation volontaire du pouce n'entraîne pas, par elle-même, la contraction du deltoïde. Il en est de même pour ce qui est du mouvement syncinétique d'imitation, du moins chez l'adulte dont les mouvements manuels montrent une dissociation extrêmement poussée.

Toutefois, Curschmann persiste à affirmer que dans les amputés qu'il a observés, il a toujours constaté chez ceux qui présentaient des illusions de mouvements, la réalité de syncinésies d'imitation sur le membre symétrique, lesquelles apparaissaient après les premiers mouvements volontaires du fantôme pour se tarir bientôt. Tout à l'opposé, les amputés chez lesquels ces mouvements syncinétiques faisaient défaut n'étaient l'objet d'aucune illusion de mouvement.

Cette thèse que l'observation contredit est ruinée à jamais par les faits rapportés, entre autres, par David Katz, où l'on voit des amputés des deux bras être encore hantés par des illusions de mouvements volontaires.

Ainsi donc, malgré la résistance que montrent les tenants de la théorie qui veut que les mouvements illusionnels du membre fantôme trouvent leur fondement réel dans des impressions d'innervation liées elles-mêmes à des contractions inapparentes de certains muscles ou à des ébauches de mouvements d'un membre réel, on est bien obligé de reconnaître que les thèses pathogéniques édifiées sur une pareille base ne peuvent être maintenues. Aussi David Katz, après avoir rejeté l'explication donnée par Müller et Curschmann, laquelle d'ailleurs se rapproche singulièrement de celles que nous venons de rappeler : savoir que l'illusion cinétique fournie par le membre absent de l'amputé est lié à des impressions fournies par la tension de quelques muscles, que ceux-ci appartiennent au vestige du membre amputé ou au membre opposé, en arrive à se demander si la sensation précise de mouvement actif qu'éprouve le sujet ne devrait pas être considérée comme l'expression d'une pure activité centrale.

Ce qui appuie cette hypothèse c'est d'abord le fait que la sensation de mouvement que donne le fantôme est bien différente de celle qui résulte d'un « mouvement naturel », puisque l'illusion cinétique du sujet se montre oscillante, fragile, plus ou moins incomplète, enfin que le mouvement illusionnel reproduit parfois, trait pour trait, celui que nous observons dans l'hémiplégie cérébrale : tel amputé de cuisse, par exemple, déplace son membre fantôme exactement comme un hémiplégique en contracture et marche en fauchant.

Mais, si nous sommes contraints de chercher dans un mécanisme central la source de l'illusion cinétique de l'amputé, de quelle manière pouvons-nous nous représenter ce mécanisme et son fonctionnement? Ainsi que Wundt l'a exposé, nous sommes en face de deux hypothèses : ou bien chaque acte moteur détermine une sensation de mouvement liée exclusivement à une excitation du système moteur, ou bien il faut admettre que la notion de mouvement volontaire est faite d'une participation à l'excitation motrice de dispositifs sensitifs centraux. Et Wundt en arrive à cette hypothèse que l'on connaît, laquelle se fonde sur les « composantes centrales des sensations de mouvements » (Zentrale Bewegungsempfindungen) (Zentrale Komposanten der inneren Tastempfindungen). Toute excitation motrice volontaire entraînerait donc, selon notre auteur, une irradiation dans la sphère sensible centrale, ce qui expliquerait que les amputés en possession d'un membre fantôme dont la sphère sensitive centrale est détruite, ainsi qu'il en était dans le cas de Henry Head, ont perdu complètement l'illusion cinétique, comme d'ailleurs tout sentiment de leur membre, puisque celui-ci serait surtout, sinon exclusivement, d'après Palagyi, un « schéma de mouvements ».

Sans en admettre toutes les parties, Katz considère que la théorie de Wundt rend compte de beaucoup d'éléments contenus dans l'illusion cinétique de l'amputé. Un fait cependant, ajoute Katz, doit avant tout retenir l'attention, et Wundt ne l'a pas remarqué suffisamment : l'illusion de mouvement volontaire du membre fantôme ne se produit exclusivement que chez les sujets qui ont constamment, au repos, le sentiment de leur membre absent. Tout amputé dont le fantôme s'est effacé est dans l'incapacité de le faire revivre en se donnant l'illusion d'un mouvement déterminé par une volition. En sorte que, conclut Katz, l'illusion cinétique peut être considérée comme le déplacement éclatant « d'images de représentation de mouvement ». Aussi bien, celles-ci ne différeraient point par leur nature des images que l'on retrouve à l'origine des mouvements volontaires normaux; et ce qui confère à celles du membre fantôme une personnalité indiscutable tient simplement dans l'aptitude particulière à réagir en intensité et en qualité des centres sensitifs.

*
**

### *De la reviviscence et de l'extinction provoquées du membre fantôme*

A plusieurs reprises, nous avons retracé les conditions physiologiques qui se montrent aptes soit à rendre plus vive l'image du membre absent soit, au contraire, à l'atténuer ou même à l'effacer. Il nous reste ici à indiquer les moyens dont l'efficacité est telle que le membre illusionnel peut apparaître ou disparaître presque selon le désir de l'observateur.

Il n'est pas contestable que, dans certains cas favorables, la suppression des afférences sensitives issues du moignon fait s'évanouir l'image du membre retranché, et il est très loin de notre pensée de refuser la propriété réductrice à la cocaïnisation du moignon ou à la division des nerfs du membre mutilé à leur origine ou encore à la section large des racines postérieures, ainsi que le pratique depuis de longues années O. Foerster; mais ces procédés possèdent-ils une si grande régularité dans leur action qu'il soit légitime d'établir une loi et de tirer des conclusions formelles pour une pathogénie du fantôme? Il est loisible de ne point le penser, contrairement à l'opinion défendue par R. Leriche et O. Foerster (de Breslau). Comment ne pas être fort surpris en lisant sous la plume de celui-ci cette affirmation que le membre fantôme n'est jamais perçu de la même manière aussitôt la mutilation et pendant la période qui la suit, que, d'autre part, l'image illusionnelle apparaît relativement tardive, souvent après une période de latence de plusieurs années, enfin que son apparition coïncide avec la survenance des douleurs et que celle-ci disparaissant celui-là s'évanouit.

Ce qui montrerait bien, selon Foerster, que le membre fantôme est conditionné dans son apparition par des excitations périphériques, c'est que le blocage des voies de la sensibilité qui partent du moignon et que réalisent l'injection de formol ou d'alcool, la section des nerfs ou des racines postérieures ou enfin la cordotomie (c'est-à-dire la transsection de la voie spino-thalamique dans la moelle), suffit à faire disparaître et douleurs et fantôme. « Injectez de la novocaïne à l'extrémité d'un sciatique d'un amputé de cuisse, écrit R. Leriche; au bout de quelques secondes, après une douleur vive projetée dans la jambe et le pied, il vous dira d'habitude qu'il ne sent plus ni jambe ni pied; il n'a plus son hallucination. »

Si nous reconnaissons l'influence que peuvent exercer sur le membre fantôme la suppression des afférences sensitives du moignon, nous nous gardons d'y attribuer une importance exagérée. Hélas! trop d'amputés ont reçu des injections de novocaïne, ont été opérés, réopérés et encore réopérés sans avoir pu encore échapper à la hantise de leur membre fantôme et, parfois aussi, aux douleurs atroces qui s'y localisent.

Il n'en serait peut-être pas de même, et le membre fantôme serait sans doute à jamais effacé si l'on détruisait non plus les afférences sensitives mais le territoire même où s'effectuent la synthèse et le groupement des sensations issues du vestige du membre mutilé. En supprimant ainsi un des pièces maîtresses du mécanisme qui règle l'ecphorie des engrammes (de Monakow) nous voulons dire l'éveil, dans la conscience, des souvenirs, l'on effacerait les résidus, les traces du membre que le traumatisme a retranché et dont le cerveau, de quelque manière qu'on l'entende, garde l'empreinte. Ce que le chirurgien ne peut guère se proposer de faire sauf dans des cas très exceptionnels, la maladie l'effectue. Aussi l'observation de Henry Head où l'on voit une jambe fantôme disparaître à la suite d'une lésion cérébrale sévère localisée au lobe pariétal opposé, demeure un fait très impressionnant.

Si, comme nous l'avons vu, la reviviscence de l'image fantôme peut être provoquée par l'excitation électrique des nerfs du moignon ou des troncs nerveux de la racine du membre (Weir-Mitchell) ou encore par toute stimulation vive portée sur l'extrémité du moignon, une excitation du membre sain portée sur la même région que celle où le sentiment du fantôme est le plus vif, suffit à éteindre l'image du membre absent.

Ce *phénomène de la réduction* que M. Hemon nous a fait connaître est certainement remarquable et riche de portée psychologique. Mais il serait excessif de le considérer comme un fait spécial au membre fantôme. En réalité, ce phénomène nous le retrouvons dans les cas où la sensibilité d'un membre s'est émoussée, et il constitue même un excellent moyen de dépister à son début une anesthésie presque inapparente. Prenons pour exemple un malade atteint d'hémianesthésie très légère consécutive à une lésion cérébrale et appliquons d'abord la pointe d'une épingle sur une partie du corps dont la sensibilité semble lésée; la sensation en est perçue correctement, semble-t-il; mais appliquons simultanément sur les deux points symétriques du corps deux pointes identiques, une seule sensation sera perçue, celle qui affecte le côté sain. L'excitation portée sur le côté dont la sensibilité est affaiblie a été *éteinte* ou réduite par la seconde.

Cette donnée nous étant connue, nous nous sommes demandé, avec notre collaborateur Susic, dans quelle mesure les affections du système nerveux central seraient susceptibles d'influencer le membre fantôme; et nous avons été assez heureux d'être à même d'étudier plusieurs amputés atteints qui d'hémiplégie, qui de tabes, qui enfin de paralysie agitante.

Voici une amputée des deux cuisses à la suite d'artérite oblitérante, frappée de ramollissement de l'hémisphère gauche entraînant un résidu d'aphasie, chez laquelle les membres fantômes restent bien vivants, les pieds à distance correcte du moignon. Et les deux amputations remontent l'une à cinq ans, l'autre à huit ans. Un autre exemple : une femme âgée de soixante-trois ans, frappée d'hémiplégie droite avec aphasie, aujourd'hui presque complètement guérie et amputée de jambe droite depuis dix-sept ans, continue d'éprouver le sentiment très net de la jambe et du pied qui ont été retranchés. « Quand je suis debout, je mets ma jambe sur le sol, nous dit-elle, je pense que ma jambe avance, je crois avoir encore mon pied et mes orteils. »

Chez les deux sujets atteints de lésions des cordons postérieurs que nous avons pu observer et qui, tous deux, étaient amputés de jambe, les douleurs fulgurantes irradiaient à la fois dans le moignon et le membre fantôme dont la morphologie ne semblait pas modifiée.

De ces faits l'on doit retenir que l'image du membre fantôme se montre d'une incroyable résistance aux lésions mêmes profondes qui atteignent les centres nerveux et que sa destruction ne se réalise que lorsque l'attention porte exactement sur les « centres sensitifs représentatifs du membre mutilé ».

***

*De la reviviscence des sensations dans le membre fantôme déterminée par les injections intravasculaires de calcium*

On sait que l'injection intraveineuse de sels de calcium, et spécialement de gluconate de calcium, est suivie très rapidement par une très vive sensation de chaleur dans les membres ainsi qu'au pourtour des orifices naturels. Partant de cette donnée, nous nous sommes demandé si une injection intravasculaire de cette substance n'entraînerait pas des modifications de l'image corporelle; en d'autres termes, si l'introduction dans le sang d'une substance excitante susciterait, ou non, un changement dans l'appréciation du membre fantôme.

Une amputée du bras gauche depuis vingt et un ans reçoit une injection de 5 cmc. de gluconate de calcium dans la veine du coude. Immédiatement après l'injection, la patiente accuse une sensation de chaleur dans tout le corps et au bout de son moignon; la main fantôme n'est nullement influencée.

Dans le but de supprimer toute excitation directe des nerfs du moignon par la solution calcique, nous avons, chez deux de nos amputés, interrompu la circulation locale d'un membre par l'application d'une bande d'Esmarch. La première malade est une amputée des deux pieds depuis neuf ans. La bande élastique est appliquée sur toute la jambe gauche à partir de la section jusqu'au genou; le 20 juin 1937, dix cmc. de solution de gluconate calcique sont injectés dans la veine du coude; immédiatement après l'injection, la malade nous dit éprouver une sensation de chaleur vive, d'abord dans la gorge puis dans l'urètre, le vagin, enfin l'anus, en dernier lieu le tronc. La sensation s'étend enfin aux membres inférieurs, mais apparaît beaucoup plus nette dans le pied gauche fantôme appartenant à la jambe dont la circulation est interrompue, que dans le pied droit.

Une autre expérience a porté sur un malade amputé de l'avant-bras droit depuis trois ans. La bande d'Esmarch est appliquée sur toute l'étendue de la jambe gauche et l'on injecte 10 cmc. de solution de gluconate de calcium. La sensation de chaleur mordicante apparaît dans l'ordre suivant : d'abord au ventre, puis à la gorge où la chaleur devient brûlure, puis aux doigts de la main droite fantôme, puis à ceux de la main gauche réelle, enfin cette sensation gagne les orteils du pied gauche dont toute la circulation est interrompue. Nous avons relevé que la sensation de chaleur s'était montrée particulièrement faible dans le pied droit dont la circulation était cependant conservée.

Nous nous garderons d'attribuer aux résultats de ces premières expériences plus d'importance qu'ils ne le méritent : cependant, nous ne pouvons pas ne pas nous livrer à quelques réflexions.

*
**

Les faits expérimentaux que nous venons de rappeler apportent une justification du faible rôle que joue l'excitation des névromes dans le maintien et la reviviscence de l'image fantôme. En effet, chez une malade, l'influence de l'injection se borne à ranimer la sensation du moignon sans modifier le membre fantôme : dans un autre cas, l'injection calcique fait apparaître une sensation de chaleur dans le membre fantôme dont le moignon avait, grâce à l'application de la bande d'Esmarch, sa circulation complètement suspendue.

Notre dernière expérience est, peut-être, encore plus suggestive puisque celle-ci nous fait voir, chez un amputé de l'avant-bras droit dont la circulation de la jambe gauche avait été éteinte par la bande élastique, que l'injection détermine la survenance de sensation de chaleur dans la main fantôme, puis dans le pied gauche dont la circulation, nous le redisons, était suspendue. Dans ces faits, le point d'attaque de l'excitation (der Angriffpunkt) qui produit la sensation de chaleur ne peut être les nerfs périphériques puisque l'anémie provoquée par l'application de la bande élastique les protège de tout contact sanguin; et tout donne à penser que c'est directement sur les centres cérébro-spinaux que s'exerce l'excitation déterminée par l'introduction dans le sang de gluconate de calcium.

Ainsi donc, la série de faits qu'une observation attentive et dirigée permet de recueillir, dénonce de la manière la plus tangible que la reviviscence de l'image du membre mutilé chez l'amputé ressortit, dans son principe, non pas à l'excitation des névromes périphériques, mais à un état cérébral, lequel engendre un complexe psychologique. Et c'est toujours ce complexe qu'il faut avoir dans l'esprit si l'on veut s'orienter dans le dédale des représentations des amputés.

*
**

## *Les phénomènes douloureux*

Déjà, au cours de notre description, nous avons fait allusion aux sensations désagréables, pénibles, obsédantes et même atrocement douloureuses que les amputés éprouvent et localisent dans leur membre absent. La fréquence avec laquelle se manifestent les phénomènes douloureux est différemment appréciée. Certes, personne ne contestera, hélas! leur trop grande banalité, mais de là à penser que 95 0/0 des amputés souffrent de névrite douloureuse, il y a loin; à moins d'entendre par douleur les sensations intermittentes désagréables ou de coloration affective pénible que nous avons dépeintes avec M. Susic.

L'époque à laquelle apparaissent les douleurs vraies qui, seules, seront envisagées ici, est variable selon les conditions mêmes de l'amputation, l'état psychologique du sujet, la confection du moignon, l'infection des tissus, ainsi que l'état antérieur du patient.

Ecoutons Lobligeois : « Beaucoup plus cruelles furent d'autres souffrances qui persistent malheureusement encore. En premier lieu, ce que j'appellerai les douleurs cancéreuses rappelant à s'y méprendre, comme genre et intensité, les douleurs ressenties avant l'opération : ces douleurs se sont toujours localisées dans les régions qui étaient malades (quatrième doigt et région épitrochléenne). Elles persistent encore, quinze mois après l'amputation, un peu moins fréquentes mais bien vives toujours. Je dois ajouter que le médius, toujours vivant avant l'opération, est le siège de quelques douleurs analogues. »

Parmi les trente amputés que nous avons étudiés avec Susic et que nous suivons encore, quatre seulement sont atteints de phénomènes réellement douloureux; aucun d'entre eux cependant ne reçoit de médication opiacée. Ce qui montre que les douleurs ne sont pas intolérables, comme nous savons qu'elles le sont parfois.

Ainsi qu'on pouvait s'y attendre, dans la règle, ce sont les segments du membre absent le mieux représentés à la conscience qui sont le siège préféré des algies. Rien de plus commun que d'entendre tel amputé se plaindre de ses doigts, de sa main, de ses orteils ou de son talon, tandis que rien n'est plus exceptionnel que d'écouter d'analogues doléances pour la cuisse ou le bras.

Toutefois, Lobligeois fait une exception qui mérite d'être signalée : « Je souscris aux données des auteurs pour ce qui est de la durée, de l'intensité, de la forme des douleurs éprouvées par l'amputé », écrit-il, mais « je ne puis les suivre quand ils disent tous, je crois, que les douleurs sont et restent localisées dans le segment du membre amputé, la main pour le bras, le pied pour le membre inférieur. Je crois qu'il y a là une erreur et je m'inscris en faux contre cette assertion en ce qui me concerne. »

Puisqu'il s'agit de douleurs projetées dans un membre fantôme, et donc irréel, il serait assez extraordinaire que celles-ci fussent exactement calquées sur les types d'algies que les malades pourvus de leurs membres accusent. Et les amputés, dans la difficulté où ils sont de se faire entendre, usent de comparaisons dont la variété défie toute description. Ce sont des serrements, une compression comme dans un étau, des fourmillements suivis d'une sensation de brûlure, des lancées douloureuses en éclairs, analogues à des coups de couteau. Malgré le sens critique de Lobligeois, il faut reconnaître que le siège de ces algies véritables affecte une singulière prédilection pour l'extrémité distale des membres.

Notre collègue nous fournit une remarquable description des douleurs qui surviennent chez les amputés puisqu'il est à la fois médecin et amputé; et lui aussi se sert de comparaisons pour donner l'impression exacte de ce qu'il éprouve. C'est un broiement du coude absent, survenant plusieurs fois par jour, une transfixion du poignet, « exactement ce que donnerait un clou que l'on enfoncerait au milieu du pli palmaire du poignet ». Ce sont des « élancements en éclairs analogues à de fortes décharges galvaniques, qui se produisent dans les points les plus divers du bras, mais surtout dans les doigts ».

Une autre sensation assez particulière et rarement observée est ainsi dépeinte : « Cela ressemble à une coulée d'éther tout le long du membre, de l'épaule au poignet, qui donne d'abord une sensation de fraîcheur suivie par une chaleur réactionnelle. »

Une de nos malades amputée du bras droit nous décrit les arrachements qui la torturent, pendant la nuit; une autre amputée de cuisse souffre de crises très douloureuses. « Cela passe comme un éclair, dit-elle; il me semble qu'on me tire tous les nerfs du talon et du gros doigt du pied. »

Chez cette amputée, comme chez un grand nombre, la crise douloureuse avive l'éclat de l'image du membre absent, et si le fantôme a disparu, le fait resurgir pendant un moment. Ajoutons que, bien souvent, au phénomène douloureux proprement dit et que le sujet localise dans les os, les articulations ou la peau, se joint une sensation très pénible de tension musculaire, de crampe qui confère à l'extrémité fantôme la morphologie d'une main ou d'un pied convulsé ou sévèrement contracturé.

Si l'amputé qui connaît trop bien, hélas! sa douleur, ne s'y trompe pas et ne doute point qu'elle ne soit projetée sur un membre irréel, la sensation douloureuse est telle, dans des cas qui ne sont pas très exceptionnels, que le sujet est pris au piège de l'illusion et se comporte comme s'il était pourvu du membre qu'il n'a plus. Sur ce point encore, citons Lobligeois : « Avant mon opération, écrit-il, la compression de mon bras malade au-dessus de la lésion me soulagea souvent; eh bien! l'illusion de conservation du membre est telle qu'il m'est arrivé un grand nombre de fois, quand se déclenchait une de ces douleurs, de faire avec le bras gauche le geste d'étreindre le bras droit (fantôme) au-dessus de la région sensible. »

Il est encore un point que Lobligeois évoque et qui mérite l'attention : l'influence de certaines excitations *à distance* sur les phénomènes douloureux. Ces « douleurs réflexes », ainsi que propose de les dénommer notre auteur, et que provoquent tel attouchement ou telle friction d'un point déterminé mais très éloigné du membre supérieur fantôme, entraînent un élancement douloureux dans telle ou telle partie du membre absent : c'est ainsi qu'un léger attouchement de la joue, par exemple, près du conduit auditif, s'accompagne d'un élancement assez vif dans le pouce, qu'un attouchement derrière l'oreille suscite un élancement dans le médius, qu'une friction légère dans le dos s'accompagne d'un élancement dans une partie du bras absent. Lobligeois ajoute que ces phénomènes ne sont pas constants et qu'on ne peut trouver aucune concordance absolue entre le point excité et la région où est ressentie la douleur, enfin que ce phénomène curieux reproduit d'autant plus facilement qu'il est inattendu : la volonté seule peut difficilement le réaliser.

Les douleurs que Lobligeois qualifie de réflexes sont bien connues depuis les études de sir Henry Head et de maints neurologistes anglais et depuis celles que nous devons à André-Thomas. Ces « *referred pains* » ou douleurs projetées loin de la source du stimulant qui les a causées, sont d'observation très commune dans les lésions du système nerveux et des viscères mais restent exceptionnelles chez l'amputé. Et si leur symptomatologie est bien précisée, le mécanisme à leur attribuer l'est beaucoup moins. Le fait que ces douleurs « reportées » ou répercussives (A. Thomas) peuvent survenir dans un membre absent, apporte cependant un éclaircissement de leur genèse en ce que cette nouvelle donnée permet de spécifier que l'origine de la douleur est bien centrale, que celle-ci ne provient pas d'on ne sait quelle modification du système nerveux de l'extrémité du membre puisque, chez l'amputé, celui-ci est complètement retranché.

R. Leriche signale un phénomène de douleur « reférée » analogue à celui que nous a si bien précisé Lobligeois. Il arrive, écrit Leriche, que la douleur du membre absent est réveillée par l'excitation d'une cicatrice éloignée. « J'ai vu le frottement d'une cicatrice du thorax faire apparaître la douleur habituelle d'un moignon de cuisse. » Il faut entendre, sans doute, la douleur projetée dans le membre fantôme qui prolonge un moignon de cuisse.

Ainsi que nous y avons insisté avec Susic, il importe de différencier soigneusement les douleurs du moignon d'avec celles que l'amputé attribue au membre absent. Aussi bien leurs caractères que leur genèse sont différents sinon opposés. Tandis que la douleur que le patient affirme bien éprouver à l'extrémité du moignon d'amputation est liée à l'irritation des filets terminaux des nerfs sensibles sectionnés et proliférés sous la forme de neurogliomes terminaux, la douleur projetée dans le membre absent donne lieu à un état psychologique d'un autre ordre; et les patients ne s'y trompent jamais.

Une de nos amputées de jambe depuis dix-sept ans qui se plaint de souffrir de temps en temps, de son moignon, éprouve aussi des douleurs dans le membre fantôme où la douleur se localise aux orteils qui ont été écrasés. Et plusieurs de nos malades ont insisté sur les qualités par lesquelles s'opposent des deux ordres de douleurs. En voici des exemples : une amputée de la cuisse gauche depuis trente et un ans nous déclare : « Je souffre souvent du pied que je n'ai plus, surtout quand le temps va changer; mais ces douleurs restent endurables. Au contraire, les douleurs que je ressens dans le moignon sont intolérables, ce sont comme des éclairs ou des coups de couteau. Quand c'est le pied, je ne fais rien; quand c'est le moignon qui souffre, il me faut mettre des compresses. »

Parmi ces douleurs du moignon, mention doit être faite de la sensation que Leriche désigne par douleur sympathique. Il s'agit ici, moins d'une douleur très vive que d'agacements pénibles, de sensations obscures, mal définies, constamment localisées non dans le membre absent mais dans le moignon, lequel laisse reconnaître souvent des troubles vaso-moteurs : œdème, cyanose, ulcérations.

En somme, ces douleurs du moignon que nous devons opposer aux douleurs du membre absent, bien que l'apparition des unes n'interdise pas la survenance des autres, s'insèrent dans le même cadre que les algies consécutives aux plaies des nerfs dont la guerre mondiale nous a offert de si nombreux et de si affligeants exemples.

Cela étant rappelé, nous ajouterons que si les amputés pourvus d'un fantôme n'éprouvent heureusement pas tous, dans leur membre absent, des douleurs sévères qui exigent des traitements calmants, beaucoup d'autres eux se plaignent de ressentir des impressions désagréables dans l'extrémité de leur membre illusionnel. Ce sont des sensations un peu analogues à celles que R. Leriche attribue à l'irritation du système sympathique et que nous avons avec Susic dénommée : *Sensations de coloration affective pénible.* Ce qui les caractérise c'est moins la douleur telle que nous l'entendons qu'une certaine angoisse et qu'un malaise intime, difficile à caractériser mais tels qu'on les observe chez tant de malades atteints de lésions de la couche optique (syndrome thalamique de Dejerine-Roussy). Celles-ci se manifestent selon le mode continu ou intermittent. Ce sont, d'après les propres expressions des malades qui s'efforcent par des comparaisons de donner l'idée de ce qu'ils éprouvent, des crampes, des élancements, des tiraillements, des engourdissements, des arrachements de la peau ou des tendons absents, des allongements des nerfs, des doigts, un écorchement, « des mouvements embêtants de travail », des remuements, des fourmillements, des picotements, des secousses profondes, une agitation pénible des doigts, des arrachements des ongles, un sentiment désagréable de pesanteur, de jambe morte, de brûlure ou d'extrême refroidissement, de « pointillement », de chatouillement, de resserrement.

Dans le déterminisme de ces sensations pénibles ou fort désagréables par leur persistance, leur retour fréquent, ou leur intensité, l'influence des modifications atmosphériques semble être d'une grande importance, si l'on en juge au moins par les indications fournies par la majorité des amputés.

***

### *De l'influence qu'exercent sur les qualités du membre fantôme les accidents et les affections qui ont atteint le membre réel*

Nous avons vu, dans le chapitre précédent, que la position prise par le membre absent pouvait parfois être déterminée par l'attitude habituelle du membre réel; en d'autres termes que la première apparaissait comme le décalque ou la copie de la seconde. Et déjà cette similitude de posture du membre illusionnel avec celle du membre réel ne peut pas ne pas retenir l'attention, car cette donnée de fait nous fait pénétrer au cœur même du problème physiologique fondamental de l'illusion des amputés.

Mais pour curieuse que soit l'observation précédente, la singularité de celle-ci est dépassée de loin par l'étrangeté du fait que R. Leriche dénomme un « phénomène incompréhensible » en même temps qu'il nous en offre un remarquable exemple.

En réalité, ce phénomène a été admirablement vu, décrit et compris par Weir-Mitchell dont il convient avant toute chose d'entendre la leçon : « D'autres amputés encore, écrit le grand neurologiste, paraissent avoir conservé leur main dans la position douloureuse qu'elle occupait avant l'opération : la dernière impression réelle s'est imprimée dans le sensorium avec une telle force qu'elle ne pourra être effacée par aucune impression à venir. Nous voyons réalisé ici, dans le domaine des sensations communes, la fable qui représente l'image du dernier objet qui a frappé la surface vivante. Dans ces cas, les efforts de la volonté causaient de très vives souffrances, de même que la faradisation des nerfs. » Tandis que D. Katz, P. Schilder, O. Fœrster se bornent à rappeler le phénomène de Weir-Mitchell, Walther Riese, lui, s'y attarde et rapporte plusieurs observations très démonstratives. Celle par exemple d'un combattant qui eut le bras droit broyé au cours d'une attaque et dut être amputé. Or, le bras fantôme reproduisait exactement l'attitude du membre réel au moment du traumatisme; le coude fléchi, la main enserrant mollement un canon de fusil imaginaire. Dans un autre exemple, un marin ayant eu l'avant-bras fracassé par la chute d'une vergue alors que sa main était crispée sur un cordage, demeura hanté par un membre fantôme qui était comme une photographie de l'attitude réelle. Et la vivacité de l'image du membre absent se montrait aussi éclatante cinquante ans après le traumatisme mutilant.

Rappelons enfin le troisième cas qui a trait à un soldat dont les deux avant-bras furent emportés par un projectile en pleine attaque. Ici encore l'attitude que gardent les deux membres fantômes est la reproduction de celle qu'avaient prise les membres réels. Riese ajoute même que si cet amputé avait toujours l'impression que son index et son pouce fantôme étaient crispés sur un corps dur, la raison devait en être cherchée dans ce fait qu'au moment précis où les bras furent fracassés, l'homme serrait la détente de son fusil entre ses deux premiers doigts.

Rappelons enfin le cas que nous décrit R. Leriche dans son remarquable ouvrage sur la *Chirurgie de la douleur;* nous y puiserons la meilleure démonstration de la genèse centrale du membre fantôme. Une femme très équilibrée, intelligente, s'aperçoit que son chauffeur dirige la voiture contre un mur; instinctivement, elle porte sa main au-devant de son front dans un geste de protection. L'accident prévu se produit, l'avant-bras et la main sont broyés et l'amputation du membre supérieur au-dessus du coude est pratiquée une heure après. Revue deux mois plus tard par R. Leriche, cette malheureuse amputée fait confidence des douleurs singulières qu'elle endure depuis le moment qui suivit l'opération : « Je souffre, dit-elle, dès le réveil, je sens ma main plaquée contre le mur; je sens la déchirure de la peau. Je sens mes plaies. Et depuis, ces douleurs ne m'ont jamais quittée. » Et R. Leriche d'ajouter que ni l'infiltration cocaïnique des deux névromes, ni leur excision ultérieure, ni la section des racines postérieure n'ont jamais fait disparaître les douleurs. Trois ans après l'accident, cette patiente se plaignait, comme au premier jour. Nous ne saurions trop souligner que si le fantôme de la malade de R. Leriche était douloureux, il s'en faut de tout que ce soit une règle, et Walther Riese insiste précisément sur ce que le phénomène de Weir-Mitchell peut s'observer en l'absence de toute retentissement douloureux. Tenons pour assuré que cette remarque est d'un grand poids. L'on aurait pu supposer, en effet, que la persistance de l'attitude du membre fantôme à reproduire la position du membre réel avant la mutilation était liée à l'acuité ou à la prolongation des douleurs dont a été le siège le membre réel et que, en somme, l'amputé gardait dans la profondeur de la conscience le souvenir toujours vivant de ce qui l'avait fait vibrer douloureusement, tout de même que l'aphasique a cristallisé et fixé dans sa mémoire les derniers mots qu'il a entendus et compris au moment de l'angoisse de l'ictus. Mais cette hypothèse, qui est celle de Weir-Mitchell et à laquelle Riese semble se rallier, si elle peut contenir une part de vérité, ne la renferme pas tout entière.

On peut aisément en administrer la preuve. Un combattant est atteint d'une profonde blessure à l'avant-bras alors qu'il s'efforce de se dégager de fils de fer barbelés; dans l'ardeur du combat, cet homme n'éprouve aucune douleur. Transporté à l'ambulance, l'amputation du membre supérieur est décidée et pratiquée immédiatement. Or, avant l'opération, le blessé, en regardant sa main, constatait que, bien qu'il n'en ait été averti par aucune douleur, le pouce, néanmoins, avait été profondément labouré par une pointe de barbelé. Or, il advint, dans la suite, que les douleurs se localisèrent précisément dans le pouce dont le blessé avait toujours présente l'image tactile et visuelle. (D. Katz.)

Un dernier exemple que nous devons à Kogerer. Celui-ci se rapporte à une femme de cinquante-huit ans qui fut atteinte d'un panaris d'une gravité telle que l'amputation du médius droit fut décidée. Cette opération se montrant insuffisante, toute l'extrémité du membre dut être amputée. Or, sept ans après, cette patiente qui avait l'impression que sa main fantôme était collée directement à son épaule ressentait toujours des douleurs rappelant celles qui accompagnèrent les opérations qu'elle avait dû subir et spécialement la dernière. Et Kogerer de conclure que la fixation des phénomènes douloureux dans le temps, de même que l'apparition du fantôme, sont moins dues au souvenir des douleurs que la malade a pu éprouver qu'à la crainte que suscita l'appréhension de la dernière amputation.

Si, comme nous venons de le voir, l'image du membre absent peut conserver, attachés à elle, les traits qui ont marqué la position et l'attitude dans lesquelles ce membre se trouvait dans les moments qui précédèrent une mutilation brutale, l'on était fondé à se poser la question de savoir si certaines maladies qui s'accompagnent spécialement de phénomènes douloureux ne pourraient laisser, elles aussi, quelques traces sur l'image fantôme.

A notre connaissance, Abbatucci, le premier, révéla que le membre illusionnel pouvait être stigmatisé des mêmes particularités que l'était le membre réel avant son amputation. Des exemples : un amputé de jambe ressent des douleurs limitées à un orteil fantôme où précisément était localisé un durillon; un blessé observé par E. Meyer souffre dans son bras fantôme exactement aux endroits qui furent atteints par des projectiles et spécialement au coude où deux shrapnells atteignirent le squelette; une de nos amputées de jambe, âgée de soixante-trois ans, ressent des douleurs, d'ailleurs supportables, exactement au point où le pied a été écrasé et non ailleurs. Mieux encore : la localisation de la douleur caractéristique d'une affection antérieure peut se montrer si exacte que l'on pourrait douter de la véracité du sujet si on n'en connaissait, par ailleurs, la sincérité. Une de nos patientes, âgée de soixante-douze ans, amputée de cuisse pour une gangrène artériopathique, souffrit beaucoup avant d'être opérée pendant six mois : l'on pratiqua d'abord l'exérèse du cinquième orteil, puis les douleurs persistant, l'on décida de pratiquer une amputation de cuisse. Or, aujourd'hui encore, cette maladie accuse des douleurs ressemblant à des brûlures limitées au petit orteil. Et la patiente nous déclare : « C'est comme si j'avais conservé la mémoire de ma souffrance, cela brûle encore. » Un dernier fait non moins frappant : Une malade de soixante-dix ans, amputée de cuisse pour une arthrite tuberculeuse du genou depuis vingt-trois ans et amputée, plus récemment, du bras droit, en raison d'une tuberculose du coude, nous déclare que si elle possède toujours l'image de son bras absent, elle n'en a jamais souffert, tandis que le genou du fantôme demeure douloureux malgré les années. « Oui, affirme-t-elle, c'est lui, c'est le genou qui m'a tant fait souffrir avant l'amputation. »

Peu de faits, croyons-nous, sont mieux propres que ceux que l'on vient de rappeler à faire entendre combien est défaillante et pauvre la théorie selon laquelle l'irritation des névromes terminaux serait à l'origine de la représentation du membre absent comme aussi des douleurs qui y demeurent attachées.

# CHAPITRE IV

## LES MEMBRES FANTÔMES CRÉÉS PAR LES LÉSIONS DES PLEXUS NERVEUX ET DES RACINES RACHIDIENNES

Ainsi qu'on a pu le supposer *a priori*, les altérations profondes des conducteurs nerveux telles que les déterminent nécessairement les opérations qui conduisent à l'amputation ne sont pas les seules dont l'apparition d'un membre fantôme est la conséquence; les arrachements, les compressions des troncs des plexus peuvent être l'origine d'illusions tout proches ou même identiques à celles des amputés. C'est un point qui n'a pas été suffisamment envisagé par les neurologistes et sur lequel il convient de faire porter un accent particulier.

Avec notre confrère Sébillotte, nous avons pu suivre récemment une malade dont l'observation se montre très significative. Il s'agit d'une femme âgée de soixante-trois ans, laquelle fut atteinte d'une néoplasie du sein droit en 1932 et opérée par le docteur Fredet. L'étude histologique de la tumeur montra qu'il s'agissait de tuberculose. Malgré l'ablation de tout le sein droit ainsi que des ganglions axillaires, l'affection récidiva quatre ans plus tard; et, en 1936, M. Fredet constatait l'existance d'adénopathies non suppurées de nature tuberculeuse dans l'aisselle droite et s'étendant même jusque sous la clavicule. Déjà s'ébauchait une compression des vaisseaux et des nerfs axillaires. Un traitement par les rayons X ayant été conseillé, la malade fut soumise à la radiothérapie sous la direction du docteur Piot. Sous l'influence de ce traitement, les douleurs que la malade éprouvait dans le membre supérieur et d'œdème dont celui-ci était le siège, diminuaient notablement. Mais cette rémission ne fut que d'assez courte durée et, en 1937, l'état de la patiente se montrait sérieusement aggravé.

En 1938 la malade amaigrie se présente avec un membre supérieur droit infiltré d'œdème et impotent et se plaint d'éprouver des douleurs tenaces dans toute l'étendue du bras et dans la main.

C'est en mars 1938 que la patiente nous fait part des sensations singulières qu'elle ressent et qui la troublent et c'est à cette date que nous pratiquons pour la première fois un examen neurologique.

Voici d'abord les phénomènes subjectifs dont nous recueillons l'aveu. Quelques semaines avant cet examen, la malade, en touchant maladroitement un fourneau, s'est brûlée le dos de la main droite sans éprouver immédiatement aucune sensation douloureuse, ce qui montre déjà la profondeur de l'analgésie. La brûlure cutanée guérit normalement, mais, après que la cicatrisation fut complète, des douleurs intermittentes apparaissent localisées exactement à la cicatrice, et la malade observe que certains attouchements limités au siège de la brûlure provoquent le retour des phénomènes douloureux.

D'autre part, deux faits éveillent la curiosité de notre malade par leur étrangeté apparente : d'abord le sentiment, la « conscience » que le membre supérieur droit a disparu, puis, à certains moments, la sensation que le bras droit reprend vie et donne lieu à des sensations de position, lesquelles ne correspondent pas à la réalité. Par exemple, tout le membre supérieur semble être écarté du tronc, en abduction alors que, en réalité, il est collé au corps; d'autres fois, la main et l'avant-bras donnent l'impression d'être situés au-dessus du plan du lit alors que les segments paralysés reposent sur les couvertures. Lorsque la patiente est hantée par ces sensations, elle est incitée à chercher son membre dans la position qu'elle imagine être la vraie d'après les sensations qu'elle en éprouve, mais c'est en vain qu'elle explore l'espace, le bras n'est jamais dans la position suggérée par les sensations ressenties. Assez fréquemment aussi, notre patiente éprouve le sentiment confus « d'un travail dans les doigts paralysés » ou encore l'impression que la main « se ratatine », « se recroqueville ». Ces sensations d'apparence si bizarres, la malade peut les éprouver à n'importe quel moment de la journée, mais c'est surtout aux heures de la nuit qu'ils atteignent leur plus grande acuité.

Remarquons que le membre fantôme, car c'en est bien un, mais très intermittent, possède tous les attributs d'un membre normal; même volume, même longueur, même densité, à cela près que la patiente ne peut, malgré ses efforts, susciter le moindre mouvement imaginaire.

Du point de vue objectif, nous constations que le membre supérieur droit est paralysé dans son entier, infiltré d'œdème et insensible aux excitations superficielles et profondes; qu'on fasse agir un flocon d'ouate, une pointe, un diapason, un corps chaud ou froid, la patiente n'éprouve aucune sensation. Cependant, si l'on détermine une excitation réellement nociceptive, la malade en est avertie par une sensation pénible localisée à l'extrémité. De se faire couper les ongles est pour la malade une opération spécialement désagréable ou même pénible.

Nous ne saurions trop insister sur le fait que la sensibilité arthrocinétique, le sens des attitudes, les sensations qui devraient résulter des mouvements provoqués, sont complètement abolis. Si, par exemple, on élève le membre supérieur lentement en agrippant solidement la main et que l'on demande à la malade d'en toucher tel ou tel segment avec la main gauche, elle n'y parvient jamais, non plus qu'elle ne peut, sans le secours de la vue, décrire la position dans laquelle le bras droit se trouve ou la situation qui vient de lui être donnée.

Si les sensations douloureuses sont bien localisées au bout des doigts, ceux-ci ne sont pas exactement situés dans l'espace. Dans l'état ordinaire, avons-nous vu, la patiente a perdu tout sentiment de son membre supérieur droit, celui-ci est comme absent ou mort, selon son expression, et si elle éprouve des sensations douloureuses quand on lui coupe les ongles, par exemple, celles-ci ne lui évoquent pas la notion complète du membre paralysé.

Toutefois, et le fait mérite d'être souligné, le sentiment des segments affectés par la paralysie sensitivomotrice peut être ravivé par le procédé suivant : l'application d'une large compresse humide et froide dans l'espace sus-claviculaire droit, à l'origine des troncs du plexus brachial et l'application simultanée de la main gauche de la malade ou de la main de l'observateur sur les doigts de la main droite paralysée.

Insistons sur ce point : lorsque la patiente prend sa main droite avec sa main gauche, le sentiment, l'image du membre paralysé n'apparaît pas; la malade sent sa main droite comme une main étrangère; elle la perçoit comme sienne et l'image du membre paralysé se réalise immédiatement lorsque la compresse humide est appliquée au-dessus de la clavicule. C'est exactement l'opposé du phénomène de la réduction ou de l'extinction du membre fantôme de Hémon, et l'on peut voir ici un fait assez proche des observations de Weir-Mitchell et de Pitres qui montrent la reviviscence du membre fantôme par l'excitation électrique des nerfs du moignon.

En résumé, la malade dont nous venons de conter l'histoire très abrégée laisse reconnaître de la manière la mieux explicite la réalité d'un membre fantôme, ou illusionnel, superposé au membre dont les sensibilités superficielles et profondes sont presque anéanties. Nous voici donc en présence d'une illusion analogue à celle des amputés; et celle-ci, suivant une loi générale, s'accuse davantage aux premières heures de la nuit, alors que l'esprit détendu commence à relâcher son contact avec la réalité extérieure.

Il n'est pas besoin d'expliquer longuement la cause de la production de cette illusion; celle-ci tire son origine dans la compression des troncs nerveux originels du plexus brachial par de nombreuses masses ganglionnaires. Mais il faut remarquer cependant que, dans notre fait, toutes les sensibilités ne se montrent pas éteintes absolument et que c'est précisément la conservation d'une faible partie de la sensibilité qui permet à la malade d'avoir notion de son membre réel quand on excite avec un linge mouillé les troncs primaires du plexus brachial.

A consulter la littérature médicale, les faits de ce genre semblent d'extraordinaires raretés, et, dans un intéressant mémoire, Mayer-Gross déclare n'avoir connaissance que d'un seul cas dans lequel une lésion plexuelle grave a déterminé la production d'un membre fantôme analogue à celui des amputés. Cette observation de Mayer-Gross, la voici : Un homme de trente-neuf ans fait une chute violente de motocyclette, perd connaissance puis constate que son membre supérieur gauche est complètement paralysé. A l'opération, on remarque que tous les troncs nerveux du plexus brachial sont rompus et plongés dans un tissu cicatriciel. Après la libération de leur gangue conjonctive, le chirurgien pratique des sutures exactes des troncs nerveux. Examiné à nouveau un an après, le blessé présente une paralysie amyotrophique totale de tout le membre supérieur gauche, doublée d'une anesthésie complète s'étendant jusqu'à tiers supérieur du bras. Le pouls radial est à peine perceptible, tandis que le pouls cubital se montre fort.

Or, dès les premiers jours après le traumatisme, le blessé eut l'impression de posséder un bras fantôme, de prime abord plus court que le membre réel dont les sensibilités avaient disparu : aussi s'efforçait-il en étirant les doigts réels d'allonger ce fantôme dont la brièveté l'obsédait. Qu'il se soit agi, dans ce cas, d'un membre illusionnel, la chose n'est point douteuse, car le sujet remarquait lui-même que le fantôme s'écartait très nettement du membre paralysé; l'un et l'autre étaient perçus séparément dans l'espace. Lorsque, par exemple, le bras réel reposait sur la poitrine, le fantôme, lui, semblait situé dans un plan sous-jacent; de plus, une différence de poids opposait les deux membres, le bras paralysé pesant lourdement tandis que le fantôme apparaissait d'une grande légèreté.

Enfin, particularité intéressante, car par celle-ci le membre fantôme de ce blessé s'apparente encore de plus près au membre illusionnel des amputés, l'attitude des doigts et de la main s'affirmait très caractéristique : le pouce étendu, les autres doigts fléchis. Par un effort de volonté le sujet était capable d'étendre et de fléchir les doigts du fantôme, mais cette faculté s'atténua assez rapidement.

Toutefois, si les doigts du fantôme ne pouvaient être que très incomplètement mobilisés, et si les efforts volontaires ne parvenaient à faire mouvoir ni le poignet, ni le coude, ni l'épaule, le membre fantôme se déplaçait cependant, lorsqu'on mobilisait le membre paralysé, mais les mouvements du fantôme ne suivaient qu'avec lenteur et retard ceux du membre réel. Contre ces déplacements automatiques les efforts de volonté du sujet demeuraient impuissants.

Il est aussi intéressant de relever que certaines attitudes imposées au membre paralysé entraînaient l'apparition de sensations anormales dans le membre fantôme. Laissait-on, par exemple, le bras droit pendant devenir violacé; aussitôt le malade éprouvait un sentiment de gonflement pénible du fantôme accompagné de douleurs en éclairs, lesquelles cessaient dès que l'avant-bras était fléchi à angle droit et soutenu.

Si le sentiment développé par le membre fantôme ne s'accompagna jamais de véritables phénomènes douloureux, celui-ci fut cependant l'origine de sensations assez pénibles de resserrement, d'engourdissement et de gonflement. Ainsi qu'il est de règle chez les amputés, les segments distaux du fantôme se montrèrent doués d'une bien plus grande vivacité illusionnelle que les segments proximaux; le coude demeura toujours plus confusément perçu que le poignet. Quant à l'épaule, le blessé n'en eut jamais aucune idée.

Tout de même que chez l'amputé, le sentiment du membre illusionnel resta toujours si vif que le patient n'en perdit jamais la notion. Et pourtant ce sentiment de réalité du fantôme n'entraîna que rarement des erreurs de jugement et le blessé ne laissa voir qu'exceptionnellement une tendance à étreindre avec la main gauche le bras illusionnel. Un jour, au réveil, la sensation fournie par le fantôme fut si vive que le patient appela la garde-malade pour lui annoncer qu'il avait « récupéré son bras », mais déjà un moment après, ce sentiment de réalité s'était effacé.

Le blessé observé par Mayer-Gross n'appartenait pas au type visuel; aussi interrogé sur le point de savoir s'il avait jamais eu de présentation visuelle de son membre fantôme, le sujet répondit négativement en déclarant que si la main fantôme était devant ses yeux, il la verrait gonflée et les doigts beaucoup plus épais que ceux de la main paralysée.

Si les données que nous pouvons tirer des affections générales qui lèsent les *nerfs périphériques : les polynévrites,* semblent moins démonstratives, les méconnaître serait une faute, car d'une observation plus précise de tels faits, l'on peut attendre une meilleure appréciation des perturbations qui peuvent modifier le schéma de notre corps.

Ainsi qu'on le sait, les polynévrites généralisées d'origine toxi-infectieuse entraînent très souvent des modifications profondes de la sphère psychique, lesquelles sont d'autant plus propres à faciliter l'apparition de troubles morbides dans l'appréciation de la forme et de la situation des membres que ceux-ci se trouvent atteints à la fois dans leurs fonctions sensitives et motrices.

Et l'observation a été faite de malades frappés de psycho-polynévrite du type de Korsakoff, qui déclaraient ne plus retrouver leurs jambes ou avaient l'impression que ces membres se trouvaient dans une situation différente de leur position réelle. Mais, il y a plus, et M. Lurje a rapporté deux faits extrêmement curieux, tous deux ayant trait à la polynévrite; dans le premier cas, le malade croyait être en possession de trois bras, dans le second le patient avait l'impression qu'une main supplémentaire s'était développée en émergeant de l'articulation du coude.

Sans doute, les faits que nous venons de rappeler, pour singuliers et exceptionnels qu'ils apparaissent, sont-ils susceptibles de recevoir une explication assez simple. Et l'on peut sans déformer la réalité, les rapprocher des phénomènes si communément observés dans les amputations. En effet, ces lésions destructrices des plexus qui suppriment pratiquement et la motilité et la sensibilité d'un membre, ne correspondent-elles point à une amputation partielle portant sur tous les conducteurs nerveux (le sympathique exclu) qui transmettent à la conscience les excitations endogènes ou exogènes? Et la difficulté de l'explication du membre fantôme n'est ici ni plus ni moins grande que celle qui nous arrête au seuil de l'interprétation de l'illusion des amputés.

Mais voici un fait infiniment plus troublant; nous le devons à Ludo van Bogaert. Ici, les membres fantômes sont dotés d'autant de réalité que ceux des amputés ou des malades dont tous les nerfs d'un membre sont divisés, et cependant aucun conducteur nerveux n'est interrompu.

Il s'agit d'un homme de quatre-vingt-un ans qui dut être opéré pour une fistule rectale; l'anesthésie fut réalisée par la voie rachidienne et l'intervention se déroula sans le moindre accident ni incident. Or, voici que le soir de l'opération, le patient se déclare épuisé, torturé par la sensation d'avoir constamment les jambes élevées et écartées dans l'attitude dite gynécologique qui lui avait été naturellement imposée pendant l'acte opératoire.

Examiné par van Bogaert, celui-ci observe seulement une légère diminution de la sensibilité objective dans les territoires innervés par les dernières racines sacrées; tous les réflexes sont présents et le jeu de la vessie s'effectue normalement. Le lendemain soir, ces très légères modifications de la sensibilité se sont effacées et le sujet n'offre plus à l'observateur aucun symptôme objectif. Et cependant le sentiment que le patient garde de l'attitude bizarre des membres inférieurs persiste avec la même vivacité. Dès qu'il ferme les yeux, la même sensation surgit, d'avoir ses jambes en l'air. Quand il les remue, celles-ci sont perçues jumelées sous le drap.

A l'état d'immobilité, la sensation énervante de ses jambes en l'air l'emportait sur la sensation réelle de ses jambes; pour la combattre, le patient les agitait sans cesse. On tenta d'étendre le malade sur le côté, mais cela n'améliora pas la situation, au contraire; « les jambes restèrent en l'air, tandis que le tronc était en decubitus latéral; le paradoxe apparaissait encore plus désagréable ».

Chez l'homme cultivé qu'était ce malade, le sentiment de dédoublement des membres inférieurs, l'image obsédante de deux jambes illusionnelles soulevées et écartées provoquaient un tel malaise que le patient déclara que, de toute l'opération et des suites qu'elle comporta, et qui furent longues, ce fut le dédoublement de ses jambes qui lui laissa le plus pénible souvenir.

Observons que si, dans le cas que nous visons, les membres fantômes donnaient bien le sentiment de membres réels, le malade ne s'y trompa point, ainsi qu'il arrive si souvent chez les amputés. De ce point de vue, l'on pourrait donc dire que si l'amputé est halluciné en ce sens que l'image du membre fantôme est prise pour une réalité vivante, l'opéré de van Bogaert est victime d'une hallucinose. Remarquons, en outre, que dans ce fait comme dans la plupart de ceux qui ont trait aux mutilés des nerfs, des plexus ou de la moelle épinière, les membres fantômes ne subissaient ni déplacements passifs ou actifs, et que la mobilisation des membres réels n'entraînait aucun mouvement des membres illusionnels.

Sans nous engager dans une discussion prématurée sur l'interprétation à donner à l'observation si précieuse de notre collègue d'Anvers, qu'il nous soit permis de retenir que l'origine du phénomène ne peut être cherchée que dans l'influence qu'a exercée sur les racines rachidiennes lombo-sacrées la substance analgésique injectée dans l'espace sous-arachnoïdien, qu'un blocage des voies de la sensibilité a été ainsi réalisé, qui fut une véritable amputation physiologique des membres inférieurs.

Quant à l'attitude très particulière et exclusive des membres fantômes, comment ne pas la rapprocher des faits qui nous montrent, chez les amputés authentiques, les membres illusionnels reproduire la disposition que ceux-ci présentaient immédiatement avant le traumatisme ou l'intervention? Phénomène assurément singulier, mais qui ne mérite pas d'être appelé incompréhensible, car Weir-Mitchell, Katz et Walther Riese nous en ont donné l'explication en même temps qu'ils en ont précisé les caractères.

# CHAPITRE V

## L'APPARITION DES MEMBRES FANTOMES DANS LES LÉSIONS DE LA MOELLE ÉPINIÈRE

Si, comme nous l'avons montré, la notion de membres fantômes, c'est-à-dire le sentiment de la persistance d'une partie du corps retranchée, mutilée par un traumatisme, une maladie destructrice des tissus telle que la gangrène (Amb. Paré), ou une intervention chirurgicale, nous a été fournie depuis longtemps, il faut confesser que la connaissance d'un phénomène en tout analogue à celui des amputés, mais dont l'origine est à rapporter aux processus profondément désorganisateurs de la moelle épinière, est encore toute récente. Les premiers faits en ont été apportés au cours de la guerre mondiale par H. Head et George Riddoch et par nous-même.

Ainsi qu'on le sait depuis longtemps, la transsection complète de la moelle en interrompant tous les faisceaux conducteurs de la sensibilité supprime absolument et définitivement toutes les impressions, les sensations superficielles et profondes dans les segments situés au-dessous du plan de la section.

Le malade, ou surtout le blessé, n'a plus conscience que de la partie de son corps dont l'innervation est assurée par le segment spinal situé au-dessus de la lésion et en connexions normales avec le cerveau. Certes, bien des lésions destructives de la moelle engendrées par tel ou tel processus morbide (myélite transverse, hématomyélie, ramollissement par thrombose artérielle, syphilis) s'avèrent capables de déterminer un syndrome de section dite physiologique de la moelle, mais dans les faits de ce genre, peut-on jamais affirmer que la division de la moelle est complète, que certaines fibres n'ont pas échappé à la destruction? Assurément non. Et comme, d'autre part, nous sommes avertis de l'étrange facilité avec laquelle peuvent se restaurer les fonctions de la sensibilité, il est certain que les cas de section spinale dite physiologique ne se prêtent qu'assez mal à l'étude du phénomène que nous avons en vue.

Aussi, est-ce aux données que nous ont apportées les faits de section anatomique complète que nous ferons appel. Est-il besoin de rappeler que c'est de la douloureuse expérience de la guerre que nous les tenons : car celle-ci a modifié considérablement les idées que les neurologistes se faisaient auparavant du tableau clinique des transsections spinales. Les raisons majeures en sont d'abord que les cas de division anatomique totale de la moelle cervicale ou dorsale n'apparaissent que fort exceptionnellement en temps de paix, ensuite et surtout parce que les blessés dont la moelle est divisée en deux tronçons restent le plus souvent voués à la mort dans un délai très court.

Dans le même temps que Henry Head et George Riddoch, nous avons pu étudier et suivre pendant plus d'une année plusieurs sujets chez lesquels la section spinale s'affirmait absolue du point de vue clinique et chez lesquels l'examen anatomique de la moelle sur coupes sériées démontra l'évidente réalité de la division.

Il va de soi que dans les faits de ce genre où les conducteurs spinaux sont complètement interrompus, toutes les sensibilités se montrent abolies dans les parties du corps innervées par le segment de la moelle qui, désormais, est isolé du cerveau. A cette règle, il n'est aucune exception. Mais si le patient est incapable de percevoir les excitations les plus brutales appliquées sur les territoires anesthésiés, celui-ci n'est pas, au moins dans certains cas, et ce sont ceux-ci que nous retenons, sans éprouver des sensations subjectives curieuses et variées qui lui paraissent dériver de ses membres paralysés.

Ces sensations ne se révélant qu'à la phase tardive du syndrome de section totale, nous étions mis en garde contre leur authenticité. Nous avions appris en effet par nos constatations personnelles et celles que nous avions poursuivies avec notre ami G. Roussy que, pour exceptionnelle qu'elle fût, la régénération de certaines fibres issues des racines postérieures sensitives s'avérait réalisable. Ainsi que nous l'avons montré dans notre ouvrage sur la *Section complète de la moelle dorsale,* les axones des racines postérieures appartenant au tronçon inférieur se montrent capables de proliférer et, après des trajets fort capricieux, de gagner le tronçon spinal supérieur, et ainsi assurer le retour de quelques vagues sensations dans les membres paralysés.

Un de nos blessés, par exemple, nous surprit beaucoup en nous déclarant un jour qu'une excitation appliquée sur un de ses pieds était perçue, non pas comme telle, mais comme une sensation obscure et non localisable. Il en fut ainsi jusqu'à la mort de ce malheureux blessé dont l'examen anatomique et histologique permit d'établir, d'une part, la réalité de la transsection de la moelle dorsale et, d'autre part, la régénération désordonnée des fibres des racines postérieures, lesquelles, à la manière d'un lierre grimpant, enserraient et raccordaient ensemble les deux tronçons de la moelle que le traumatisme avait brutalement séparés.

Les faits que nous voulons envisager maintenant appartiennent à un tout autre ordre. Il ne s'agit plus de sensations provoquées par des excitations périphériques, mais d'un sentiment pénible rapporté et localisé au territoire anesthésié et paralysé. A ce sentiment s'ajoute la reviviscence de l'image de membres dont, nous le redisons, les excitations les plus nocives ne sont accompagnées ni suivies d'aucune perception. Les blessés déclarent qu'il leur semble que leurs jambes se trouvent dans une attitude inconfortable, repliées sur elles-mêmes, que leurs mollets sont l'origine de crampes pénibles, que leurs pieds, leurs jambes ou leurs cuisses sont le siège de fourmillements, d'engourdissement ou de paresthésies désagréables. George Riddoch a précisé encore davantage en retrouvant chez ses blessés de véritables attitudes posturales telles que H. Head les avait décrites. Ces « images de posture », donnant une représentation complètement inadéquate des membres anesthésiés seraient assurément des plus étranges si nous n'étions pas éclairés par tout ce que nous savons sur les membres fantômes des amputés. Ici comme là, nous sommes en présence d'un schéma corporel, ou mieux, d'un fragment de l'image de soi, déformé et parfois caricatural. Qu'on en juge : au lieu du sentiment de membres allongés sur le plan du lit qui correspondrait à la réalité, les sujets éprouvent la sensation que leurs jambes sont repliées sous leurs cuisses, élevées au-dessus de la couche ou encore dans une position bizarre et mal définissable. Davantage, certains blessés tout comme nos amputés sentent une partie de leurs membres et non les autres; la jambe ou le pied par exemple, dont le sentiment est rendu d'autant plus étrange que ces parties ne se raccordent pas au tronc et que ces fragments de l'image corporelle apparaissent détachés et flottants dans l'espace. Ainsi que l'expriment certains sujets, entre le pied ou la jambe et le ventre, il y a « un vide », « un trou ».

Nous ajouterons que ni H. Head ni G. Riddoch ni nous-même n'avons observé chez nos blessés la reviviscence volontaire de ces images et pas davantage la possibilité d'exécuter des mouvements illusionnels à l'aide des membres fantômes. Les fantômes des grands paraplégiques par division complète de la moelle dorsale demeurent immobiles et possèdent comme autre caractère spécifique d'apparaître seulement à certains moments de la journée, sans aucune règle fixe, et de s'évanouir avec le même caprice qu'ils ont surgi.

Ainsi que nous l'avons indiqué, l'apparition de membres illusionnels dans les myélopathies n'est sans doute pas l'apanage des divisions de la moelle, car aussi bien Zador que George Riddoch en ont fait la constatation, le premier dans la poliomyélite, le second chez les sujets atteints de lésions graves des cordons postérieurs et dans le tabes. Un grand ataxique observé par Riddoch s'exprimait *ainsi* : « Je quitterai mon lit quand vous trouverez mes véritables jambes. » Et l'auteur insiste sur cette constatation à retenir, que les membres fantômes développés à la suite d'une lésion grave de la moelle ou de ses racines n'occupent jamais la place des membres réels et que si leur position est sujette à des déplacements, ceux-ci sont automatiques, spontanés et jamais réalisés par un effort de volonté.

## CHAPITRE VI

### LES MEMBRES FANTÔMES CRÉÉS PAR LES LÉSIONS DE L'ENCÉPHALE

D'un point de vue général, on peut supposer que toute altération profonde des voies ou des centres de la sensibilité est susceptible de conduire à une modification de l'image de notre corps et, en conséquence, de susciter l'apparition de « fantômes ». Toutefois, il faut reconnaître que les faits de ce genre demeurent encore tout exceptionnels, sans doute parce que l'attention des observateurs n'a pas été dirigée avec une suffisante acuité sur ce point.

Encore que le mécanisme qui règle l'apparition des membres fantômes puisse y apparaître assez complexe, nous rappellerons un fait que nous avons personnellement observé avec Ducosté et Bineau dans lequel une lésion hémorragique du bulbe rachidien et de la moelle cervicale dans ses segments les plus élevés a été suivie par la manifestation de membres fantômes, traduction évidente d'une déformation du schéma postural dont la moindre singularité n'était pas de rappeler d'assez près l'image de l'opéré dont Ludo van Bogaert a dessiné avec une scrupuleuse fidélité tous les traits.

Notre malade est un homme âgé de quarante et un ans, très bien équilibré, qui, au cours d'une partie de chasse, à la suite d'un violent recul de crosse de fusil, fut atteint d'hémiplégie droite accompagnée d'hémianesthésie gauche, de vertiges violents avec vomissements, de nystagmus accentué, à la fois automatique et provoqué. Or, ce sujet nous fit confidence spontanément que pendant une quinzaine de jours après cet accident, il eut la sensation très nette que ses membres inférieurs n'étaient pas à leur place normale mais se trouvaient au-dessus du plan du lit, « élevés en l'air ». Cette situation lui paraissait si étrange, si anormale que le malade, plusieurs fois par jour, se redressait pour contrôler par la vue la position exacte de ses membres inférieurs. La vue de ses jambes étendues le rassurait, mais dès que ses membres étaient hors du contrôle visuel, l'illusion reprenait avec toute son intensité. De toute évidence, nous sommes bien en présence ici d'une déformation de l'image corporelle, nous saisissons bien la réalité de membres fantômes tels que les amputés nous les ont fait connaître, tels aussi que nous les avons observés chez les malades atteints de lésions graves des plexus ou de transsection de la moelle épinière.

Avant de quitter cette observation, une remarque est à faire : bien que les troubles de la sensibilité portassent exclusivement sur le côté gauche, l'illusion des membres fantômes affectait aussi bien la jambe droite que la gauche; on ne peut donc attribuer dans ce fait la déformation de l'image corporelle exclusivement à une altération de la sensibilité. Ainsi que nous l'avons montré, les perturbations de l'appareil vestibulaire doivent être ici prises en considération.

Ce que peuvent réaliser, à elles seules, semble-t-il, les adultérations de la voie sensitive centrale au niveau du bulbe rachidien, c'est une certaine déformation de l'image que nous nous formons de l'enveloppe et des contours de nos membres. Une de nos patientes âgée de quarante-sept ans et atteinte, comme le malade dont nous venons de rappeler l'histoire, d'une lésion bulbaire de nature hémorragique, qu'exprimait une double atteinte du trijumeau droit et de la voie sensitive gauche au-dessus de sa décussation, se plaignait non seulement de ressentir des sensations douloureuses spontanées et provoquées dans tout le côté gauche, mais encore d'éprouver un sentiment singulier de gonflement de l'hémicorps gauche. L'enveloppe corporelle semblait distendue et agrandie dans les membres analgésiés, mais aucun membre illusionnel n'apparut jamais.

C'est à Pinéas, semble-t-il, que revient le mérite d'avoir rapporté, pour la première fois, l'observation d'un membre fantôme à la suite de l'altération du cerveau. Il s'agit d'un homme de soixante-neuf ans atteint d'hémiplégie droite, qui éprouvait l'impression étrange que son bras paralysé se trouvait étendu sur sa poitrine; vainement il cherchait à l'étreindre avec la main gauche valide et trouvait enfin le membre réel reposant à côté du tronc sur le plan du lit.

Plus récemment, Ludo van Bogaert rapporta un fait non moins frappant. Celui-ci a trait à un malade âgé de soixante ans qui, à la suite d'un ictus, fut atteint d'hémiplégie droite doublée d'hémianopsie, mais sans aphasie. Le patient se plaignait d'éprouver de violentes douleurs dans tout le côté paralysé dont les sensibilités se montraient diminuées. On conclut donc à l'existence d'une lésion cérébrale siégeant dans la région thalamo-hypo-thalamique. Mais le fait qui retint spécialement l'attention, c'est que le patient prétendait que son membre supérieur droit tendait à se placer spontanément sous sa tête après avoir exécuté une torsion involontaire très pénible dans les articulations de l'épaule et du coude.

Comme il s'agissait d'un phénomène plus que singulier, le patient fut soumis à une rigoureuse observation sans qu'il s'en doutât, et de jour et de nuit. Or, il fut possible de préciser que si pendant la journée, alors que le patient pouvait situer correctement son bras droit dans l'espace grâce au contrôle de la vue, dans l'obscurité, la survenance des douleurs entraînait une illusion de déplacement de tout le membre supérieur, lequel prenait la situation singulière de reploiement sous la tête que nous avons indiquée. Pour s'assurer de la position de son membre, le malade devait « faire le tour de tout le bras gauche et de l'épaule avec la main saine pour bien se rendre compte que ce membre n'était pas écrasé par le poids de sa propre tête ». Et la religieuse de nuit de signaler que « le patient montrait la singulière manie de chercher à son réveil son bras droit au-dessus de sa tête, geste qui fut considéré pendant quelque temps comme un signe de simulation ».

La mort ayant surpris ce malade, l'autopsie permit de découvrir un foyer de ramollissement atteignant la couche optique surtout dans son segment externe et les zones immédiatement sous-jacentes (corps de Luys et très certainement le corps genouillé en raison de l'hémianopsie).

On ne saurait donc douter devant un tel fait qu'une altération cérébrale qui lèse grossièrement les voies de la sensibilité, ne soit capable de déterminer l'apparition d'un véritable membre fantôme coexistant avec un membre réel : la vivacité du segment illusionnel du corps étant exacerbée par la survenance de phénomènes douloureux dépendant de la lésion thalamique.

De l'observation de van Bogaert, nous pouvons rapprocher un fait que nous a conté notre regretté ami le docteur Bouttier, et dans lequel une hémorragie du thalamus entraîna, au moment de sa production, le sentiment que le bras qui allait être paralysé et qui demeurait plaqué le long du corps, s'élevait en l'air puis se mouvait en tourbillonnant d'une manière désordonnée.

La possibilité de l'éclosion d'un membre fantôme à la suite des adultérations massives du grand centre de relais cérébral des voies de la sensibilité ne doit cependant pas, à notre sens, être amplifiée. En effet, est-il rien de plus commun que le syndrome thalamique et rien de plus exceptionnel que la survenance d'une illusion semblable à celle du membre des amputés? Qu'on ne dise pas que si les faits de ce genre restent d'extrêmes raretés, la raison en est que l'observation n'en a pas été assez rigoureuse; la recherche de la déformation de l'image de soi que peut entraîner le syndrome thalamique a été faite mais celle-ci n'a pas, que nous sachions, permis de retrouver l'image fantôme. Ce n'est pas à dire, cependant, que l'atteinte de la couche optique n'aboutisse point à des modifications de l'image corporelle; le contraire serait singulier puisque l'on sait que la destruction de la couche optique par un foyer vasculaire a pour corollaire l'anesthésie de la moitié du corps opposée à la lésion cérébrale.

Pour prendre un exemple, voici un malade que nous suivons depuis trois ans et qui est atteint, selon toute évidence, d'une lésion grossière de la couche optique gauche d'origine vasculaire. Sur tout le côté droit, les sensibilités superficielles et profondes sont abolies et les notions d'attitudes spatiales des membres sont complètement supprimées. Et cependant, non seulement ce sujet n'est hanté par nul membre fantôme, mais il garde le sentiment très vif de l'appartenance personnelle de son hémicorps droit. « Je ne sens pas mon bras, nous dit-il, mais je sais qu'il est là, qu'il m'appartient bien, je ne doute pas que mon corps ne soit intact. » Chez ce malade, la représentation visuelle du corps demeure donc complète, malgré la suppression de toutes les afférences corticales sensitives des membres droits. Comment ne pas voir la différence qui sépare ce sujet de ceux dont la lésion porte non plus sur le relais thalamique des voies de la sensibilité mais sur la région de leur épanouissement terminal, le cortex cérébral? Au reste, L. van Bogaert prend bien garde de ne pas attribuer à la destruction de la couche optique la survenance du membre fantôme, et notre auteur cherche à rendre compte du fait singulier qu'il a observé bien plus par l'interruption des voies qui unissent la couche optique à l'écorce cérébrale que par la destruction de ce centre. Enfin, l'on peut faire valoir que, dans le fait très remarquable de van Bogaert, les lésions ne se cantonnaient pas strictement à la couche optique et surtout que la voie visuelle n'était pas épargnée. Et, aucun de ceux qui avec Schilder, Gelb et Goldstein, reconnaissent à l'intégralité de l'appareil visuel une importance de premier plan dans le maintien du schéma de notre corps ne tiendra cette remarque pour de nul poids.

Les critiques et les réserves que nous formulons ici sur l'introduction dans la science d'une déformation de l'image de soi déterminée par la destruction du grand relais cérébral des voies de la sensibilité qu'est la couche optique ne nous semblent pas aussi valables pour ce qui est des altérations de l'écorce cérébrale elle-même. Et cela pour la raison que les faits nous ont appris la fréquence avec laquelle apparaissaient telle ou telle déformation singulière du schéma corporel lorsque les processus morbides atteignent la corticalité du cerveau, où nous savons que se déroulent, d'une manière mystérieuse il est vrai, les événements psychiques.

L'analyse des déformations et des amputations du schéma corporel engendrées par les lésions désorganisatrices du manteau cérébral nous permet de saisir, sans qu'il soit besoin d'y insister longuement, comment à l'amputation fictive, illusionnelle d'un membre ou d'une partie du corps (Amputationserlebnis) peut se substituer l'image d'un membre fantôme analogue à celui des amputés.

Dans un travail qui marque une date, Schenderon et Gamaleja rapportent six cas d'hémiplégie gauche dans lesquels l'altération de l'image corporelle se montrait spécialement affectée. Qu'on en juge : trois des patients éprouvaient le sentiment qu'une main fantôme, illusionnelle, doublait la main gauche paralysée, tout en se différenciant de celle-ci; deux autres malades croyaient, eux, percevoir plusieurs extrémités au lieu d'une seule. Remarquons que chez un sujet observé par ces auteurs, la main fantôme semblait d'une telle réalité que le patient déclarait que celle-ci appuyait contre sa poitrine.

Si Schenderon et Gamaleja rendent responsable de ce phénomène du membre fantôme une altération profonde de l'écorce cérébrale et des faisceaux unitifs de celle-ci avec la couche optique, ces observateurs ne sont pas sans insister sur le fait que les modifications anatomiques ne se limitent pas, dans ces faits, à la sphère de la sensibilité mais se prolongent dans la zone visuelle dont nous avons déjà trop souligné l'importance dans la conservation de l'image de soi pour y revenir encore. Rappelons seulement que, tout récemment, Robinson a pu mettre au jour un fait qui témoigne des rapports de simultanéité qui unissent certaines illusions de la vue, les métamorphopsies, avec la déformation de l'image corporelle et que nous-même avec Ducosté et Bineau avons rapporté une observation dans laquelle sont apparues, au même moment, et la modification du schéma postural des membres inférieurs et des hallucinations visuelles conscientes et critiquées.

Des lésions destructives et désorganisatrices de la corticalité du cerveau, nous devons rapprocher celles qui, par un mécanisme compliqué et d'ailleurs encore obscur, déterminent la libération explosive de certaines fonctions, nous voulons dire : *l'épilepsie.*

Nombre d'épileptiques, nous le savons, présentent, au cours de leurs accès, d'étranges déformations du schéma corporel et, chez ceux-ci, les phénomènes d'autoscopie ne sont pas exceptionnels. On ne saurait donc être surpris si certains paroxysmes épileptiques se marquent aussi par l'apparition de membres illusionnels, ainsi que l'a rapporté récemment Rodelsky. Dans cinq cas d'épilepsie jacksonnienne, cet auteur a relaté des « paresthésies de la motilité », lesquelles ne sont autres que certains phénomènes que nous avons déjà vus au cours des distorsions de l'image corporelle et qui s'accusent par un sentiment d'arrachement, d'ondulation serpentine, ou encore par une impression de mouvements de torsion d'un membre (voir obs. de van Bogaert).

Certes, nous n'aurons jamais trop garde de nous aventurer sur le terrain si peu sûr de la pathologie mentale; nous ignorons trop de choses en psychopathologie pour être autorisé à tirer quelque conclusion de simples faits d'observation clinique. Cependant, qui pourrait croire que les données que nous recueillons de la bouche d'un aliéné ne correspondent point à une sensation réellement sentie ou perçue ? Et qui entendrait soutenir que si nous voulons serrer de plus près le problème pathogénique des psychoses, il est indifférent de comparer les expressions que nous offrent les aliénés avec celles que nous livrent les malades qui, eux, ont bien conservé leurs facultés critiques et leur jugement mais dont le cerveau est altéré?

Au lieu de se livrer à des investigations psychanalytiques dangereuses et à des interprétations trop personnelles, n'avons-nous pas intérêt à retrouver dans la trame des idées délirantes tel ou tel linéament dont l'expérience neurologique nous a révélé la valeur sémiologique? C'est résolument dans cette voie que s'est engagé le neuro-psychiatre de génie que fut A. Pick suivi bientôt par de nombreux émules, Pötzl et Menninger-Lerchenthal, entre autres.

Que nous apprennent donc les récits de certains aliénés et surtout des schizophrènes hallucinés? Ceci : que non seulement leur corps peut leur sembler amputé de telle ou telle partie, mais encore que de nouveaux membres semblent se greffer sur les membres réels (Pick). Ainsi que l'exprime sous une excellente formule Menninger-Lerchenthal, chez ces sujets, « on constate un membre fantôme sans amputation réelle ». Et le même auteur rapporte un fait assez analogue ayant trait à une jeune schizophrène âgée de dix-huit ans, qui éprouvait le sentiment d'une transformation bizarre de son corps. « Mon petit doigt est bien ici, disait la malade en désignant le medius, mais mon pouce est au-dessous... ». Puis, poursuivant : « D'ailleurs, j'ai déjà cent mains et cent pieds, j'ai déjà mille doigts. »

# CHAPITRE VII

## LE PROBLÈME PSYCHOLOGIQUE QUE POSENT LES MEMBRES FANTÔMES

La ligne que nous avons suivie depuis le début de notre exposé est assez nette pour que le lecteur ait deviné, par avance, où elle nous conduit. Aussi, n'est-il pas de notre intention de nous livrer à une longue discussion théorique sur la pathogénie des membres fantômes et de rappeler les innombrables théories qui ont été élaborées pour éclaircir le mystère de l'hallucination ou de l'illusion des amputés.

Si l'on veut bien résumer les données du problème que nous envisageons ici, deux faits positifs doivent être retenus : d'abord la quasi-constance du membre fantôme chez le mutilé par opération ou traumatisme, ensuite la complexité extrême de la structure de ce membre qui rend celui-ci tellement semblable par sa morphologie et sa physiologie à un membre réel que le patient le plus averti finit par s'y tromper.

Tout cela, Descartes, Guéniot, Weir-Mitchell l'avaient déjà fort bien vu et, dès leurs premières observations, deux théories générales s'opposèrent. Selon la première, qui est toute pénétrée de l'esprit cartésien, et c'est peut-être son plus grand mérite, le membre fantôme tire la raison de son apparition et de son maintien dans l'excitation physiologique et l'irritation pathologique auxquelles sont soumises les extrémités sectionnées des nerfs du membre amputé. De telle sorte que, si l'on empêche par tel procédé chirurgical ou médical que l'on peut imaginer, les influx sensitifs issus de l'extrémité du moignon de gagner la moelle épinière et le cerveau, l'image du membre fantôme, qui n'est que leur expression, doit s'évanouir. A cette doctrine demeurent encore attachés deux très éminents neuro-chirurgiens : René Leriche et Otfrid Foerster (de Breslau). Et cependant, ainsi que nous l'avons fait voir, cette thèse ne peut plus guère être défendue dans son intégralité.

Comme nous l'avons développé antérieurement, l'image du membre fantôme est un état psychologique, et un état de cet ordre ne peut être engendré que par une cause qui, en elle-même, contient quelque chose du même ordre, et donc psychologique. Explorons chez un amputé pourvu d'un membre fantôme, les névromes terminaux, ou faisons porter une excitation physiologique sur la peau qui garnit le moignon, que va-t-il se produire? Parfois la reviviscence du membre absent, ainsi que l'a observé Weir-Mitchell le premier, parfois la survenance de douleurs dans le fantôme, mais beaucoup plus souvent des sensations douloureuses, pénibles ou simplement tactiles localisées correctement dans le vestige réel du segment du corps mutilé. Lorsque R. Leriche fait porter un si vif accent sur l'importance des neurogliomes terminaux, il est aisé de lui répondre que si le bourgeonnement des axones et des gaines de Schwann (névroglie périphérique) est un fait très commun, le sentiment de réalité du membre absent n'offre aucune parité avec le développement de ces neurogliomes; que d'ailleurs le sujet qui vient d'être mutilé par un traumatisme, ou opéré, est tout de suite hanté par l'illusion de posséder le membre qu'il vient de perdre, et enfin que si l'excision des névromes d'amputation peut amener une amélioration des phénomènes douloureux, cette heureuse influence n'est ni constante ni durable (Leriche, E. Meyer). Devons-nous redire combien peu la théorie périphérique est apte à rendre compte de la morphologie si spéciale et si particulière à chaque sujet du membre fantôme, combien aussi cette doctrine s'avère impuissante à expliquer les mouvements volontaires, spontanés et automatico-réflexes dont nous avons souligné la fréquence, pour ne pas envisager l'influence si manifeste que jouent les processus psychologiques dans la production de l'illusion que nous visons.

Enfin, qui peut rejeter sans les considérer, les faits encore peu nombreux parce que leur recherche n'en a pas été poursuivie systématiquement, où l'on voit apparaître un ou plusieurs membres fantômes identiques dans leur présentation à ceux qui habitent l'amputé, chez des sujets pourvus de tous leurs membres mais atteints de lésions des nerfs, des racines spinales ou dont la moelle épinière est complètement divisée?

Non, la théorie bâtie sur le fondement des excitations ou des irritations périphériques est fort loin d'expliquer tout le réel de l'illusion des amputés et des membres fantômes chez les non-amputés; la part de vérité qu'elle renferme — car est-il une thèse qui n'en contienne quelque parcelle? — est très mince par rapport à tout ce qui reste en dehors d'elle et que tous nos efforts doivent tendre sinon à comprendre, du moins à bien circonscrire.

Tournons donc notre regard vers la théorie dite centrale, celle qui entend que le dispositif psycho-physiologique de l'illusion du membre absent soit intégré parmi les rouages des mécanismes du cerveau. Reconnaissons d'abord que les tenants de cette thèse ne professent pas tous exactement la même opinion. Certains, par exemple, en s'appuyant sur le fait que dans le rêve, l'amputé retrouve la notion la plus parfaite du membre qu'il n'a plus, ont rapproché l'illusion du membre absent d'un phantasme onirique; d'autres se sont efforcés de remettre au jour la thèse psychologique du souvenir. Le membre fantôme ne serait ainsi que la reviviscence d'une collection de souvenirs dont le groupement assurerait la cohésion de toutes les qualités grâce auxquelles le membre absent se rapproche du membre réel jusqu'à se confondre avec celui-ci. Mais comment ne pas voir tout de suite la faiblesse de cette thèse si l'on se tient seulement à la définition du souvenir. Un souvenir est l'évocation d'un fait passé, nous le classons sur la ligne du temps, nous le différencions toujours, hormis les égarements si passagers de l'illusion du déjà vu ou du déjà vécu, des sensations et, des perceptions, des idées du moment présent. Or, l'illusion du membre fantôme est tout autre chose; la qualité foncière du membre fantôme c'est précisément son actualisation. « J'ai mon membre, je le sens aussi bien et même mieux que mon membre réel », nous répètent à l'envi nos amputés, « je le fais mouvoir, je distingue tel et tel doigt ». En vérité, le membre est si présent que l'amputé le mieux averti, à l'exemple de notre collègue Lobligeois, en vient à s'y tromper soi-même. Mais, ici encore, si cette théorie du souvenir ne peut être retenue en raison de son insuffisance, il n'en demeure pas moins évident que celle-ci est fondée sur un fait positif : à savoir que sans la réalité d'engrammes cérébraux, c'est-à-dire de traces, de résidus de sensations, le développement du membre fantôme ne pourrait se réaliser. L'illusion du membre absent ne peut se construire que grâce aux matériaux qui, eux, sont les souvenirs, ou mieux les engrammes inscrits dans la structure des circonvolutions du cerveau.

Aussi l'on comprend fort bien que telle lésion encéphalique dont le retentissement atteint profondément une partie essentielle du dispositif que nous avons en vue, entraîne, ainsi que le fait voir le cas de Henry Head, la disparition du fantôme, et l'on ne peut que s'accorder avec René Leriche lorsqu'il écrit dans son ouvrage sur la Chirurgie de la douleur : « Je me suis demandé plusieurs fois, à propos de cas rebelles, s'il ne faudrait pas, parfois, substituer aux opérations sympathiques ou médullaires l'excision des centres sensitifs du cortex ou chercher à agir sur les centres thalamiques. »

Observons toutefois que, d'après ce que nous savons du retentissement de ces deux variétés de lésions, corticale et thalamique, sur la représentation de notre corps, il serait beaucoup plus légitime de faire porter notre action sur le cortex dont la destruction supprime le schéma corporel que sur la couche optique (thalamus) dont la suppression n'entraîne pas les mêmes conséquences et malheureusement conduit à un syndrome horriblement douloureux et d'une désespérante durée.

Malgré l'assertion paradoxale émise récemment par O. Fœrster, que si l'on envisage la structure et la physiologie du membre fantôme à la lumière des connaissances que nous possédons sur l'image de soi, sur le schéma corporel, on ne touche point à la racine du problème, nous pensons, tout au contraire, que c'est précisément par la notion de l'image de notre corps que s'éclaire le mieux le mécanisme des membres fantômes, tant des amputés que des invalides de la moelle ou du cerveau. Ce membre fantôme, en réalité, qu'est-il donc, que représente-t-il, sinon la persistance d'une partie de notre schéma corporel ? Et, tout comme ce dernier, ce fantôme n'est-il pas une construction de notre esprit basée sur des fondements physiologiques dont les éléments essentiels se trouvent dans la profondeur des circonvolutions cérébrales ?

L'on comprend ainsi que défendre une thèse basée exclusivement sur les excitations périphériques ou, à l'opposé, soutenir une théorie essentiellement psychologique, c'est se vouer par avance à un échec.

Si nous voulons éclairer dans toutes ses parties la genèse du membre fantôme, il est indispensable de rassembler tous les éléments qui coopèrent à son édification, et donc de n'en négliger ni les conditions psychologiques ni les facteurs organiques. Si l'on se place de ce point de vue, et il faut bien s'y rendre, il apparaît que le dispositif organique qui sous-tend l'image fantôme du membre absent doit être considérée comme un tout (*as a whole*) et que dans celui-ci s'intègrent aussi bien les structures le long desquelles s'acheminent les excitations périphérique que les systèmes des centres encéphalo-médullaires où s'intègrent, en dernière analyse, les stimuli dérivés de l'extérieur comme aussi de l'intimité des tissus.

De cette manière, et de cette manière seulement, l'on peut comprendre comment l'image du membre fantôme peut revêtir un plus vif éclat non seulement par la stimulation de l'appareil périphérique du moignon, mais encore par l'excitation d'autres appareils sensitivo-sensoriels ou enfin, et ceci est encore mieux, par les modifications psychologiques créées par l'attention, la volonté, les émotions, c'est-à-dire par tout ce que nos prédécesseurs du XVIII<sup>e</sup> siècle appelaient les « mouvements de l'âme ».

Ce qui ressort, en dernière analyse, de la considération de l'illusion des amputés, c'est que l'image de notre corps apparaît beaucoup plus résistante à la destruction que notre morphologie. Le couteau du chirurgien, ou tel traumatisme, peuvent bien mutiler notre corps, retrancher une partie de notre moi physique, cette amputation n'atteint pas, du moins avec le même pas, la structure de notre esprit; et il faut de longues années pour voir l'amputé dont la raison et la prise directe des choses lui démontrent la mutilation qu'il a subie, se résigner dans le demi-jour de son subconscient à la suppression irrémissible d'une partie de son être physique dont toutes les forces ne cessent de tendre au maintien de l'intégralité.

# CHAPITRE VIII

## LA MÉCONNAISSANCE DE L'IMAGE CORPORELLE

### *L'hémiasomatognosie*
### *L'anosognosie*
### *Le syndrome d'Anton-Babinski*

Lorsque, en 1885, von Monakow montra que certains malades atteints de cécité par lésions corticales étaient capables de méconnaître la perte de leur vision et allaient même jusqu'à affirmer qu'ils voyaient clair, on put accueillir cette observation avec quelque scepticisme, mais bientôt les faits s'accumulaient qui prouvaient la réalité de la méconnaissance par un malade d'une affection aussi grossière et aussi éprouvante que la cécité (Rieger-Wolff-Dejerine-Violet, Redlich-Bonvinici). Avec Maurice Nicolas nous avons apporté un fait de cet ordre dans lequel le patient complètement privé de la vue prétendait l'avoir conservée et peuplait l'espace qui l'entourait d'hallucinations mobiles, à la fois auditives et visuelles, pauvres en couleur comme l'étaient d'ailleurs les représentations volontaires.

Mais il faut accorder à Anton le grand mérite d'avoir poussé plus que ses devanciers l'étude psycho-physiologique du phénomène que nous visons et qui n'est autre que la méconnaissance systématique par des malades dont les fonctions psychiques de jugement, de critique, de mémoire, d'intelligence, d'orientation spatiale ne sont pas grossièrement touchées et qui, d'autre part, ne sont nullement des déments ou des aliénés, de la réalité pourtant flagrante d'un déficit cérébral si profond qu'il détermine tantôt la cécité, tantôt la surdité, tantôt enfin l'hémiplégie. Non seulement, écrit Anton, les malades ne font aucun effort pour utiliser leurs membres paralysés, mais ils semblent ignorer leur paralysie et s'en désintéresser.

Malgré leur intérêt, les observations d'Anton ne retinrent guère l'attention car lorsque, quinze ans plus tard, Babinski apporta la première observation française où ce trouble singulier était parfaitement vu et analysé, la plupart des neurologistes ne laissèrent pas d'être surpris. Aussi plus tard, Babinski revenait sur la même question en apportant de nouveaux faits.

Pour caractériser la perturbation qu'il décrivait, Babinski proposa un mot qui fit fortune, celui d'*anosognosie* et pour spécifier l'indifférence que présentent certains sujets pour une affection qu'ils ne méconnaissent pas au même degré, l'expression d'*anosodiaphorie*.

Depuis Anton et Babinski, plusieurs neurologistes ont observé et publié des observations analogues et apporté des éclaircissements sur cette question qui touche directement au problème de l'image corporelle : retenons parmi ceux-ci Barré, Morris et Kaiser, Ludo van Bogaert, Garcin, sur les travaux desquels nous aurons l'occasion de revenir. Personnellement, il nous a été donné d'observer quatre cas de syndrome d'Anton-Babinski aussi démonstratifs qu'on peut le souhaiter.

Examinons donc les éléments qui forment les assises du syndrome que nous visons ici. Tout d'abord, un fait ne peut pas ne pas frapper l'attention : presque dans tous les cas, il s'agit d'un malade atteint d'hémiplégie gauche et, fait curieux, bien que le patient n'utilise pas ses membres gauches spontanément ni au commandement, la paralysie peut n'être pas complète.

Nous avons observé encore tout récemment un patient de soixante-dix ans chez lequel un foyer de ramollissement avait entraîné une hémiparésie facio-brachiale gauche des plus nettes, mais pendant deux semaines sans atteinte grave du membre inférieur, qui n'avait aucune notion d'un trouble quelconque du côté gauche. Mais ici, comme chez la plupart des sujets qui présentent le syndrome d'Anton-Babinski, les sensibilités profondes se montraient profondément altérées.

Ce déficit des sensations tactiles, kinesthésiques, arthrocinétiques, n'avaient pas échappé d'ailleurs aux premiers observateurs, et dès 1914 Dejerine, puis Babinski en 1918, en soulignaient l'importance. Toutefois, Babinski remarquait que si l'anesthésie profonde et la perte de la notion de position des segments des membres réalisent vraisemblablement les conditions nécessaires du phénomène, le déficit des fonctions de sensibilité ne l'explique pas tout entier : Il y a là, poursuivait Babinski, « une perturbation psychique très spéciale et il est vraisemblable qu'elle résulte d'une lésion corticale du cerveau ».

Le phénomène essentiel du syndrome, avons-nous indiqué, tient dans une ignorance qui semble systématique et volontaire de la paralysie ou de la parésie des membres; aussi l'on comprend que ce fait étrange ait surpris tous les observateurs. En effet, demande-t-on au patient de mouvoir le bras ou la jambe gauche? Il répond en offrant la main droite ou en soulevant le pied sain au-dessus du lit; si l'on insiste et si l'on va jusqu'à dire au malade : « N'êtes-vous donc pas paralysé du côté gauche? », celui-ci réplique par une franche négation. L'on poursuit : « Montrez-nous la main gauche ». C'est la main droite que le malade vous présente. L'on rectifie : « Mais ce n'est pas la main gauche que vous m'avez montrée, je répète, faites-moi voir la main gauche », et, derechef, c'est toujours la main droite qui vous est tendue. Bien plus encore, si l'on présente à notre patient sa propre main gauche, il ne la reconnaît pas pour sienne et la prend pour une main étrangère. « Non, ce n'est pas ma main », répète-t-il obstinément (Schilder, O. Pötzl, Garcin, Ajuriaguerra).

Cette fausse identification d'une partie du corps peut entraîner des réactions bien curieuses, ainsi qu'il en était dans un de nos cas. Il s'agit ici d'un homme âgé de soixante-huit ans, atteint d'hémiplégie gauche doublée d'hémianesthésie absolue et d'hémianopsie gauche. Bien que la paralysie du bras et de la jambe gauches fussent complètes, non seulement le malade ne s'en souciait pas et laissait voir par tout son comportement et ses paroles une euphorie discordante avec la réalité, mais encore il refusait d'admettre l'existence de sa paralysie. Il semblait que toute la moitié gauche de son corps eût disparu de sa conscience et de sa vie psychique.

Or, trois jours après l'attaque, ce malade nous déclare qu'une main étrangère vient se poser de temps en temps sur sa poitrine, ce qui le gêne et l'agace. « Cette main, dit-il, m'appuie sur le ventre et m'étouffe. » « Cette main m'agace, nous dit-il encore, elle n'est pas à moi et j'ai peur qu'elle ne me donne un coup de poing. » C'était surtout pendant les heures de la nuit que l'intrusion de cette main étrangère se faisait le plus sentir, et dans l'anxiété où il était de trouver à qui attribuer cette main singulière qui venait l'ennuyer, notre patient se demandait si ce n'était pas son voisin de lit qui lui faisait des farces.

L'anosognosie était ici des plus manifestes, car voici ce que nous écrivions : Lorsqu'on demande au patient de donner la main droite, il le fait très correctement; au contraire, lui commande-t-on de faire ce geste du côté gauche, il tend de nouveau la main droite en disant : « Voilà », mais il ne fait aucune allusion par geste ou par parole à son côté gauche paralysé. C'est comme s'il n'existait plus pour lui. D'autre part, si l'on demande au sujet s'il croit être paralysé, il répond : « Non, je ne le pense pas », et tandis qu'il prononce ces mots, il remue le bras droit.

Nous faisions remarquer aussi que le psychisme de ce malade présentait, en dehors de cette anosognosie, de singulières particularités. Bien que les fonctions de langage, de mémoire, de jugement et de critique, pour tout ce qui était en dehors de la paralysie, fussent conservées, l'humeur attirait l'attention par le contraste qu'elle formait avec la situation malheureuse de notre patient. Ici, comme chez d'autres anosognosiques, nous relevions une tendance à la plaisanterie, au coq-à-l'âne, une euphorie bien propre à étonner et qui s'apparentait au tour d'esprit des malades atteints de cette singulière moria que provoquent les lésions frontales du cerveau.

Dans d'autres cas, l'impression peut être si forte qu'elle entraîne l'apparition d'un véritable délire. Un malade de Pötzl, par exemple, prend sa main gauche pour un long serpent. Si on lui présente son bras paralysé, il répond : « Je ne sais d'où cela vient, c'est aussi long et aussi dépourvu de vie qu'un serpent mort. » A d'autres moments, le même patient prétend qu'une étrange personne se trouve dans son lit, à son côté gauche et le pousse comme pour le chasser.

Voici encore une observation bien ancienne, celle-ci de Biancone (1909), où l'on voit rapportée l'histoire d'une femme de soixante-douze ans, hémiplégique et hémianesthésique gauche, laquelle se montrait désorientée au point qu'elle prétendait que son côté gauche appartenait à une autre personne couchée près d'elle. Et lorsqu'on lui demandait de montrer le pied de cette étrangère, la patiente désignait son pied gauche.

Certains malades, eux, affirment que leur côté paralysé est aussi valide que le côté sain et que, s'ils le désiraient, ils seraient capables de marcher comme avant l'attaque qui les a frappés. Schilder fait également cette remarque qui nous ouvre des perspectives nouvelles sur la psychologie de ces curieux patients : si après avoir commandé à l'un d'eux de lever en même temps les deux bras, et après avoir constaté que seul le membre droit a exécuté le mouvement, l'on explique au malade que l'ordre était non pas de soulever en l'air le seul bras droit mais les deux, il vous riposte avec assurance que le bras gauche, lui aussi, a été levé. Bien qu'aucun déplacement des membres paralysés n'ait été réalisé, le sujet a l'impression d'avoir exécuté l'ordre qui lui a été donné; il semble donc, et le fait n'a pas été suffisamment apprécié, que le malade soit victime d'une illusion de mouvements volontaires assez analogue à celle de l'amputé qui fait agir à sa volonté son membre fantôme.

Remarquons aussi un fait singulier. De même que, bien souvent, l'extrémité du fantôme d'un amputé semble séparé du tronc par un « espace vide », un « abîme », l'anosognosique peut éprouver la sensation que sa main gauche est complètement détachée de son corps. Il est à peine besoin de rappeler que les anosognosiques ayant, en général, perdu la notion de la moitié gauche de leur corps, s'orientent fort mal lorsqu'on leur demande de montrer avec la main droite saine telle ou telle région de leurs membres paralysés.

L'orientation somato-psychique peut être si perturbée qu'un malade d'Albrecht atteint d'hémiplégie gauche consécutive à une tumeur de l'hémisphère droit avait perdu toute notion relative à la situation de son bras gauche : « Il doit être quelque part à gauche », déclarait-il. « Quant au pied, il doit être bien au-dessous ». Il est malaisé d'imaginer plus défectueuse représentation d'une motié de l'image de soi. Cependant, voici un exemple encore plus saisissant que nous devons à Engerth. Un sujet alcoolique ayant été atteint d'hémiparésie gauche, au cours d'une crise de délire éprouve l'impression que toute la moitié gauche de son corps ne lui appartient plus, bien mieux encore : qu'elle s'est séparée de son corps. Et cette moitié lui apparaît fixée à un crochet où l'on suspend les bêtes abattues. Le malade était, de son métier, abatteur d'animaux.

C'est au même ordre de faits que se rattachent les remarquables observations mises au jour récemment par Ludo van Bogaert (Anvers). La première de celles-ci se réfère à un homme de trente-neuf ans frappé d'hémiplégie droite consécutive à un gliome étendu de l'hémisphère gauche. Ce malade se plaignait de ressentir des douleurs très pénibles dans la jambe et le pied droits, mais, en outre, des sensations spécialement désagréables issaient de toute la moitié droite, laquelle semblait appendue à la personne du malade « comme un corps mort », comme un accessoire inutile et gênant. A ce sentiment de dépersonnalisation physique s'ajoutaient des phénomènes encore beaucoup plus singuliers :

le pied et la jambe du côté droit se mettaient dans des positions bizarres : à table sous la chaise du voisin, en auto elles semblaient s'engager entre les barres d'un strapontin. Et ce n'était qu'avec peine que le patient dont l'attention était enfin attirée sur ces membres encombrants, pouvait les dégager comme l'on déplacerait un objet gênant.

Avec beaucoup d'à propos, L. van Bogaert souligne que l'anosognosie chez ce patient n'était que relative et surtout intermittente, tandis que, cependant, l'altération du schéma corporel tenait la place de premier plan dans le syndrome clinique. Remarquons avec notre auteur que l'anosognosie présente ici cette particularité d'être transitoire et péniblement consciente : lorsque l'image de la moitié droite du corps oubliée reprend sa place dans la conscience, « elle s'y dresse comme une personne étrangère, intruse, anormale, rappelant en cela la perception des membres fantômes » des amputés.

Bien d'autres observations témoignent que l'hémiasomatognosie peut n'apparaître que fugitive : au début d'une hémiplégie sévère, par exemple, et persister seulement pendant quelques jours. Mais, dans certaines circonstances, le propre de la perte de l'appropriation à la personnalité de tout un côté du corps et spécialement le gauche est de ne se manifester que par éclipses. Il en est ainsi dans les paroxysmes de l'apoplexie. En voici un exemple que nous prenons chez Guttmann. Il a trait à un ancien blessé de guerre dans la région temporale droite qui, plusieurs années après le traumatisme, fut atteint de crises épileptiques dont l'annonce, l'aura, était faite du sentiment étrange que la main gauche lui devenait étrangère, n'appartenait plus à son corps, en même temps que la tête se tournait du côté gauche. Nous retrouverons des faits analogues mais plus complexes encore au chapitre où nous traitons de l'héautoscopie.

***

Si l'hémiasomatognosie et l'agnosie de Babinski appartiennent à l'histoire de l'hémiplégie sévère en rapport avec une lésion cérébrale profonde, surtout de l'hémisphère droit, il existe des faits qui témoignent de la réalité de formes dégradées ou frustes du syndrome que nous avons en vue. Ici, l'hémiplégie se montre si rudimentaire que le trouble moteur a pu passer inaperçu pendant quelque temps.

L'observation suivante que nous devons à L. van Bogaert en est le témoignage. Ce fait se rapporte à un malade âgé de cinquante-quatre ans, ancien paludéen et artérioscléreux dont le comportement laisse apparaître plusieurs singularités. A table, il s'accoude du côté gauche, plonge le coude dans une assiette de potage chaud sans paraître éprouver ni sensation, ni étonnement; tantôt il renverse les objets avec le bras gauche, sans s'en douter. D'après son comportement, on peut penser que ce sujet néglige toute la moitié gauche de son corps. Des erreurs se manifestent également lors de l'exécution d'actes qui exigent la participation des membres symétriques. Un exemple : lorsqu'on attire l'attention du sujet sur la mauvaise attitude de ses membres gauches, il reconnaît l'exactitude de la remarque, regarde son bras avec étonnement, en corrige la position vicieuse, mais au prochain geste les erreurs se reproduisent.

Ainsi qu'il ressort de l'étude analytique que nous venons de poursuivre, le syndrome d'Anton-Babinski ne peut plus être tenu pour la simple méconnaissance d'une affection, ainsi que pourrait le laisser entendre le terme d'anosognosie. En réalité, ce complexe symptomatique comprend des éléments différents et qu'il importe de distinguer.

Comme le fait remarquer très judicieusement R. Klein, il apparaît légitime de distinguer dans le syndrome d'Anton-Babinski deux ordres de faits : les premiers dont le caractère majeur consiste non pas dans l'indifférence du sujet vis-à-vis de troubles pathologiques grossièrement apparents et qui relèveraient de l'anosodiaphorie, mais dans la méconnaissance systématique d'une maladie telle que l'hémiplégie, ainsi que dans le refus du sujet d'accepter la réalité de la perturbation dont il est atteint. Pour exprimer et faire entendre la qualité du trouble psychique dont le syndrome est la manifestation frappante, le terme d'anosognosie paraît spécialement approprié. Les seconds tiennent dans une mutilation du schéma corporel physio-morphologique, tout ensemble, comme il en va chez les amputés que ne hante point l'image d'un membre fantôme. Ici, toute une moitié du corps a perdu son intégration dans la vie psychologique et apparaît comme véritablement séparée (abgespaltet) du reste de la personnalité physique du sujet. Et cette demi-corporalité, non seulement le sujet peut ne s'en soucier point et se comporter comme si cette partie de son corps lui était indifférente et étrangère, mais il peut aussi la qualifier faussement, en attribuer la propriété à autrui; enfin avoir l'illusion d'en saisir les apparences sensibles sous la forme de sensations cinesthésiques, tactiles et même visuelles dont le groupement et la synthèse réalisent une demi-image de soi, complètement évadée de la représentation conscience du schéma corporel, semblant vivre d'une vie propre et hallucinante.

C'est pour qualifier ces faits que le terme de hémiasomatognosie semble le mieux justifié.

*
**

### *Les fondements anatomiques du syndrome d'Anton-Babinski*

Dans les pages précédentes, nous n'avons eu garde de dépasser le cadre des maladies organiques du cerveau, et il n'est aucun des faits que nous avons rappelés dont l'origine cérébrale n'ait fait sa preuve soit par ses manifestations cliniques, soit par les constatations anatomiques directes auxquelles il donna lieu. Qu'il se soit agi de tumeurs, d'artériosclérose, et surtout de foyers vasculaires hémorragiques ou malaciques, toujours la lésion cérébrale s'affirmait éclatante. Aussi sommes-nous tout naturellement conduits à nous demander si l'hémiasomatognosie et l'anosognosie ne sont pas commandées par des lésions, sans doute diverses par leur nature, mais étroitement parentes par leur localisation encéphalique.

On pense bien que cette question, plusieurs neurologistes, avant nous, se la sont posée, et l'on ne sera pas surpris qu'ils en aient proposé, chacun, une solution assez personnelle.

Il est cependant un point sur lequel l'accord est presque réalisé : celui de la localisation des foyers morbides dans l'hémisphère cérébral droit, chez le droitier. Dans les quatre cas de syndrome d'Anton-Babinski que nous avons pu étudier, l'hémiplégie frappait, ici encore, exclusivement le côté gauche.

Une localisation identique se retrouve dans les observations publiées par Anton, Babinski, Pötzl, P. Schilder, Barré et ses collaborateurs, L. van Bogaert, Albrecht, Biancone. Et bien que Paul Schilder rapporte l'observation d'un anosognosique atteint d'hémiplégie droite, lequel prétendait que son côté droit ne lui appartenait plus, que ses membres n'étaient plus ses propres membres, que son bras et sa jambe droits avaient été fracturés, nous ne saurions en rien souscrire à l'affirmation qui nous surprend sous la plume d'un auteur aussi averti que Menninger-Lerchenthal, que l'anosognosie proprement dite, par opposition à l'hémiasomatognosie est conditionnée par une altération de l'hémisphère gauche. Quelques exceptions mises à part, et celles-ci ne sont que rarissimes, tous les faits s'inscrivent contre cette interprétation.

Il est bien évident que la qualité de la lésion cérébrale ne peut être ici que d'une importance très minime puisque sur le terrain physiopathologique, ce qui compte c'est uniquement la profondeur et l'étendue de la destruction des appareils nerveux.

Lésion de l'hémisphère droit, avons-nous dit, mais superficielle ou profonde, corticale ou sous-corticale, ou tout ensemble cortico-sous-corticale?

Un esprit aussi perspicace que Babinski ne pouvait pas ne pas remarquer qu'une perturbation d'ordre psychique, telle se révélait l'anosognosie, ne pouvait guère reconnaître comme cause organique qu'une lésion corticale. Et, de fait, dans la plupart des cas publiés, le cortex cérébral de l'hémisphère droit se montre le siège de destructions grossières; mais il faut reconnaître que plusieurs observateurs signalent l'atteinte conjointe de la substance sous-corticale et même, chose beaucoup plus importante, des formations basilaires : couche optique, radiations optiques de Gratiolet, ganglions striés.

Dans son récent mémoire, Ludo van Bogaert met un très vif accent sur l'altération du grand relais cérébral des voies de la sensibilité : le thalamus ou couche optique.

Que l'on ne s'y méprenne point cependant, si cet auteur prend en grande considération la destruction dont le thalamus se montre affecté dans un de ses cas, c'est beaucoup moins pour rendre compte de l'hémiasomatognosie que pour expliquer l'invasion de douleurs angoissantes dans cette moitié du corps où les mouvements échappant au contrôle de la représentation consciente montraient un si bizarre comportement.

Ainsi que nous l'avons fait remarquer, tout récemment, à propos d'une observation personnelle démonstrative, il est remarquable de constater que les lésions exactement limitées à la couche optique dont le retentissement sur toutes les sensibilités s'avère si manifeste et si constant, n'entraînent point, par elles-mêmes, l'anosognosie d'Anton-Babinski. Que le syndrome thalamique interdise au patient hémianesthésique de s'orienter sur la moitié du corps dont les sensibilités ont disparu, la chose ne signifie point qu'il s'agisse ici d'hémiasomatognosie; celle-ci exige, est-il besoin de le rappeler, la conservation d'un certain degré de sensibilité. Un de nos malades atteint de lésion destructive du thalamus gauche qui avait perdu toutes les sensations superficielles et profondes sur tout le côté droit ne doutait pas de l'existence de ses membres anesthésiés et se les représentait visuellement. Et cependant la motricité automatique et réflexe du bras échappait au contrôle du sujet dont la main renversait des objets, brisait assiettes et verres sans que celui-ci s'en doutât.

***

### *Comment comprendre l'hémiasomatognosie et l'anosognosie du point de vue psycho-physiologique?*

Bien que ces deux manifestations ne soient pas complètement superposables, trop de liens les unissent, tant du point de vue semiologique qu'anatomique, pour que nous soyons en droit de les réunir dans un même essai d'interprétation. Ainsi que l'a admirablement fait remarquer, dès sa première présentation, Babinski, l'anosognosie répond très certainement à une modification de l'état psychologique; et pour expliquer cette manifestation, un déficit de la sensibilité aussi profond qu'on le peut imaginer ne suffit point. Force nous est donc d'aborder ce problème difficile par ses deux faces : la neurologique et la psychologique, puisque les faits nous ont démontré la réalité de lésions cérébrales sinon de localisation fixe, du moins affirmant une singulière électivité pour la région pariétale droite chez le droitier.

Qu'une lésion thalamique associée à l'altération corticale apporte une note particulière au syndrome, nous en doutons moins que personne, mais qu'une destruction limitée à la couche optique soit capable d'entraîner à elle seule l'éclosion du complexus clinique décrit par Anton et Babinski, il est impossible de l'admettre car trop de faits y contredisent formellement. Nous rappellerons, une fois encore, que dans trois de nos cas d'hémiasomatognosie, le syndrome clinique répondait exactement à l'oblitération progressive de l'artère sylvienne droite dont on n'ignore pas que la conséquence est la destruction très étendue des circonvolutions, laquelle contraste avec la conservation du thalamus dont l'irrigation est assurée par l'artère cérébrale postérieure; dans notre dernier fait l'oblitération de l'artère sylvienne s'est attestée, tout ensemble, par la symptomatologie et les constatations anatomiques. La couche optique était intacte.

Les observations rapportées par V. Stockert, Schilder, O. Pötzl, Hoff et Pötzl, L. van Bogaert, confirment la thèse que nous défendons. Ce dernier auteur, par exemple, insiste sur le fait que chez un de ses malades atteint d'algo-hallucinose par altération pure de la couche optique, « il n'y avait pas d'anosognosie vraie », la région corticale étant intacte.

Mais si nous pensons que les destructions des formations sous-corticales dont l'expression clinique peut être la suppression des sensibilités sur toute la moitié exposée du corps ne peut être tenue pour le fondement anatomique aussi bien de l'hémiasomatognosie que de l'anosognosie, n'en concluons pas que le schéma postural ne soit, dans les faits de ce genre, considérablement modifié, car le sujet dont la couche optique est détruite a perdu le sentiment de la moitié du corps devenu anesthésique. Toutefois la représentation, l'image des membres anesthésiés n'est pas séparée du schéma corporel; ainsi que nous l'exprimait un de nos patients atteint d'hémianesthésie thalamique: « J'ignore absolument où sont mes membres droits, mais je ne doute pas de les posséder, je me les représente très bien dans leur action et j'imagine leurs postures bien que celles-ci ne correspondent pas à la réalité. »

Ainsi donc, les données que nous tenons à la fois de la clinique et de l'anatomie pathologique nous obligent à nous tourner du côté de la corticalité cérébrale pour y découvrir les altérations responsables du syndrome que nous étudions.

Mais ici nous nous heurtons à un sérieux obstacle : l'étendue des lésions cérébrales dans les cas que nous visons. Que l'on envisage les faits publiés par Pötzl, L. van Bogaert, V. Stockert, Pötzl et Hoff, Lhermitte, une constatation demeure valable pour tous : l'extension très vaste de la destruction corticale. Dans un de nos cas, tout le territoire de l'artère sylvienne se montrait ramolli. Est-ce assez même de parler de destruction corticale? Non pas, car d'une manière constante, les lésions s'étendent aux territoires sous-corticaux. Et l'on peut même se demander si la mutilation du cortex laisse intacte la grande commissure interhémisphérique : le corps calleux.

Les données anatomiques que nous possédons montrent effectivement que les fibres commissurales interhémisphériques ne sont, en général, pas ménagées par la lésion et que, de ce fait, certaines actions qui exigent pour leur réalisation la coopération des deux hémisphères peuvent être sévèrement troublées.

Toutefois nous nous garderons d'en conclure, à l'exemple de certains neurologistes, que l'adultération de la commissure interhémisphérique soit une des conditions de l'anosognosie. Ne voyons-nous pas, bien fréquemment, des destructions très étendues du corps calleux chez des malades qui ne laissent reconnaître rien qui ressemble au syndrome d'Anton-Babinski.

Si l'on considère dans leur ensemble les données qui nous sont fournies par les documents anatomiques, un fait nous frappe : la prédilection des lésions pour les circonvolutions pariétales et spécialement la circonvolution pariétale inférieure et ses prolongements, la première circonvolution temporale, le gyrus supra-marginal et la deuxième circonvolution temporale, le gyrus angulaire ou pli courbe.

Mais si nous admettons comme réalité la prééminence des altérations morbides sur la deuxième circonvolution pariétale et ses plis de passages avec le lobe temporal, pouvons-nous préciser davantage la topographie des déficits cérébraux dont l'hémiasomatognosie et l'anosognosie sont les conséquences ? Bien que les données recueillies nous apparaissent encore trop clairsemées pour nous autoriser à décider la réponse à donner à cette question, qui n'est, on le comprend, qu'une des faces du grand problème des localisations cérébrales, nous pouvons cependant nous autoriser d'un cas dont nous avons poursuivi l'étude anatomique avec notre collaborateur J.-O. Trelles, et qui sur le point que nous visons nous apporte quelques précisions.

Le malade dont nous évoquons l'histoire présentait une hémiasomatognosie gauche des plus typiques; l'orientation droite-gauche était complètement perdue; à tel degré que, si l'on demandait à ce sujet de tendre la main droite puis la gauche, c'était toujours la droite qui était obstinément offerte.

Et notre malade, bien qu'il eut gardé intacte la force motrice de ses membres et la presque intégralité de ses sensations superficielles et profondes, en arrivait à nous dire : « J'ai perdu le côté gauche, je ne puis comprendre comment je suis devenu comme cela. » Ajoutons que nous retrouvions chez ce patient le trouble qui a été si bien analysé par A. Pick (Prague) sous le terme *atopognosie*, lequel consiste dans l'impossibilité où se trouve le sujet de préciser l'endroit du corps où il a été touché, piqué, effleuré, pincé.

Une telle perte de l'autotopognosie associée à l'hémiasomatognosie gauche (sans anosognosie vraie), et contrastant avec la conservation intégrale de toutes les facultés supérieures ainsi que de la sensibilité et de la motricité, nous avait incités à rendre responsable de ce syndrome une lésion du lobule pariétal inférieur dans la région du pli de passage de la deuxième pariétale vers la deuxième temporale. Or, l'étude anatomique qui fut poursuivie très complètement sur coupes microscopiques sériées, nous révéla l'existence d'une lésion corticale bilatérale aussi pure qu'on pouvait le souhaiter et intéressant le lobule pariétal inférieur ainsi que le gyrus supra-marginal d'une part et le gyrus angulaire ou pli courbe, d'autre part.

Cette lésion d'atrophie pure, et donc d'ordre abiotrophique, indépendante de tout foyer vasculaire et d'artériosclérose, se marquait, à l'œil nu, par la réduction de la substance grise et de l'axe blanc des circonvolutions pariétales inférieures des deux côtés et, au microscope, par la diminution de nombre et de volume des éléments nerveux. Nous étions donc en présence d'une atrophie cérébrale circonscrite et localisée au territoire pariétal, à une maladie de Pick étroitement limitée.

Partant de ces constatations, nous faisions remarquer que les lésions que nous avions sous les yeux ne pouvaient être fortuites ni tenues pour les effets du hasard et qu'enfin nous étions obligés d'admettre une relation de causalité entre la topographie de la destruction symétrique des circonvolutions pariétales inférieures et les symptômes qu'avait présentés notre patient.

Nous ajoutions à cette conclusion l'observation que, précisément, la région du sillon interpariétal qui borde la deuxième circonvolution pariétale est dotée d'une structure particulière, comme l'a montré Elliot Smith. L'on sait, en effet, que cet anatomiste a décrit dans le fond de ce sillon une strie dénommée *bandelette visuelle sensorielle* (sensory visuel band) et pour laquelle O. Pötzl a proposé le terme de *strie interpariétale,* bandelette qui s'étendant en avant jusqu'à la circonvolution pariétale ascendante (ou post-centrale) au sein de laquelle, on le sait, s'effectuent les intégrations sensitives, se prolonge en arrière dans les circonvolutions occipitales, siège des intégrations des processus visuels. Bien que nous n'ayons eu garde d'élaborer des hypothèses trop simplistes ou trop aventurées, nous faisions remarquer que l'atteinte de la bandelette sensorielle visuelle qui par ses deux extrémités touche d'une part à la sphère tactile (*Die Fühlsphäre* de Münck) et, d'autre part, aux centres de perceptions visuels, pouvait, dans une certaine mesure, nous expliquer le défaut que la clinique nous faisait appréhender et nous faire comprendre la raison de la dissolution des corrélations fonctionnelles, visuelles, tactiles, kinesthésiques, ainsi que le défaut de synthèse des sensations et des représentations, synthèse qui demeure la condition la plus certaine de l'édification et du maintien de l'image de notre corporalité.

C'est tout près de cette observation que l'on peut classer un fait anatomo-clinique publié dans tous ses détails par Hoff et Pötzl, et dont voici le résumé.

Une femme de soixante-dix ans est atteinte en quelques jours d'une perte de la sensibilité de tout le côté gauche : la motricité est conservée mais la patiente est dans l'impossibilité de reconnaître les attitudes comme les mouvements de ses membres gauches. Dès les premiers jours après cet incident, cette malade s'étonne de n'avoir plus qu'une seule main : la droite. Quand on lui présente sa propre main gauche, elle la rejette en éprouvant un sentiment de malaise et s'écrie : « Pourquoi donc ai-je trois mains? » La notion d'orientation droite-gauche semble très compromise car, dans la conversation, la malade confond incessamment les deux côtés.

Vient-on à placer la main gauche dans le champ visuel, la patiente déclare qu'elle ne la voit pas. Et cependant celle-ci fait des efforts pour atteindre par la vue ou le tact cette main gauche qu'elle cherche obstinément sous la couverture.

L'on remarque, enfin, que la malade accompagne son discours de gestes expressifs de la seule main droite; mais si on prend cette main et qu'on la fixe, la malade exécute les mêmes gestes avec la main gauche. Il en va tout de même pour le pied : le gauche ne peut être mobilisé volontairement que si le droit est préalablement fixé. On observe également des syncinésies d'imitation exécutées avec le bras gauche. La malade succomba au bout de dix jours d'observation et l'autopsie révéla, contrastant avec l'intégrité des territoires cérébraux irrigués par les artères cérébrale antérieure et postérieure, un foyer de ramollissement localisé au gyrus *supramarginal* et au gyrus angulaire (pli courbe) de l'hémisphère droit.

Nous sommes ainsi amenés par les faits à admettre que la région du lobule pariétal inférieur et de ses deux plis de passage vers le lobe temporal constitués par le gyrus supra-marginal et le gyrus angulaire ou pli courbe représentent la région la plus sensible du dispositif cérébral qui sous-tend notre image corporelle. Remarquons avec Hoff et Pötzl que les patients atteints de cette lésion localisée n'ont pas nécessairement perdu la motricité, qu'ils sont aptes à exécuter des gestes expressifs automatiques, tandis que les mouvements dissociés et commandés par une pure volition sont abolis.

Il semble donc que l'état de ces sujets puisse être considéré comme l'opposé des amputés armés d'un membre fantôme illusionnel, lequel se meut à leur volonté et se montre capable d'exécuter les gestes et les mouvements les mieux définis.

Mais si, comme l'expérience nous le montre chaque jour chez les sujets atteints de foyers vasculaires, à la destruction limitée de la partie du cerveau que nous avons vue représenter la partie la plus essentielle sans doute du dispositif qui sous-tend et maintient notre image corporelle, se joint un autre foyer destructif et, surtout, lorsque celui-ci atteint les formations sous-corticales qui servent de relais aux sensibilités, qu'advient-il? C'est précisément cette question que se sont posée H. Hoff et O. Pötzl dans un de leurs plus importants mémoires.

A cette variété d'asomatognosie que caractérisent les mouvements syncinétiques et expressifs mais non intégrés dans la conscience du sujet et que celui-ci rejette comme étrangers à sa personnalité, dont, par surcroît, il se montre affligé et dérouté, l'on pourrait opposer d'après Hoff et Pötzl un autre type dans lequel les membres dont le sentiment est perdu, demeurent réellement immobiles alors que, par un singulier contraste, le patient a l'impression d'être capable de les mouvoir à sa volonté. Comment ne pas immédiatement apercevoir la parenté de ce syndrome avec celui que nous avons étudié au chapitre des membres fantômes? Et comment aussi ne pas se demander la raison de cette différence que nous fait voir le comportement de nos sujets?

En s'appuyant sur un fait anatomo-clinique dans lequel on voit une anosognosique gauche hanté d'hallucinations de mouvements des membres gauches dont il a perdu le sentiment et pourvu de membres fantômes analogues à ceux des amputés, être atteint d'une double altération cortico-pariétale et thalamique, Hoff et Pötzl arrivent à cette conclusion que c'est la destruction conjointe de la couche optique et du cortex pariétal qui réalise les conditions organiques de l'hémiasomatognosie et de l'illusion cinétique caractéristique des membres fantômes.

Poussant plus loin leur analyse, ces auteurs émettent l'hypothèse que l'illusion du membre fantôme s'explique par le fait que la sphère kinestheso-tactile isolée de toutes les afférences périphériques, demeure sous l'influence d'excitations qui, issues de l'hémisphère gauche opposé, lui parviennent par la voie de la commissure inter-hémisphérique : le corps calleux.

Sans doute, l'hypothèse ingénieuse élaborée par Hoff et Pötzl peut apaiser la curiosité de quelques esprits, mais pour notre part nous apercevons trop crûment les côtés faibles de cette thèse pour la faire nôtre. Et nous avons fait après Pierre Marie, H. Head, de Monakow, K. Goldstein, R. Mourgue, trop souvent le procès de la doctrine outrancière des localisations cérébrales pour y revenir une fois de plus.

Que l'on tienne pour assuré que si l'anatomie pathologique du système nerveux reste encore aujourd'hui une discipline à laquelle il est très dangereux de se soustraire si l'on veut se garder de verser dans les illusions faciles et décevantes qui furent de mode au siècle dernier, l'étude des lésions cérébrales ne suffit point à nous donner la raison des phénomènes cliniques, surtout lorsque ceux-ci se jouent, ainsi que le dit Montaigne, « à la couture de l'âme et du corps ».

Retenons seulement de cette étude un peu aride des conditions anatomiques de l'image de notre corps, que celles-ci ne sont pas vaines ou imaginaires mais bien réelles, que le schéma corporel tel que nous l'entendons après H. Head, P. Schilder, van Bogaert, O. Pötzl, repose sur un support anatomique dont nous saisissons, grâce aux documents anatomo-cliniques, la pièce maîtresse qui figure dans la région pariétale inférieure droite, chez le droitier, sans pour cela que l'influence de la sphère pariétale symétrique puisse être tenue pour négligeable.

Nous nous en voudrions d'alourdir un développement déjà trop étendu mais nous ne pouvons pas ne pas mentionner que la thèse selon laquelle l'anosognosie et l'hémiasomatognosie dépendent d'une altération limitée de l'hémisphère droit et plus précisément du lobule pariétal inférieur et de ses ramifications vers le lobe temporal (gyrus supramarginal et tyrus angulaire) tend de plus en plus à être acceptée par les neurologistes. N'est-ce pas Klein qui soutient que c'est dans l'hémisphère cérébral droit que s'effectue la synthèse des éléments dont est construit le schéma corporel? N'est-ce pas K. Menninger-Lerchenthal qui montre que les phénomènes d'héautoscopie partielle ou totale sont liés à une altération de la même région? N'est-ce pas Gurewitch, enfin, qui, à l'exemple de Hoff et O. Pötzl, décrit deux variétés de syndrome pariétal : l'un que déterminent les lésions postérieures qui diffusent vers le pôle occipital et dont l'expression clinique répond à des altérations profondes du schéma corporel accompagnées de perturbations des représentations visuelles et d'un sentiment de dépersonnalisation; l'autre en rapport avec des lésions se prolongeant en avant vers la circonvolution post-centrale siège de la sensibilité générale (Die Körperfühlsphäre), et s'extériorisant par des illusions des sensibilités tactile et cinesthésique ainsi que par des modifications partielles de l'image de soi.

Au premier de ces complexes anatomo-cliniques conviendrait le terme de syndrome pariéto-occipital, au second celui de syndrome pariéto-post-central.

Mais si Klein, Menninger-Lerchenthal, Gurewitch, O. Pötzl entendent bien affirmer que le syndrome d'Anton-Babinski trouve son origine organique, matérielle, dans une destruction limitée à la région pariétale inférieure droite, il n'entre pas dans la pensée de ces auteurs que la fonction qui apparaît détruite ou grossièrement perturbée dans l'anosognosie, soit incluse dans la région cérébrale dont nous constatons la désorganisation. Déjà Anton déclarait que la lésion cérébrale, qu'il supposait être à la base de la méconnaissance de la paralysie, devait être telle qu'elle interrompait la conduction nerveuse des faisceaux unitifs de territoires cérébraux très distants les uns des autres, et Pötzl n'hésite pas à supposer que, dans certains cas, la modification cérébrale peut être non plus organique, constatable, mais seulement dynamique.

Ainsi que le fait remarquer Menninger-Lerchenthal, le schéma corporel ne peut être considéré comme un système rigide mais doit être tenu pour la résultante de forces sans cesse en action, ainsi d'ailleurs que le soutenait Henry Head. Observons, enfin, que cette image de notre corps n'est pas seulement une représentation, une idée que nous nous faisons de notre personnalité physique; en celle-ci s'incorporent les traces de nos mouvements, en elle aussi s'inscrit une partie de notre passé. Ce schéma corporel considéré en soi-même ne peut donc être emprisonné dans des limites fixes, car l'on n'a pas oublié que l'image de notre moi physique que nous dotons de sensibilité est soumis à des variations extrêmes d'amplitude selon que nous concentrons notre attention sur telle ou telle de ses parties. Bien plus encore, à ce schéma s'incorporent parfois les objets que nous manipulons, les outils dont nous nous servons, les vêtements qui nous enveloppent. Devons-nous redire encore que l'image de soi ne se limite point au revêtement tégumentaire mais que celle-ci enveloppe les choses dont nous nous servons pour agir. Cela étant admis, et comment n'en pas reconnaître la réalité? Il serait bien vain de chercher à découvrir dans le système nerveux un dispositif fixe et rigide comme soutien organique d'une image si variable, si chargée de sens et d'histoire que l'est, en réalité, l'image de notre corps.

⁂

### *Le problème de l'hémiasomatognosie et de l'anosognosie envisagé du côté psycho-biologique*

Toutes les fois que les anatomo-cliniciens tendent à expliquer un fait d'ordre psychique, ou mieux, à trouver entre une perturbation psychologique et une altération matérielle du cerveau une corrélation de causalité, il ne manque jamais d'esprits qui s'insurgent contre une pareille prétention. Et le problème de l'anosognosie n'a pas échappé à cette règle. Nous nous souvenons, nous qui avons assisté aux séances de la Société de Neurologie où Babinski développait le thème que l'on connaît sur l'anosognosie, avoir entendu de sourdes critiques, qui d'ailleurs ne furent point publiées, mais qui toutes visaient à refuser à une lésion limitée de l'encéphale la capacité d'engendrer un trouble de la nature de l'asomatognosie et de l'anosognosie.

Dans les pays de langue allemande, Redlich et Bonvicini ont repris le même thème : savoir qu'une lésion cérébrale limitée comme le supposaient Anton puis Babinski ne pouvait pas être tenue pour responsable d'un trouble psychique aussi général que celui que l'on observe dans le syndrome que nous visons; que, en vérité, l'anosognosie et l'hémiasomatognosie devaient être rapportées à un trouble de l'attention tel qu'on l'observe dans le syndrome de Korsakoff, où les malades dont la mémoire et l'attention sont troublées, oublient leurs membres paralysés et ne se doutent point des perturbations grossières de leurs facultés dont leur entourage s'émeut légitimement.

La démonstration que l'on propose : à savoir qu'un trouble général du psychisme est à la base de l'anosognosie, et donc, par corollaire, qu'une lésion cérébrale limitée ne peut en être la cause réelle, en s'appuyant sur l'exemple de la psycho-polynévrite de Korsakoff, ne nous paraît pas fondée; et la comparaison de ces deux syndromes n'est pas heureuse. Que la méconnaissance d'une affection ou d'une maladie ne se limite point à l'anosognosie de Babinski, qui l'a jamais contesté? Et Pierre Marie, dès la communication de Babinski, a immédiatement relevé le fait. Mais peut-on en déduire l'invalidité de la thèse défendue par Anton et Babinski, auxquels se sont joints O. Pötzl, Albrecht, P. Schilder, van Bogaert, pour ne citer que les neurologistes les plus éminents? Assurément non. Ici encore, la question est mal posée. Quand nos contradicteurs affirment qu'un trouble général de l'esprit comme celui qui commande l'anosognosie ne peut être engendré par une lésion étroitement circonscrite, ceux-ci s'imaginent que l'on entend, comme conséquence, superposer au dispositif nerveux détruit, ou morcelé par la lésion, la fonction que la clinique nous montre altérée, désorganisée, effondrée. Or, la réalité est tout autre, du moins pour tous les neuropsychiatres qui reconnaissent à l'asomatognosie et à l'anosognosie une origine organique précise. Disciples de Hughlings Jackson, ceux-ci n'ont garde de confondre altération organique et abolition d'une fonction. La première peut bien être circonscrite dans l'espace, mais non la seconde qui est la résultante d'une quantité d'actions et de réactions, dont la maladie peut altérer la mise en œuvre mais dont l'essence est à l'adaptation à une situation nouvelle. Ce que les Bergson, les Pierre Marie, les Henry Head, les Goldstein, les Mourgue ont dit de l'aphasie ou de l'apraxie vaut aussi bien pour l'asomatognosie et l'anosognosie.

Précisons encore notre pensée : si nous sommes persuadés que la somatognosie peut être altérée ou supprimée dans un côté du corps par le développement d'une lésion cérébrale limitée à la région pariétale, nous n'entendons nullement intégrer dans les circonvolutions pariétales tout le mécanisme qui sous-tend la fonction de la somatognosie, pas plus que nous ne songeons à situer tout le dispositif du langage dans telle zone étroite du cerveau que l'on voudra choisir. Dans notre esprit, la zone pariétale, et plus spécialement celle d'hémisphère droit, chez le droitier, répond seulement à la partie la plus sensible du dispositif matériel de la somatognosie mais elle n'est rien de plus.

Mais si, à l'heure actuelle, la plupart des neurologistes reconnaissent au syndrome d'Anton-Babinski une origine cérébrale nettement déterminée, tous ne s'accordent point sur la manière dont agit la lésion causale. Certains attribuent l'anosognosie à la perte des sensibilités, d'autres, tels que Hoff et Pötzl, à l'isolement de systèmes corticaux et sous-corticaux dont la coordination, ou mieux la syntonisation se trouve affectée par la lésion cérébrale, d'autres encore à une perturbation des fonctions qui régularisent l'équilibre et les attitudes des différents segments de notre corps.

Mais ce sont là conceptions purement psycho-physiologiques qui ne peuvent, on le devine, donner satisfaction à tous les psychologues. Et Walther Riese, par exemple, en dépassant le cadre étroit de la physiologie, s'efforce de découvrir dans la biologie les raisons mêmes qui créent l'amputation psychique d'un membre comme aussi la création d'un membre fantôme illusionnel. En bref, pour cet auteur, dont la pensée et le sens clinique sont profonds, la désorganisation de l'image de soi et sa réorganisation, dont l'aboutissement est la création d'un membre illusionnel, résultent de la perturbation de la grande fonction d'adaptation qui régit nos conditions d'existence. C'est parce qu'il ne se résigne pas à une mutilation brusque ou « catastrophique » que l'amputé garde pendant tant d'années l'image vivante du membre qu'il a perdu et c'est dans un désir de complétude qu'il faut chercher l'origine de fantômes que nous observons chez les malades atteints de lésions cérébro-spinales spécialement désorganisatrices. Et c'est pourquoi aussi, lorsque le retranchement d'un membre a été précédé d'une longue période de maladie au cours de laquelle le patient a pu s'accoutumer à son infirmité, le membre fantôme peut ne jamais apparaître ou demeurer tout éphémère.

L'on connaît les tendances psychanalytiques de Paul Schilder dont les travaux sur l'image corporelle (The Body image) sont si remarquables, et l'on s'étonnerait à bon droit que cet auteur ne rattachât pas à quelque mécanisme inconscient l'anosognosie. Sans se ranger complètement à l'opinion de Redlich et Bonvicini, Schilder cependant leur accorde que l'état psychique de l'anosognosique ne laisse pas de montrer quelques traits qui l'apparentent au syndrome de Korsakoff : même désintérêt de la situation présente, même refus de se rendre à l'évidence de la paralysie, même euphorie avec tendance aux calembours. Et à la racine de tout cela, on trouve sans doute un mécanisme apparenté avec celui qui commande un désir inconscient. Cependant, dans l'anosognosie, le désir inconscient se montre enraciné plus profondément dans une lésion organique. Aussi devrait-on parler plutôt d'une répression organique ou des effets d'un organique inconscient.

Il n'en demeure pas moins, poursuit Schilder, que Redlich et Bonvicini se sont mépris en soutenant que dans tous les cas, l'imperception de l'image corporelle recelait à sa base un tel mécanisme.

D'après P. Schilder l'anosognosie répondrait à « un mécanisme focal et à une répression focale organique ». Sans doute, notre auteur considère que les termes de répression organique (organic repression) qu'il utilise, pourraient être mal compris et ne pas recevoir l'interprétation qui leur convient car il s'efforce de préciser sa pensée. « Lorsque j'emploie, écrit Schilder, l'expression derefoulementorganique, j'entends insister sur le fait que nous avons affaire à un phénomène qui, sur le plan structural, répète ce qui se passe dans les autres modes de refoulement que nous situons sur le plan du psychisme. Cette répression organique focale aussi bien que toute répression organique en général, s'accompagne souvent d'attitudes psychiques lesquelles sont en partie identiques à celles que conditionne la répression psychique. » « Le phénomène est ainsi basé sur la communauté profonde par laquelle se relient la vie psychique et la vie organique. »

Cette attitude organique focale entraîne à sa suite des désirs inconscients et même conscients. Et cela est vrai aussi pour toute attitude générale organique. « Lorsque survient un besoin d'oublier la moitié de son corps, le patient développe rapidement des désirs conscients et inconscients corrélatifs de la pulsion primitive. »

En dernière analyse, l'anosognosie serait l'expression d'une attitude tout ensemble organique et psychique liée à des désirs conscients et inconscients d'oublier, de ne pas voir, de ne pas admettre la réalité d'un appauvrissement de la personnalité physique.

# CHAPITRE IX

## DE L'ASOMATOGNOSIE TOTALE

### *L'Evanouissement de l'image corporelle*

Jusqu'ici nous n'avons envisagé que les conditions qui président à l'effacement partiel de l'image de notre corps, à sa fragmentation; dans le présent chapitre nous voudrions aborder le problème de l'évanescence complète, totale de notre image et des conséquences qu'elle entraîne dans l'esprit.

Dans une observation remarquable de pénétration et bien oubliée aujourd'hui, O. Foerster rapportait un cas singulier. Il s'agissait d'une femme âgée de cinquante ans, anxieuse et phobique par intermittences, qui fut atteinte d'un trouble étrange : elle avait perdu le sentiment général de son corps, la représentation de l'image corporelle : « C'est, disait-elle, comme si je n'existais plus, je n'ai plus la notion de moi-même, je ne sens plus ma tête, je ne sens pas mes yeux; je ne sens ma main que lorsqu'elle est touchée par quelqu'un ou par quelque chose. Dehors, je me sens mieux, quand le vent me fouette le visage. » Cette impression singulière ne se limitait pas chez cette patiente à sa propre personne mais elle s'étendait aussi à autrui. Ainsi, elle ajoutait : « Je ne vois plus rien comme auparavant, je ne peux plus rien reconnaître des personnes ou des objets, je ne puis plus me représenter la figure des personnes, même celle de mon mari, non plus que l'aspect des objets qui me sont familiers. » Et malgré cette perturbation profonde, la malade n'offrait aucun désordre des sensibilités générales ou spéciales. Il s'agissait donc d'un trouble très particulier dont l'origine devait être cherchée dans une altération de la représentation et du sentiment spécifique qui vient s'ajouter à toute sensation qualifiée. Pénétré comme il l'était de l'enseignement de C. Wernicke, il était difficile à O. Foerster de ne pas conclure à l'existence d'une suspension de la fonction de la somatopsyche; à une affection de cette somatopsyche que Wernicke opposait à la thymopsyche et à la noopsyche.

Mais voici que ce syndrome dont Cotard avait entrevu quelques éléments, de même que Pierre Janet, fit l'objet, quelques années après la publication du travail de Foerster, de recherches dont l'exposé prend aujourd'hui un singulier caractère d'actualité, de la part de E. Bernard-Leroy, de G. Deny et P. Camus.

Nous avons personnellement examiné, à plusieurs reprises, dans le service de notre très regretté maître Gaston Deny à la Salpêtrière, la malade qui fit l'objet du mémoire que nous visons et nous avons encore présent au souvenir les discussions suscitées par le cas de cette malade qui semblait bien énigmatique. Dans ses traits essentiels l'observation de G. Deny et P. Camus se superpose exactement à celle de Foerster. Ici encore, il s'agit d'une femme âgée de quarante-sept ans, anxieuse, très émotive et sujette à des crises de nerfs. Chacune de ces crises semble avoir été marquée par un épisode éphémère de confusion mentale suivi d'amnésie. A la suite de la dernière crise, la patiente dont la lucidité et la conscience étaient redevenues normales, fait part d'un trouble étrange qu'elle ne comprend pas et dont elle explique difficilement les singulières particularités : « Je suis atteinte, dit-elle, d'une insensibilité générale. »

« Je ne me sens plus, comme je me sentais autrefois; je ne sens plus mes membres, je ne sens plus ma tête, je ne sens plus mes cheveux. Il faut sans cesse que je me touche pour savoir comment je suis. Il me semble que tout mon corps est changé, parfois, c'est comme s'il n'existait plus. Quand je touche un objet, cela fait comme si ce n'était pas moi qui sens. Je ne suis plus comme j'étais. Je ne puis pas me retrouver, je cherche à penser et je ne peux pas me représenter. C'est affreux, cette insensibilité. Ça me fait comme un vide. » Et tandis qu'elle parle, cette malheureuse se gratte le corps, se touche la tête, les épaules, le cou, se tire les cheveux. Toujours sa robe est entr'ouverte afin de pouvoir, à tout moment, palper sa poitrine.

Insensible au chaud comme au froid, il nous souvient d'avoir vu cette malade complètement dépouillée de tout vêtement dans la pleine rigueur de l'hiver, se tirant les seins, se frappant la poitrine en disant : « Non, je n'ai plus de corps, je suis comme morte. » Au lit, la malade ne se rend plus compte de la position occupée par ses membres, elle doit les mouvoir, frotter ses jambes l'une contre l'autre pour les sentir et reconnaître leur situation.

Elle ajoute : « Je ne sais comment je suis dans mon lit, je cherche mon corps, mes jambes; le matin je me demande comment la nuit s'est passée. »

Lorsque sa bouche est close, la malade ne retrouve plus sa langue, elle la croit située dans le fond de sa gorge.

Le sentiment de déréalisation ne se limite pas à la propre personne de la malade mais s'étend à l'entourage : « Le monde, poursuit-elle, me paraît changé. Les personnes et les choses me font l'effet de fantômes, comme si elles n'étaient pas réelles. Quand mon mari et mes enfants viennent, ils ne me semblent plus aussi réels qu'autrefois. Je les reconnais cependant. »

Il n'est pas jusqu'aux souvenirs et aux représentations qui ne soient altérés dans le même sens. « Je ne peux plus m'imaginer la figure de mes parents ni l'intérieur de ma maison, ni les endroits que je connais le mieux. »

Malgré l'intensité et l'extension des perturbations des sensations, des perceptions, des représentations et même des souvenirs, malgré aussi la violence de l'anxiété, de la tristesse qui par crises devient un tel désespoir que la malade a tenté, à plusieurs reprises, de mettre un terme à ses jours, la lucidité de l'intelligence, la critique, la conscience de l'état morbide n'ont jamais fléchi.

Ajoutons enfin que l'examen des différentes fonctions somatiques n'a révélé absolument aucun phénomène anormal, à l'exception toutefois de ce qui nous intéresse le plus, la représentation de l'image corporelle.

Comme y insistèrent très justement les observateurs, G. Deny et P. Camus, les fonctions de sensibilité ne se montraient point altérées ni diminuées; une piqûre, un contact, l'application d'un tube froid et d'un tube chaud étaient immédiatement perçus, localisés et identifiés; tout objet placé dans la main immédiatement défini. Il en était tout de même pour les organes sensoriels : vue, ouïe, gustation, olfaction. Remarquons cependant que bien que la malade reconnût exactement la sensation de la piqûre, les excitations douloureuses, nociceptives n'entraînaient que peu de réactions. Ainsi, le pincement violent de la peau ne déterminait pas de retrait du membre excité; à plusieurs reprises, des furoncles ont dû être ouverts au thermocautère sans que la malade réagît, bien que la vue de l'appareil ait provoqué une légitime émotion.

Peut-être s'agit-il ici de la curieuse manifestation étudiée par

P. Schilder sous la dénomination d'asymbolie pour la douleur et qui consiste en ce que les patients ont perdu la notion de la valeur protectrice de toute excitation douloureuse.

A l'époque où observaient E. Bernard-Leroy, G. Deny et P. Camus, la notion de l'image corporelle n'avait pas encore été identifiée et les travaux de Pierre Bonnier étaient demeurés dans l'ombre. Aussi les parfaits observateurs que furent G. Deny et P. Camus ne s'efforcèrent-ils pas, comme tout neurologue le ferait aujourd'hui, de spécifier, en termes exprès, les modifications apportées par l'état morbide au schéma postural, à l'image de soi. Cependant, si les mots n'y sont pas, la chose s'y trouve. G. Deny et P. Camus indiquent très exactement que le sens des attitudes des membres n'est pas normale, que la patiente ne peut préciser sans le contrôle de la vue, l'attitude que l'on a donnée à l'un de ses membres; pour qu'une réponse soit fournie, il faut que la malade déplace activement celui-ci.

D'autre part, si tact et piqûre sont localisés, il est remarquable d'observer que les contacts délicats sont mieux perçus quand la région stimulée se trouve sous le contrôle de la vue.

Ainsi donc, voici deux exemples presque exactement superposables d'un syndrome original et dont la physionomie très particulière semble bien propre à susciter l'attention. Ne voyons-nous pas, en effet, se manifester ici en pleine lumière, une dissociation assez singulière des fonctions d'intégration des sensations et des perceptions, comme aussi apparaître une décoloration de toute la frange affective qui entoure et enveloppe chacune de nos sensations?

N'avons-nous pas sous les yeux une expression morbide qui est presque la contre-partie de celle qui caractérise le syndrome thalamique? Dans celui-ci, en effet, la coloration affective des sensations apparaît exaltée au degré le plus extrême, surtout dans le sens du désagréable, du pénible et de la douleur, quoique non pas exclusivement, ainsi que l'a fait voir Henry Head.

Ce que laissent reconnaître, au contraire, les patientes observées par O. Foerster, G. Deny et P. Camus, c'est précisément la suppression de la tonalité affective et sentimentale dont toute sensation complète s'enveloppe. De là, les expressions pittoresques dont le langage de ces malheureux patients est émaillé, car rien ne leur est plus malaisé que de définir ce qui manque à leurs perceptions.

Cependant pour aussi essentielle que nous tenions cette dissociation dans le domaine des sensations et des perceptions, celle-ci ne constitue qu'un des fondements du syndrome : le fait capital, et ce n'est pas nous qui le déclarons tel, mais les malades eux-mêmes et spontanément, c'est la perte de la conscience de leur personne physique. « J'ai perdu mon corps, je n'ai plus de corps », répètent-ils à l'envi, et sans se lasser. Mieux encore que la malade de O. Foerster, la patiente de la Salpêtrière analyse son trouble à merveille lorsqu'elle dit : « Je ne me représente plus mon corps, je ne peux pas me retrouver, je ne sens plus ma tête, ni mes membres, il faut sans cesse que je me touche pour savoir comment je suis. » L'impossibilité ou l'extrême difficulté où se trouve la malade de définir la position de ses membres sans le contrôle de la vue et sans le secours des mouvements actifs constitue un fait non moins significatif de la perte de la somatognosie ou, en d'autres termes, de l'effacement de l'image de soi.

Comment donc O. Foerster, G. Deny et P. Camus interprètent-ils les manifestations curieuses qu'ils décrivent?

Selon Foerster, fervent disciple de C. Wernicke, l'essence du trouble morbide doit être cherchée dans une afonction de la somatopsyche. Mais comment convient-il d'entendre ce terme. Devons-nous identifier la somatopsyche de Wernicke à l'ensemble des sensations organiques qui nous viennent du jeu de chacun de nos organes y compris de nos viscères? Si nous acceptons cette manière de voir, ne risquons-nous point de confondre somatopsyche et cénesthésie, cette notion si vague et si amorphe que d'aucuns ont appelée conscience du sympathique, ce qui ne veut rien dire mais donne la raison des âpres critiques d'un Pierre Bonnier et d'un Paul Schilder? A bien lire C. Wernicke et ses disciples, il n'en est rien, et sur ce point comme sur tant d'autres, le neuro-psychiatre de Breslau nous a apporté des clartés nouvelles. Ce qu'a fait voir Wernicke et son école c'est que toute perception pour être complète, et donc assimilée correctement à la conscience, requiert la collaboration de deux éléments distincts : l'un spécifique ou sensoriel lié à la qualité de l'appareil récepteur des stimuli : rétine, nerfs de l'audition, du goût, de l'odorat, corpuscules tactiles, l'autre organique ou myopsychique qui résulte de la sensation de l'activité musculaire, c'est-à-dire du mouvement exécuté par chaque organe pour adapter l'appareil sensoriel à l'excitant périphérique.

Or, cette donnée n'est nullement comprise dans la conception vague et amorphe de la cénesthésie. Et c'est pourquoi les travaux de Foerster, de G. Deny et P. Camus marquent une période de l'évolution de nos idées sur la connaissance que nous prenons de notre corporalité, aussi bien qu'ils précisent un syndrome neurologique des plus particuliers. Que l'on remarque bien que ces manifestations étudiées par nos auteurs n'ont pas laissé d'être observées avant eux, mais imbus de la théorie de la cénesthésie, G. Deny et P. Camus se sont arrêtés dans leurs recherches juste au point où la question prenait un intérêt considérable du point de vue psychobiologique.

Encore que sous la plume de G. Deny et P. Camus revienne l'expression de cinesthésie et de cénestiopathie, ceux-ci se gardent bien de demeurer attachés à l'ancien concept que ces mots représentent, et au terme de leur scrupuleuse analyse, ces auteurs concluent dans le même sens que Wernicke et Storch en affirmant, contre les tenants de la psychologie pure, que la disparition des sensations organiques ou myopsychiques normalement associées à nos perceptions sensorielles suffit à rendre compte du doute puis de la négation de la réalité corporelle.

Tout en reconnaissant ce qu'apportèrent de nouveau C. Wernicke, Storch, de Bück dans notre connaissance du mécanisme de nos perceptions, on ne peut se refuser à admirer les vues singulièrement pénétrantes et originales d'un chercheur isolé dont la qualité du langage malheureusement ne répond pas à celle de la pensée : Pierre Bonnier. Dès après la publication de G. Deny et Camus, Bonnier se livra à une critique mordante de la cénesthésie et démontra d'une manière péremptoire que, bien avant C. Wernicke, il avait fait voir que toute sensation et toute perception renferment deux opérations distinctes : la première spécifique qui fournit l'image sensorielle, la seconde qui conditionne l'appréciation des points de l'espace subjectif, le corps, et de l'espace objectif : le monde extérieur, où se situent, d'une part, l'origine du stimulus et, d'autre part, le point d'application de l'excitant sur le revêtement sensitivo-sensoriel.

Et, reprenant les observations publiées par lui en 1893, Bonnier établit que si le sentiment que nous tirons de l'activité de nos muscles en action dans la perception peut jouer un rôle dans l'édification et le maintien de notre personnalité, la fonction du sens de l'espace dont le dispositif essentiel semble être l'appareil vestibulaire (voir chapitre II) y prend une part encore plus large; que l'on peut observer des phénomènes très analogues à ceux qu'ont étudiés Foerster, Deny et Camus chez les malades dont l'intégrité des sensations musculaires est certaine mais dont l'appareil labyrinthique est déréglé par des perturbations violentes bien qu'éphémères.

La thèse essentielle dont s'efforce de démontrer l'exactitude Pierre Bonnier, à propos de l'observation de Deny et Camus, tient en ceci que contrairement à ces auteurs, ce n'est point dans l'affaiblissement ou la disparition des sensations d'activité musculaire qu'il faut voir la cause du sentiment de l'évanescence corporelle ou de déréalisation, mais dans le défaut de localisation intra-organique, c'est-à-dire dans le manque d'attribution des sensations à une personnalité somatique étendue et distribuée dans l'espace. En d'autres termes, selon Bonnier, il faut chercher la faille qui désorganise le système fonctionnel grâce auquel nous intégrons nos perceptions et nos sensations, dans le déficit de la figuration spatiale des choses dont la sensation persiste. Et ramassant en quelques mots, l'essentiel de sa pensée, P. Bonnier écrit que dans les cas de ce genre, *ce qui est lésé, c'est le schéma de notre corps,* que ce soit par *aschématie* ou anesthésie limitée à la notion topographique, ou *paraschématie* ou *hyperschématie.*

Il n'est pas besoin de souligner à quel degré la conception de P. Bonnier rejoint l'idée que nous nous faisons aujourd'hui des perturbations que nous visons. La perte de la conscience du corps que présentent les malades de Foerster, de Deny et P. Camus et que le premier de ces auteurs considère comme l'expression de l'afonction de la somatopsyché et pour laquelle les seconds proposent le terme d'acénesthésiopathie (1), n'est pour P. Bonnier que le témoignage de l'aschématie et, pour nous, de l'asomatognosie totale.

Qu'on le remarque, sous la disparité des termes, une même idée se retrouve : celle d'une fonction spéciale d'intégration des sensations et des perceptions à notre personne physique, à ce corps dont nous ne cessons d'avoir présentes, à la frange de notre conscience, la forme, l'attitude et la situation dans l'espace.

Quel vocable convient le mieux, dans quelle catégorie de perturbations mentales doit-on ranger le syndrome dont nous venons d'esquisser les traits les plus marquants? Il importe peu à ceux qui savent la vanité des mots et la fragilité des classifications psychiatriques. Ce qui demeure, c'est la réalité d'un désordre neuropsychique à nul autre

(1) Ce terme n'a pas été retenu et ne pouvait pas l'être car il exprime exactement le contraire de l'idée qu'il vise à rendre.

semblable dans lequel la représentation de l'image du corps est engagée, non point d'une manière quelconque mais, comme l'ont très bien vu G. Deny et P. Camus et O. Foerster, sous un angle particulier. Sans reprendre ici tous les éléments dont le groupement constitue les fondements du syndrome que nous visons et en négligeant le désordre de la sphère affective qui apparaît comme un facteur contingent et accessoire, rappelons que le sentiment de la perte de la corporalité n'entraîne pas les mêmes réactions psychologiques que celles que nous avons reconnues aux hémiasomatognosiques, aux anosognosiques selon le mot de Babinski. Autant ceux-ci demeurent indifférents à l'effacement de leur demi-image corporelle, autant même répudient-ils leurs troubles et rejettent-ils même comme étrangers à leur personnalité les membres paralysés dont le sentiment d'appartenance s'est évaporé, autant les asomatognosiques complets, les aschématiques de Bonnier, les acénesthésistes de G. Deny et P. Camus, autant tous ceux qui sont atteints d'afonction de la somatopsyché selon Foerster, s'inquiètent de ne plus sentir et de ne plus être capables de se représenter leur propre corps. De celui-ci, la notion n'est pas complètement perdue, car ne serait-ce que par le truchement des perceptions visuelles, les sujets identifient les différents segments de leurs membres; ce qui fait défaut c'est, expressément, la représentation du moi physique, l'appréciation des positions qu'occupent dans l'espace ses multiples segments, enfin le sentiment d'appartenance au moi. Le sujet voit son corps, le palpe sans parvenir à se persuader que c'est bien sa propre chair qui sent et se déplace. Nous sommes donc réellement en présence d'une asomatognosie totale puisque le sujet voit son corps et ne le reconnaît pas.

# CHAPITRE XI

## IMAGE CORPORELLE ET ACTIVITÉ MOTRICE

Si nous réfléchissons, ne fût-ce que sommairement, aux conditions qui président à la réalisation d'un acte volontaire, il est impossible de ne pas voir immédiatement que toute action de cet ordre exige, préalablement à son accomplissement, la connaissance de l'image de notre corps, de l'image de soi. Aussi bien, dès ses premiers travaux, Liepmann insistait sur la nécessité d'un plan d'anticipation motrice dans lequel, bien que notre auteur ne l'ait pas exprimée, et pour cause, se trouve incluse une représentation schématique de notre corporalité.

Observons cependant que si ce plan d'action existe, celui-ci n'apparaît pas à la pleine lumière de notre conscience; ce que nous appréhendons nettement, c'est le but auquel tend notre activité, les détails du mouvement se déroulent seulement à la frange de notre connaissance. Est-il besoin de rappeler que nous visons ici seulement les actes qui exigent une délibération et que l'on spécifie par la dénomination d'actes volontaires; or l'observation journalière montre que ceux-ci peuvent être rendus très difficiles par suite d'une lésion cérébrale tandis que les actes automatiques, instinctifs et, *a fortiori,* les actions réflexes continuent d'être réalisées correctement. Mais si tout acte volontaire comporte nécessairement pour son achèvement une connaissance plus ou moins consciente de notre personnalité corporelle, cet acte requiert aussi la notion de l'objet vers lequel est dirigé cette activité. Et cet objet peut être soit notre propre corps, soit une partie du monde extérieur. Dans le premier cas, la connaissance de l'image de soi répondra, est-il besoin de le souligner, à une double exigence.

Mais cette connaissance que nous prétendons retrouver à la base de notre activité, de quelle nature est-elle, quels en sont les fondements? De toute évidence, et nous l'avons déjà montré au chapitre du développement de l'image corporelle, cette représentation de notre image est faite de résidus de perceptions et de sensations d'ordre divers mais surtout de nature cinesthésique et visuelle — au moins chez les voyants. Que l'on ne croie pas cependant que, quand nous parlons d'éléments visuels avec Goldstein et Gelb, nous entendions sous ces termes de véritables images visuelles sensibles; non, ces mots traduisent, à notre sens, plutôt une pensée visuelle ou une représentation visuelle subliminale, selon l'expression même que nous propose Schilder. Chez le voyant, l'image subliminale du corps acquiert une telle importance que l'on a vu des sujets incapables d'agir, d'imiter un mouvement, parce que cette représentation leur faisait défaut.

A côté de celle-ci, les images cinesthésiques alimentées par les sensations articulaires (arthrocinétiques), musculo-tendineuses et cutanées demeurent essentielles. Ajoutons qu'il est très probable que, dans de nombreux cas de pathologie, le déficit d'une de ces deux variétés de représentation corporelle trouve une suppléance dans la représentation de l'autre ordre.

Enfin, observons aussi que les gestes « abstraits » ou symboliques exigent pour leur achèvement une connaissance beaucoup plus actuelle et plus vivante de l'image de soi que les mouvements qui visent à nous mettre en contact avec le monde extérieur.

Si tous les éléments dont nous venons de rappeler la réalité, parce que ceux-ci demeurent la base ou la source de tout mouvement volontaire, peuvent être retrouvés par une analyse introspective de l'activité motrice consciente et volontaire, ces éléments apparaissent avec beaucoup plus de relief dans les désorganisations de la fonction cinétique que provoquent les processus morbides. Ici encore, la pathologie se montre un facteur d'analyse et de dissociation infiniment plus efficace que le meilleur expérimentateur.

Examinons donc ce que nous proposent les données recueillies par les neuro-pathologistes.

*
**

*Somatognosie et apraxie*
*L'influence des troubles de la pensée spatiale sur les fonctions motrices*

Ainsi qu'on a pu le voir dans le court aperçu du chapitre précédent, notre activité motrice volontaire exige pour sa réalisation complète et régulière que le sujet qui agit possède une connaissance, au moins « subliminale », de sa corporalité, c'est-à-dire de l'image de son corps, faute de quoi non seulement les gestes mais tous les actes appliqués soit au sujet lui-même (activité réfléchie ou réflexive), soit au monde extérieur manqueront non seulement de précision et d'efficacité mais même ne pourront être que difficilement ébauchés.

Que nous montrent donc sur ce point les faits pathologiques? Tel est le problème qu'il nous presse d'aborder.

Mais, auparavant, quelques indications sommaires sur les anomalies de l'activité gestuelle et cinétique sont indispensables.

L'on sait que l'activité motrice de l'homme peut être altérée, modifiée, désorganisée de bien des manières : par suite d'une insuffisance de l'innervation motrice telle que les paralysies, les parésies la réalisent, en conséquence aussi de l'incoordination des mouvements telle qu'on l'observe à la suite des lésions qui atteignent les dispositifs régulateurs cinétiques (voies des sensibilités profondes, cervelet, couche optique, cortex cérébral), par l'affaiblissement ou la destruction des facultés supérieures qui suppriment chez l'individu la possibilité de la concrétisation de l'idée d'un mouvement compliqué et adapté à un but précis. Mais en dehors de ces causes bien connues déjà des pionniers de la neuropathologie, il est une autre variété de troubles du mouvement dont la première description reste attachée au nom de Liepmann : c'est l'apraxie.

Encore que, depuis Liepmann, la conception des apraxies ait subie de très importantes modifications, il n'en demeure pas moins que tous les neurologues admettent la réalité d'une perturbation particulière de la psychomotricité caractérisée par ce fait que les patients qui en sont atteints quoique ne présentant aucun trouble des mouvements élémentaires, aucune incoordination au sens étroit du terme ni aucune paralysie motrice ni sensitive, se montrent cependant incapables d'exécuter les mouvements *volontaires* réfléchis, symboliques, transitifs ou intransitifs, tandis que les mouvements instinctifs et automatico-réflexes sont préservés.

En partant de vues théoriques, Liepmann avait divisé l'apraxie en plusieurs variétés, idéatoire, idéo-motrice et motrice ; celles-ci furent d'ailleurs retenues dans le monde de la neurologie pendant de nombreuses années. Aujourd'hui, tout en ne méconnaissant point que le désordre moteur de l'apraxie peut se présenter sous des aspects assez différents les uns des autres, on ne considère plus, en général, que les divisions imaginées par Liepmann expriment des catégories spécifiquement tranchées. Chez nombre de malades, l'apraxie idéatoire se combine avec l'apraxie motrice, ainsi que l'a fait voir A. Pick. Et c'est sans doute ce qui explique que dans leurs travaux sur l'apraxie et la dissolution de la fonction cinétique, de Monakow et son collaborateur Brun (de Zurich) se sont appliqués exclusivement à décrire des types cliniques d'apraxie sans chercher à imposer une classification basée sur l'anatomie ou la physio-pathologie. Cette tendance, nous la retrouvons chez Charles Foix et son élève Morlaas dont les recherches visent à démontrer que seule l'apraxie idéo-motrice réalise la véritable apraxie; l'apraxie idéatoire n'étant, en réalité, qu'une *agnosie d'utilisation* des objets et l'apraxie motrice pure de Liepmann un trouble d'ordre paralytique d'origine centrale.

Ce simple exposé fait apparaître immédiatement comment peuvent chevaucher les concepts d'apraxie et d'agnosie et comment des neurologues éminents en arrivent à intriquer l'idée de trouble de l'activité motrice, ou « praxie », avec l'idée de la reconnaissance, ou « gnosie ». Mais ne nous montrons pas sévères pour ces auteurs, car la réalité leur donne en partie raison, et l'étude impartiale d'un apractique permet bien souvent de reconnaître, mêlé au déficit moteur, un déficit non moins net de la fonction gnosique. Ainsi se trouve justifiée la position prise par Grünbaum (1930) pour lequel aucune barrière ne peut être élevée entre les apraxies et les agnosies; toute agnosie et toute apraxie étant, au vrai, une apractognosie.

A ce mouvement se joignirent d'éminents neurologistes tels que Heveroch, Poppelreuter, Otto Sittig (Prague) dont le récent ouvrage sur l'apraxie restera une très remarquable mise au point de la question que nous avons en vue dans ce chapitre. Mais si nous devons, et c'est là aussi notre opinion, considérer l'apraxie comme *une* dans son essence, il convient d'en rechercher, pour chaque cas concret, l'origine première, de même que devant une incoordination cinétique nous nous efforçons de démêler la lésion causale organique et d'établir le mécanisme de cette perturbation.

On comprendra que notre intention n'est pas de reprendre ici une étude des causes et de la physiopathologie des apraxies, car cet ouvrage n'a rien d'un manuel de neuro-pathologie, notre propos consiste simplement à montrer qu'il est au moins un type morbide pour lequel on peut retrouver l'origine et la source de l'apraxie dans une altération de l'image corporelle et des rapports de celle-ci avec le monde qui nous entoure.

Avec nos collaborateurs Gabrielle Lévy, J. de Massary, Kyriaco, J.-O. Trelles, nous avons pu recueillir, depuis 1925, trois observations dans lesquelles il nous a été possible de mettre en lumière à l'origine du déficit praxique *un trouble qualifié de la pensée spatiale* envisagée dans son sens le plus plein, nous voulons dire, de la représentation de l'espace extérieur et des objets que chaque être normal possède par rapport à sa personnalité physique. (Lhermitte et J.-O. Trelles)

Un de nos patients, âgé de soixante-dix-huit ans, atteint d'apraxie bilatérale et incapable d'exécuter le moindre mouvement expressif ou symbolique (signe de la croix, salut militaire, applaudissement), de tracer le moindre caractère, ou encore de dessiner la plus élémentaire figure géométrique, laisse reconnaître aussi une perturbation telle de l'image corporelle et du sens de l'espace que ce patient ne *peut* même pas reproduire avec les membres du côté droit les attitudes imposées aux membres symétriques en l'absence, bien entendu, de troubles de la sensibilité profonde. Tout se passe, écrivions-nous avec notre regretté collaborateur le Dr Gabrielle Lévy, « comme si les connexions étaient rompues entre certaines représentations spatiales et certains mouvements volontaires en corrélation avec celles-ci ».

Ce qui rend, de toute certitude, très difficile l'étude de l'apraxie, c'est que dans la plupart des cas observés, le trouble moteur n'est pas pur de toute contamination aphasique ou démentielle. Non point que les patients soient de véritables déments ou des sujets incapables de comprendre le langage verbal et de s'exprimer par des mots, mais en ce sens que la pensée verbale et la pensée tout court, l'intelligence, ne sont pas absolument préservées. En sorte que, comme l'a jugé Henry

Head, par exemple, l'on *peut* penser que la perturbation qui s'affirme au cours de l'exécution des actes compliqués est liée à un déficit de la *verbalisation,* c'est-à-dire à une impossibilité plus ou moins absolue d'exprimer telle conception de mouvement à l'aide de mots, ainsi que la psycho-physiologie l'exige, d'après l'éminent neurologue de Londres. Sans doute, sur ce point, il est permis de ne pas se ranger à l'opinion soutenue par Sir H. Head et de ne point admettre que la transposition des mouvements nécessite une symbolisation verbale, mais il n'en reste pas moins que la présence de troubles aphasiques chez un sujet *affecté* d'apraxie constitue une source d'erreurs qu'il est impossible de supprimer.

Aussi l'observation que nous avons pu établir du point de vue clinique avec nos collaborateurs de Massary et N. Kyriaco et du point de vue anatomo-pathologique avec J.-O. Trelles nous paraît-elle digne de mériter une certaine attention. Dans ce fait, en effet, le malade atteint d'apraxie ne présentait pas la moindre altération de la fonction du langage non plus d'ailleurs que la plus légère modification régressive de l'intelligence, de la mémoire, du jugement, de l'affectivité ni des perceptions. Et pourtant notre patient laissait voir une combinaison de l'apraxie motrice avec l'idéo-motrice la plus franche.

Non seulement notre homme ne pouvait exécuter les mouvements intentionnels réfléchis tels, par exemple, que se gratter le menton, toucher sa moustache ou son oreille, mais les gestes imitatifs apparaissaient, eux aussi, très imparfaitement réalisés.

Il n'était pas jusqu'à l'activité motrice la plus simple qui ne fut compromise. Demandait-on, par exemple, au malade d'ouvrir la bouche, de gonfler ses joues, de tirer la langue, il n'y parvenait point malgré ses efforts, et devant son impuissance qui le *déroutait,* il répétait sans cesse : « Je comprends bien ce que vous me demandez, mais je ne peux pas le faire; je ne peux plus rien, c'est épatant. »

Mais si les gestes et les mouvements expressifs, imitatifs et réfléchis se montraient ainsi très altérés, que dire des activités symétrique motrice et transitive, dont la première exige pour être effective le concours de deux membres symétriques et la seconde l'utilisation des objets? Ouvrir une porte avec une clef, allumer une bougie, placer une lettre dans une enveloppe, tout de même qu'applaudir étaient impossibles à exécuter. Cette dernière apraxie qu'il conviendrait, selon Foix et Morlaas, de désigner des termes d'agnosie d'utilisation se montrait si prononcée qu'elle s'étendait à l'activité instinctive et aux habitudes les mieux inscrites dans notre psychisme : celle de se vêtir, par exemple.

Comme nous l'avons dit plus haut, il nous était impossible d'insérer ce cas d'*apraxie pure* dans une des catégories établies par les classiques puisque, dans ce fait, se mêlaient de la manière la plus intime les symptômes de l'apraxie idéatoire, ceux de l'apraxie idéo-motrice d'une part, et des manifestations d'agnosie, d'autre part. Nous nous sommes donc demandé si à la base de ce syndrome, il ne serait pas possible de trouver une altération particulière qui permettrait de lier ensemble ces manifestations d'une activité motrice anormale. Et l'analyse nous révéla, qu'effectivement, notre malade présentait un trouble particulier du sens de l'espace, eût dit P. Bonnier, ou mieux de la *pensée spatiale* associé à une asomatognosie partielle telle que nous l'avions déjà rencontrée avec Gabrielle Lévy chez deux apraxiques.

Rappelons une dernière fois que, dans ce cas, la dissolution de la somatognosie s'avérait telle que le patient en avait une claire conscience lorsqu'il nous déclarait désolé : « J'ai perdu mon côté gauche; je ne puis comprendre comment je suis devenu comme cela. »

L'autotopoagnosie de A. Pick se montrait donc des plus évidentes.

Mais, du point de vue auquel nous nous plaçons dans cet ouvrage, nous devons remarquer que, comme nous l'écrivions avec J.-O. Treiles, le schéma corporel se montrait profondément modifié et désorganisé et que l'apraxie s'affirmait proportionnelle au défaut de liaison des représentations visuelles de l'espace et du corps. Insistons encore sur ce fait qui est capital ici, que bien que les sensibilités superficielles et profondes fussent conservées, le patient n'avait plus le sentiment de la moitié gauche de son corps; lorsqu'on lui montrait sa main gauche il ne la reconnaissait pas comme sienne et ne pouvait l'utiliser.

Ajoutons enfin que, pour plus prononcée qu'elle se montrât sur le côté gauche du corps, cette asomatognosie pouvait être mise en évidence, quoique atténuée, sur le côté droit, le malade étant incapable, par exemple, de toucher sa moustache avec la main droite. Fait remarquable, cette autotopoagnosie était immédiatement corrigée si l'on plaçait le malade vis-à-vis d'un miroir. La présentation visuelle suppléait ainsi à l'insuffisance des représentations du même ordre ainsi qu'au déficit des mnèmes cinesthésiques.

En dernière analyse, nos trois observations personnelles, et surtout la dernière, spécifient la réalité d'une apraxie pure dont l'origine profonde peut être décelée dans une perturbation de la pensée de l'espace et dans une modification corrélative de l'image corporelle.

Retenons bien que ce trouble de la pensée spatiale, nous n'avions garde de le tenir pour quelconque; nous étions justement frappés par le fait que notre dernier sujet avait gardé intégralement la notion de l'espace extérieur à lui-même, où il s'orientait parfaitement sans la moindre difficulté. En réalité, ce qui apparaissait compromis ou détruit, c'était la faculté d'appliquer à l'action ces données spatiales, lesquelles, nous le redisons encore, étaient conservées dans l'esprit. « Tout se passe, écrivions-nous avec Gabrielle Lévy, comme si les connexions étaient rompues entre certaines représentations de l'espace et certains mouvements volontaires en corrélation avec celles-ci. » C'est à une conclusion analogue que s'arrêtent Paul Schilder et Ludo van Bogaert; car le premier écrit : « Il faut admettre que l'apraxie peut être due à un défaut de transposition de la conception de l'espace à l'activité manuelle sans que la conception de l'espace, en elle-même, soit troublée. » Et le second résume sa pensée en ces termes : « La perception de notre propre espace a une valeur dynamique, indispensable à l'action extérieure. » Et plus loin : « Le modèle postural (nous dirions l'image de notre corps) n'est pas une donnée statique; il sous-tend activement tous les gestes accomplis par notre corps sur lui-même et sur les objets extérieurs. »

Nous serions incomplets si nous ne rapprochions pas de notre observation un fait non moins démonstratif qu'ont publié plus récemment Mlle Badonnel, Ajuriaguerra et Leconte. Il s'agit ici d'une malade que nous avons d'ailleurs personnellement examinée à l'Asile Sainte-Anne et qui présentait un syndrome complet d'*apractognosie* au sens même de Grünbaum. Mais, comme le faisaient très judicieusement remarquer les auteurs, ce trouble cachait, si l'on peut dire, une perturbation profonde de la notion de l'image corporelle. Qu'on en juge. Demandait-on à cette patiente d'imiter les gestes ou l'attitude réalisés du côté droit avec le membre symétrique, elle n'y parvenait point. Bien plus, lorsqu'on plaçait sa main droite dans son dos et qu'on priait la malade de montrer sa main droite, d'un geste automatique elle offrait sa main gauche; et si l'on insistait pour obtenir la main droite, elle répondait : « Il n'y en a pas d'autre. »

Les mains placées derrière le dos et immobilisées semblaient avoir complètement disparu de la conscience de la malade. En effet, si on lui demandait de montrer ses mains, elle répondait : « Il n'y en a pas, je ne les vois pas. »

La notion de l'image corporelle se montrait atteinte au point que cette malade placée devant un miroir ne se reconnaissait plus et affirmait avoir devant elle une sœur ou sa fille. Un jour même, elle prit pour un personnage réel et connu d'elle son propre reflet et entra en conversation avec lui.

De même que chez notre patient, et c'est ce qui fait le grand intérêt des faits de ce genre, les sensibilités superficielles et profondes ne se montraient pas altérées et d'après l'examen clinique l'on pouvait affirmer l'absence absolue de lésions cérébrales en foyer qui eussent pu être désorganisatrices des systèmes moteur, sensitif, sensoriel, ou des appareils de coordination cinétique.

Mais le syndrome apraxique peut ne pas se présenter sous une forme aussi achevée et bien des malades n'en offrent que des linéaments ou des ébauches. Il nous faut prendre une connaissance rapide de ceux-là comme de celles-ci.

Parmi les exemples les plus démonstratifs nous arrêterons notre choix aux syndromes décrits par Gerstmann et Schilder : l'agnosie et l'apraxie digitales. Comme ces termes en impliquent le sens, l'agnosie digitale répond à l'impossibilité pour un sujet de pouvoir toucher, mouvoir et dénommer rapidement tel doigt qui lui est désigné.

L'épreuve s'exécute les yeux ouverts et rien n'est plus saisissant que d'observer l'hésitation, la perplexité, la confusion, puis le mauvais choix auquel le sujet se résout dans la désignation de l'article de la main qui lui a été indiqué. L'index est pris pour le medius ou l'annulaire sans que le patient soit averti de son erreur.

Si l'agnosie, c'est-à-dire l'incapacité de désigner tel ou tel doigt, peut exister à l'état de pureté, dans d'autres conditions, le trouble consiste, comme l'a montré Schilder, dans l'impossibilité d'utiliser et même de faire mouvoir le doigt que désigne l'observateur. Par exemple, si l'on prie un sujet de déplacer l'index droit de la main droite il fait mouvoir le médius ou, fait plus surprenant, l'index gauche.

Sans songer à prétendre que l'agnosie digitale de Gerstmann et l'apraxie digitale de Schilder ne puissent être observées à l'état de pureté, dans la réalité, les deux troubles se mêlent et, ici comme dans toute apraxie, nous sommes en présence d'une apractognosie digitale. De même que dans tout syndrome apractique, les mouvements automatiques et instinctifs sont préservés; et l'on cite des faits des plus curieux qui témoignent qu'un sujet atteint d'apraxie digitale peut se montrer capable d'enfiler une aiguille (Gerstmann) ou même de jouer du piano (J. Lange).

### *Données de Physiologie pathologique.*

Nous avons déjà trop longuement exposé les éléments qui peuvent être considérés comme la base anatomique de l'image corporelle ou du schéma postural pour les reprendre ici, ne fût-ce qu'en abrégé (voir chapitre VIII). Nous rappellerons seulement que les faits les mieux étudiés indiquent que les lésions causales du syndrome sont localisées dans la région pariétale inférieure et les plis de passage de la 2ᵉ pariétale avec les circonvolutions temporales (gyrus angularis — pli courbe — et gyrus supra marginalis). Des lésions peuvent se limiter à un seul côté du cerveau, mais dans les cas sévères, les deux hémisphères sont atteints. Il en était ainsi dans le cas que nous avons étudié avec J.-O. Trelles où l'asomatognosie et l'apraxie se montraient, tout ensemble, très étendues et très accusées; ici l'atrophie qui spécifiait une maladie de Pick frappait électivement les gyrus angulaire et supramarginal des deux côtés.

Si l'on se souvient que, dans les faits de ce genre, la lésion atteignant la bandelette sensorielle visuelle d'Elliot Smith supprime ou compromet les connexions qui relient la zone occipitale ou visuelle avec la sphère sensitivo-motrice, l'on conviendra sans peine que l'idée que nous avons défendue d'abord avec Gabrielle Lévy puis avec J.-O. Trelles, d'un trouble spécial du mouvement dépendant de la rupture de la liaison physiologique grâce à laquelle se raccordent et s'influencent les engrammes visuels et l'activité sensitivo-motrice, n'est pas dépourvue de fondement.

# CHAPITRE XI

## IMAGE DE SOI ET INTOXICATIONS

### *Haschich. — Peyotl. — Mescaline.*

Toute intoxication, que celle-ci soit d'origine endogène, c'est-à-dire liée à quelque trouble des émonctoires et surtout de la glande hépatique dont notre maître Klippel a dénoncé le premier les méfaits dans l'ordre psychopathologique, ou d'origine exogène, entraîne, on le sait, de très importantes modifications des sensations, des perceptions et des images. On imagine donc facilement, *a priori*, que l'image de notre corps doit être altérée dans son dynamisme lorsqu'un agent toxique modifie ou altère le fonctionnement du système nerveux central.

Nous montrerons au chapitre consacré à l'héautoscopie de quelle manière étrange certaines intoxications provoquent l'émancipation ou, pour mieux dire, l'extériorisation de notre image corporelle.

Aussi, limiterons-nous ici notre vue à la description de quelques faits qui laissent voir avec toute la netteté désirable comment l'imprégnation toxique transforme notre image corporelle en lui conférant de bien singulières apparences.

De même que certains états tels que la cataplexie ou la schizophrénie, où il semble au sujet que sa conscience, que son moi est en dehors de lui et que son corps de chair est transformé en une enveloppe vide que parcourt parfois un œil intérieur, ainsi qu'il en est dans les expériences d'autoscopie de P. Schilder, l'intoxication par le haschisch (cannabis indica) produit une dissociation singulière de l'esprit et du corps. Fränkel et Noël rapportent, par exemple, qu'un de leurs sujets déclara au cours de l'intoxication haschischique que son corps était devenu comme une coupe, comme un tombeau dans lequel l'âme prisonnière était suspendue.

Quant au corps, il était devenu lourd et immobile. Les sensations de légèreté corporelle, de lévitation ne sont point rares; parfois comme dans l'observation de Baudelaire, tout le corps est transformé en une statue de glace que le patient peut apercevoir du dehors.

Les ivresses de l'opium, de l'alcool, de l'éther s'accompagnent aussi parfois de sentiment de dématérialisation, de transformation corporelle, de sensations de lévitation. Mais de toutes les intoxications que nous connaissons, la plus curieuse à interroger nous semble être l'ivresse peyotlique ou mescalinique due à l'absorption de cette plante que l'on a nommée « la plante qui fait des yeux émerveillés » ou de son alcaloïde : la mescaline.

Après une période qui se marque surtout par des hallucinations de la vue et par un sentiment de bien-être auquel succède bien vite une excitation motrice, parfois accompagnée d'incoordination des mouvements, l'on peut observer, ainsi que le dit Havelock Ellis, les phénomènes suivants : d'abord un jaillissement de couleurs, un bouillonnement d'eau verte, des arabesques colorées, des tourbillons liquides puissamment teintés; plus tard, surviennent des sensations plus singulières encore et qui méritent de retenir notre attention car elles affectent directement notre représentation corporelle.

Un peintre observé par Havelock Ellis décrit ainsi les sensations qu'il éprouva. Ma jambe droite devint lourde soudainement, comme solide; il me semblait vraiment que le poids entier de mon corps s'était transporté en un seul endroit, vers la cuisse ou le genou et que le reste avait perdu toute matérialité. Ensuite, avec la soudaineté de l'éclair, le derrière de ma tête me sembla s'ouvrir et émettre des torrents de couleurs brillantes; cette sensation fut immédiatement suivie par celle d'une sorte de coup de vent passant dans mes cheveux dans la même région.

J'éprouvai bientôt, poursuit le sujet, un sentiment de délicieux soulagement et de légèreté extraordinaire dans la région du front suivi d'une impression croissante de contraction. Les yeux fermés, continue notre expérimentateur, la plupart de mes visions représentaient soit des parties, soit la totalité de mon corps, lequel subissait une série de merveilleuses transformations, de métamorphoses; souvent la couleur en était admirable.

Une fois, je vis ma jambe droite se teinter d'une délicate nuance héliotrope. Tout déplacement d'une partie de mon corps, de ma main, par exemple, provoquait l'apparition d'une vision en couleur de la partie du corps mobilisée.

Ayant pressé, par hasard, mes doigts contre mes tempes, ceux-ci s'allongèrent puis devinrent en grandissant les arcs d'une voûte ou un trait en forme de dôme.

A un moment, notre sujet porte à sa bouche une cuiller à café, et voici que le bras s'entoure de toutes les couleurs de l'arc-en-ciel et semble séparé du tronc pour se perdre dans un espace sombre et indistinct.

Mais, peut-être, le phénomène le plus extraordinaire est celui qui se produisit lorsque l'expérimentateur introduisit un biscuit dans sa bouche. Ce biscuit se transforma en une masse de feu qui illumina l'intérieur de la cavité buccale en jetant sur le palais un reflet bleu aussi pur que celui que nous admirons dans la Grotte d'Azur de Capri.

Ce n'est pas tout; « une sensation étrange de chaleur et de fièvre aux joues se fit sentir; puis il sembla d'abord que la peau de mon visage s'amincissait au point de n'avoir pas plus de consistance que le papier de soie, enfin soudain apparut à mes yeux la vision de ma figure pareille à un papier demi-transparent et de couleur un peu rougeâtre. A mon grand étonnement, je me vis moi-même comme si je me trouvais à l'intérieur d'une lanterne chinoise, et regardant ma chambre au travers de ma joue ».

Très certainement, tous ceux et ils sont nombreux qui ont expérimenté peyotl ou mescaline n'ont pas été gratifiés de visions aussi merveilleuses, celles-ci sont peut-être réservées aux amoureux des couleurs que sont les peintres, mais très sûrement aussi beaucoup de sujets adonnés aux ivresses du peyotl ont éprouvé des ébauches de sensations analogues, nous voulons dire des impressions de transformation corporelle et principalement de déréalisation, de dématérialisation.

« Pendant la durée de l'ivresse », déclare un autre sujet observé par H. Ellis, « le lien qui réunit mon être physique et mon intelligence était rompu, mon corps me semblait être devenu en quelque sorte étranger à ma raison ». Aussi, quand le sujet dégagé des fumées de l'ivresse reprenait contact avec son corps, il éprouvait la sensation bizarre de prendre à l'improviste une connaissance directe de sa propre personnalité. Il voyait son corps un peu comme lorsque nous reprenons contact avec le monde réel, quand après avoir quitté une matinée théâtrale, nous sortons dans la rue.

Voici donc une drogue dont l'influence trouble nos sensations, nos perceptions et nos souvenirs au point que l'image de notre personnalité physique peut se trouver bouleversée de la manière la plus déroutante. Nous tenons donc ici un témoignage bien significatif de l'élection de certaines substances toxiques pour des systèmes organiques déterminés, et il est évident que les études qui sont poursuivies en France et à l'étranger sur l'intoxication mescalinique nous permettront de pénétrer bien des mystères que recèle l'image de notre corps.

Mais, à notre sens, il y a mieux encore à retenir des données que nous livre l'étude de l'intoxication par le peyotl : la ressemblance de certaines déformations de l'image corporelle avec les distorsions, les métamorphoses provoquées par les maladies, à commencer par la schizophrénie pour finir par la paralysie générale.

Dans tous ces cas, nous saisissons à l'origine des perturbations de l'image corporelle la réalité d'un processus morbide ou d'une intoxication en action sur le système qui assure à la fois la certitude et la synthèse des données sensibles sur lesquelles s'édifie l'image de soi.

# CHAPITRE XII

## LES PHÉNOMÈNES HÉAUTOSCOPIQUES
## LES HALLUCINATIONS SPÉCULAIRES OU AUTOSCOPIQUES

### *L'Emancipation de l'Image corporelle*
### *Introduction*

Chacun de nous possède, ainsi que nous l'avons montré, une image de sa propre personnalité physique, de son propre corps; image composite, complexe dont les éléments sont fournis par des résidus de sensations et de perceptions d'ordre surtout tactile, vestibulaire, cinesthésique et visuel. D'autre part, il n'est pas contestable que les engrammes, qui sont la face organique des éléments psychologiques que nous venons de rappeler, reconnaissent une localisation cérébrale assez précise puisque, comme les faits les plus authentiques nous l'ont montré, certaines lésions cérébrales très limitées s'avèrent capables de supprimer une partie plus ou moins importante de « l'image de soi » que nous visons ici.

Devons-nous rappeler enfin que si un foyer destructif cérébral peut conduire à une amputation de notre image corporelle, des altérations du cerveau d'un autre ordre peuvent donner lieu à une émancipation de segments isolés de cette image, comme en témoignent, d'une manière si frappante, les membres fantômes des non-amputés.

Il reste en dernier lieu que dans des cas, dont l'exceptionnelle rareté ne diminue pas l'intérêt, l'image corporelle peut s'effacer jusqu'au point de ne plus être sentie en tant que reliée au sujet, malgré la conservation des sensations et des perceptions de celui-ci.

Mais si les faits les mieux contrôlés nous assurent de la suppression possible de notre image corporelle comme aussi de sa fragmentation, de ses distorsions, de son émancipation partielle, telle qu'elle apparaît dans les membres fantômes chez les invalides du cerveau, n'est-il pas à croire que cette même image puisse s'émanciper complètement, ou mieux se doubler d'une image similaire qui se présenterait alors au sujet comme un double de soi-même? Tel est le point que nous désirons d'envisager dans ce chapitre.

Certes, le problème n'est pas absolument nouveau, et l'on serait surpris que, sur cette question, rien n'ait été dit; cependant l'on pourra reconnaître que les études et les recherches dont celle-ci a été l'objet n'ont pas toujours brillé par la précision, et que la critique des faits a été remplacée parfois par une imagination qui s'est montrée, là encore, « une maîtresse d'erreur » que nous tendrons à redresser.

Les phénomènes dont nous voulons maintenant exposer les caractères peu communs consistent essentiellement dans le fait qu'un sujet paraissant éveillé voit apparaître soudain devant ses yeux l'image de soi-même; en vérité, il lui semble que son double est là devant lui. Et le sentiment de réalité qui s'empare de l'esprit est si fort que le sujet cherche à toucher cette image, à lui parler, qu'il va même jusqu'à lui tendre la main, à la frapper sur l'épaule.

Dans un certain nombre d'exemples, l'apparence que prend l'image est celle que nous observons quand notre corps se reflète dans un miroir. Aussi ces visions ont-elles été décrites sous les termes d'hallucinations spéculaires ou autoscopiques par Ch. Féré. C'est ce dernier qualificatif que retient P. Sollier dans un petit volume consacré à notre objet. Remarquons immédiatement que Sollier ajoute à autoscopiques l'adjectif d'externes pour les opposer aux hallucinations autoscopiques internes que figureraient les visions représentatives de l'intérieur de notre corps et dont l'acuité serait si fine, si ténue qu'elle pourrait faire apparaître au sujet jusqu'à la texture intime de nos organes les plus profondément situés.

Tout en nous gardant de nous engager dans une discussion dont la signification d'un mot seul serait l'objet, nous devons faire observer que le terme « *autoscopique* » ne traduit pas exactement le sens que lui supposent ceux qui l'emploient. Bien que moins euphonique, le mot *héautoscopique* qui signifie non plus seulement « voir soi-même » mais « *se voir soi-même* », convient beaucoup mieux à notre objet; c'est celui que, très justement, retient Menninger-Lerchenthal.

Un phénomène aussi étrange, voire même aussi extraordinaire que la vision de sa propre image ne pouvait guère laisser indifférente l'attention non seulement des médecins ou des psychologues mais même du public le moins cultivé. Aussi trouve-t-on mention de la vision du double dans nombre d'ouvrages littéraires ou philosophiques. Mais, on se tromperait lourdement en pensant qu'il suffit d'avoir observé ou même « vécu » une expérience comme celle de l'héautoscopie pour être apte à en rendre exactement la physionomie. Et déjà l'on peut prévoir que les enjolivements, les déformations de ce phénomène n'ont pas manqué.

P. Sollier mentionne qu'Aristote rapporte le cas d'un homme qui, lorsqu'il se promenait, voyait sa propre image venir au-devant de lui; Wigan cite l'exemple d'un homme cultivé, doué du pouvoir mystérieux de faire, à volonté, apparaître devant lui son double, lequel riait quand son original riait, Michea fait allusion à un individu qui voyait constamment son double près de lui-même au lit.

Bien des ouvrages reproduisent aussi, en le déformant d'ailleurs, le singulier épisode conté par Gœthe dans « *Dichtung und Wahrheit* ». Lorsque le poète dut prendre congé de Frédérique Brion, il eut soudain, étant à cheval, la vision d'un cavalier qui venait à sa rencontre, vêtu d'un habit gris mordoré; ce cavalier, c'était lui-même. Dès que Gœthe eut secoué la tête pour se tirer du rêve dans lequel il était plongé, la vision disparut. Et le poète précise que la vision de son double fut perçue non pas avec les yeux du corps, mais avec ceux de l'esprit. Le cas de Taine est assez semblable au précédent : le philosophe à la fin d'un rêve aperçut sa propre image assise devant une table et revêtue d'une robe de chambre rayée de noir et blanc; quand ce double se fut tourné vers l'original, la vision s'effaça.

Axel Münthe, dans cet ouvrage dont le succès fut si retentissant dans le monde entier, *The Story of San Michaele,* raconte, de même d'ailleurs que Sollier, l'incident suivant qui marqua le début de la maladie à laquelle devait succomber Guy de Maupassant. Etant à sa table de travail, dans son cabinet silencieux et dont l'accès aux étrangers était interdit, l'auteur du *Horla* crut entendre la porte s'ouvrir. Il se retourna et ne fut pas peu surpris de voir entrer sa propre personne, laquelle vint s'asseoir en face de lui et se mit à lui dicter tout ce qu'il devait écrire. Quand le morceau fut achevé, la vision s'évanouit.

En vérité, il est impossible de ne pas rapprocher cet épisode de celui dont Alfred de Musset, dans sa *Nuit de Décembre,* nous a donné d'une manière si étrangement sensible, la narration :

*Du temps que j'étais écolier*
*Je restais un soir à veiller*
*Dans notre chambre solitaire*
*Devant ma table vint s'asseoir*
*Un étranger vêtu de noir*
*Qui me ressemblait comme un frère.*

*Son visage était triste et beau*
*A la lueur de mon flambeau*
*Dans mon livre ouvert il vint lire*
*Il pencha son front sur sa main*
*Et resta jusqu'au lendemain*
*Pensif avec un doux sourire.*

Et plus loin :

*C'est une étrange vision,*
*Et cependant ange ou démon*
*J'ai vu partout cette ombre amie*
*Partout où j'ai voulu dormir*
*Partout où j'ai voulu mourir*
*Partout où j'ai touché la terre*
*Sur ma route est venu s'asseoir*
*Un étranger vêtu de noir*
*Qui me ressemblait comme un frère.*

Mais Musset était poète, et de la sincérité des poètes nous avons appris à nous défier. Cependant il est difficile d'admettre que notre poète ait imaginé complètement les éléments qui forment le fond de cette Nuit dont le sentiment demeure encore si vif et si prenant. L'ami de George Sand n'aurait-il pas exalté et agrandi un incident réel qui lui serait survenu? Un fait très singulier donne à le penser. George Sand rapporte, en effet, qu'un jour où le tendre Alfred se promenait en forêt aux environs de Paris, « il vit passer devant lui sur la bruyère un homme qui courait, le visage défait, les vêtements déchirés, les cheveux au vent. Lorsqu'il fut près de moi, dit Alfred, j'ai vu qu'il était ivre mais non pas poursuivi, il passa en me jetant un regard hébété et en me faisant une grimace de haine. Alors j'ai eu peur, je me suis jeté la face contre terre, *car cet homme c'était moi.*

« Oui, c'était mon spectre, je l'ai bien compris en me retrouvant dans l'obscurité. *C'était moi avec vingt ans de plus,* les traits creusés par la débauche ou la maladie, les yeux effarés, une bouche abrutie et, malgré tout cet effacement de mon être, il y avait dans ce fantôme un reste de vigueur pour insulter et défier l'être que je suis à présent. »

Cet accent douloureux de tristesse désespérée, nous le retrouvons sous la plume d'un grand poète lyrique, Gabriele d'Annunzio.

Le voici, l'œil droit gravement blessé par un atterrissage malheureux, à la suite d'un vol de reconnaissance. Et le poète, parmi des visions étranges et magnifiques, parmi aussi des hallucinations de guerre angoissantes, se souvient de sa misère, du temps passé, de ses tempes qui ont blanchi, de sa jeunesse qui n'est plus. *Et son image lui apparaît,* écrit-il, *comme dans un miroir.*

« Et je reste seul devant l'image de ma misère.

« Et commence la transformation.

« La tristesse humaine est devenue une matière plastique que je ne sais quel pouce mystérieux modèle sans cesse. C'est *mon visage, comme dans le miroir,* comme dans la lueur vive, mais accablé d'une vieillesse telle que n'en subit jamais aucun être périssable. De quel fonds de douleurs et de fautes me revient-il? Combien d'années de servitude ont labouré ce front? Combien d'années de labeur ont ridé cette joue? Combien d'années de fatigue ont flétri ces lèvres? »

Mais cette vision ne dure que l'espace d'un instant; toute la matière idéalement plastique dont elle est construite se transforme comme une coulée de fonte au creuset; ou plutôt cette image du poète vieillissant et flétri par les ans se reflète dans d'étranges miroirs déformants, tantôt concaves, tantôt convexes.

Et voici un d'Annunzio « prenant un aspect tyrannique et dément. Mon haleine fume et luit entre mes dents coupantes comme si j'étais empoisonné par du phosphore? »

La matière se déforme encore : « Il me semble qu'une spatule la bat et la pétrit, comme de l'argile à rendre plus traitable. » Et voici que « les lignes se recomposent en une spiritualité attentive et étonnée. » Un Faust mystérieux et invisible a passé ses mains sur les paupières du poète blessé; le voici maintenant sous une image d'adolescent.

« C'est mon visage de seize ans. Voilà que tout mon désespoir s'embrase et jette des étincelles comme sous un grand coup de marteau.

« Le front est lisse sous les masses épaisses de cheveux noirs. Les sourcils sont dessinés avec une telle pureté qu'ils donnent quelque chose d'indiciblement vierge à la mélancolie des grands yeux. La belle bouche entr'ouverte laisse passer l'anxiété comme il arrive quand le cœur se gonfle d'un rêve qui menace d'éclater. »

Peut-on trouver le plus bel exemple de délectation de soi-même : figure plus pure de Narcisse contemplant son image gracieuse et pure dans le miroir lisse des eaux immobiles d'un étang? Non seulement le poète voit, comme reflétée dans un miroir son propre visage, mais ce visage c'est lui-même vivant et sentant; ce n'est point un portrait. Si ressemblant qu'on le suppose, celui-ci ne contiendrait pas une parcelle de l'âme qui palpite derrière cette image surgie devant un œil émerveillé. Et c'est pourquoi le poète dont toute la sensibilité frémit aux accords de cette tendresse exprimée par cet autre lui-même paré de toutes les grâces de l'adolescence, cherche à retenir cette vision fragile dont la variété le laisse désemparé et s'écrie : « Reste encore un instant. O! annonciateur de l'aube. Console-moi! »

***

Mais les poètes n'ont pas le privilège exclusif des phénomènes héautoscopiques; les individus les plus humbles, les bien portants et les malades peuvent en être l'objet. C'est pourquoi d'assez nombreux médecins, dont il serait assez vain d'établir le dénombrement, se sont intéressés à l'étude de la vision du double, à l'héautoscopie. Citons seulement ceux qui ont apporté des données nouvelles : Brierre de Boismont, qui proposa la dénomination de « deuteroscopie »; Ch. Féré qui, dans plusieurs travaux consacrés aux hallucinations spéculaires, fit voir le rôle de l'épilepsie dans la genèse du phénomène, Lemaître, Paul Sollier, Spitta, Brosius, Buvat, Beaussard, Bain, Séglas, Pailhas, Vallon, Naudascher, enfin le dernier venu : K. Menninger-Lerchenthal, dont nous avons eu l'occasion de citer les travaux.

On le voit, la liste est bien longue de tous ceux qui se sont penchés sur le problème de l'héautoscopie dans le désir de mieux comprendre un phénomène aussi étrange qu'attachant.

### *Description de l'héautoscopie*

Comme on peut déjà en juger d'après les quelques faits que nous venons de rapporter, la vision du double de soi-même peut apparaître chez les personnes les plus diversifiées par leurs conditions sociales, leur état de santé ou de maladie, enfin par leur degré de culture et leurs dispositions imaginatives. Mais si le phénomène de l'héautoscopie garde chez tous ceux, malades ou bien portants qui en sont victimes, les mêmes caractères fonciers, celui-ci ne laissa pas d'emprunter aux circonstances, au milieu desquelles il éclôt, des traits particuliers. C'est pourquoi, après avoir esquissé sommairement le tableau de l'héautoscopie, nous nous proposons d'en poursuivre une analyse plus détaillée à propos des différentes catégories de sujets aptes à présenter le phénomène.

Il est assez curieux de relever que le phénomène de l'héautoscopie se produit souvent d'une manière soudaine, inopinée : la vision du double de soi-même surgit brusquement et frappe le sujet qui en est victime du plus grand étonnement; fréquemment aussi, c'est au cours d'une songerie, d'une rêvasserie ou même d'un demi-sommeil que se réalise l'hallucination spéculaire. Aussi bien les sujets qu'observa Menninger-Lerchenthal, que Gœthe, Taine ou la jeune fille dont le cas est rapporté par Sollier en sont des témoignages.

Ce que voit le sujet, et généralement d'une manière fugitive, n'est autre que sa propre image, que lui-même, que « son double ». Cette image apparaît, ainsi que nous l'avons dit, assez analogue à celle que nous recevons d'un miroir mais avec cette différence que « le double » est doté de quelques attributs étrangers au sujet, au moment où l'hallucination se réalise. Déjà Gœthe avait été surpris en voyant sa propre image affublée de vêtements qu'il n'avait jamais portés. Parfois l'identité morphologique n'est que très imparfaite, seul le double présente un visage ressemblant au modèle, parfois enfin le sujet peut apercevoir un personnage dont il ne possède lui-même ni les attributs ni les traits. Et cependant le sujet ne doute point d'avoir devant lui le double de sa personne, tant il le SENT normalement identique à lui-même. C'est à ce phénomène d'autoscopie dissemblable de Sollier que Brierre de Boismont avait réservé l'étiquette d' « hallucination deutéroscopique ».

Il est assez difficile de préciser, en raison de l'état de trouble ou de vertige mental dans lequel le sujet se trouve subitement plongé, la distance exacte à laquelle l'image du double est située. Cependant, quelques observations montrent que l'éloignement de l'image hallucinatoire du sujet qui la recueille est assez variable, tantôt proche, « contre soi », tantôt à plusieurs mètres de distance.

Fait curieux, lorsque le sujet s'approche ou tente de s'approcher de ce double qui l'impressionne, la vision se dissipe subitement, parfois après avoir imité les mouvements auxquels se livre l'original ou encore après avoir glissé à son côté. Tous ces déplacements du double s'effectuent silencieusement, la figure se meut sans le moindre bruit, tout comme dans le rêve. Si le sujet échange quelques signes avec son double, ceux-ci ne sont presque jamais des paroles articulées et sonores. L'original et le double semblent se comprendre plutôt par un truchement spirituel que matériel, ainsi qu'il en est dans ce qu'on appelle les « hallucinations psychiques » qui ne sont, au vrai, que des pseudo-hallucinations.

La qualité de la vision spéculaire est sujette à bien des variations et, ainsi que l'a fait observer Parish, on est autorisé à distinguer des degrés dans l'intensité et la qualité de l'image spéculaire. A son degré le plus faible, dont l'exemple nous est fourni par la vision du double éprouvée par Gœthe, l'image n'est pas vue par les yeux du corps mais par ceux de l'esprit; l'image est-elle plus vive? Celle-ci est projetée sur une surface plane et ressemble à une peinture décolorée; un degré de plus, cette peinture prend relief, consistance et se pénètre de couleurs. Cependant, même ici, la vision ne présente pas encore une densité telle que le sujet la confond avec la réalité; la figure du double semble formée d'une substance vitreuse ou aérienne transparente au point de laisser pénétrer le regard à travers elle et de permettre une prise de contact avec les objets réels du monde extérieur que l'image, si elle était une réalité, devrait masquer.

Enfin, l'image spéculaire peut revêtir toutes les apparences de la réalité; le double est vu avec ses reliefs, ses couleurs souvent brillantes et ses mouvements. A ce degré, l'image spéculaire apparaît comme une masse opaque qui intercepte le regard et masque les objets au-devant desquels elle est située, absolument de la même manière qu'un corps doué de réalité.

Mais le phénomène de l'héautoscopie peut-il être tenu pour une hallucination réelle ou, comme il est classique de le dire, une « perception sans objet »? Le sujet qui nous dit voir son image comme dans un miroir, a-t-il, réellement, la sensation qu'une image est devant ses yeux, analogue à celle que refléterait une surface polie? L'on sent que ce point est d'une importance capitale pour notre objet; malheureusement, bien des observations laissent planer ici une regrettable imprécision. Ce qui semble absolument assuré, c'est que certains sujets croient voir réellement leur propre image devant eux; le sentiment de réalité que dégage le double est si vif que le sujet s'égare jusqu'à tendre à toucher cette image de lui-même pour se rendre compte de son objectivité.

Observons cependant que certaines apparitions héautoscopiques ne peuvent être tenues pour de véritables hallucinations et doivent être comptées comme des représentations douées d'une vivacité qui ne va pas toutefois jusqu'à les différencier d'avec les images dont nos rêves sont émaillés. Ce n'est pas par les yeux du corps que j'ai vu cette image de moi-même, dit Gœthe, mais par les yeux de l'esprit. Si l'on rapproche cette remarque de ce fait que le poète, au moment où l'héautoscopie s'est produite, était plongé dans une songerie très proche sinon identique au rêve, l'on conviendra que ce n'est pas forcer les faits que d'assimiler certaines visions spéculaires, mais non pas toutes, aux représentations et aux images qui forment la trame de nos rêves.

Au reste, P. Sollier a très bien reconnu que bien des phénomènes d'autoscopie ne possèdent pas les caractères essentiels des hallucinations. Cet auteur n'écrit-il pas : « Il ne s'agit pas là d'un phénomène visuel, il ne s'agit pas d'une véritable hallucination, encore moins d'une hallucination visuelle ». Et pour rendre compte de la singularité du phénomène, notre auteur invoque une émancipation de la cénesthésie, c'est-à-dire du sentiment que nous tirons des sensations de tous nos organes. L'héautoscopie représente donc, aux yeux de P. Sollier, une projection au dehors du corps des sensations cénesthésiques qui en sont issues, lesquelles seraient ainsi localisées dans l'espace et rendues objectives pour le sujet, grâce à l'adjonction de représentations visuelles.

« Le sujet, poursuit Sollier, ajoute de lui-même les attributs extérieurs à la représentation cénesthésique, à la sensation cénesthésique pour mieux dire, qu'il a de lui-même. Il objective extérieurement son sentiment cénesthésique. Il revêt ensuite cette objectivation soit des attributs actuels extérieurs, soit de ses attributs moraux seulement. »

Insistons sur ce point que, pour Sollier, « le rôle de la vision est tout à fait secondaire »; ce qui fait que le sujet se reconnaît immédiatement dans le double qui surgit, à l'improviste, c'est moins les traits de ressemblance avec l'original qu'il offre, que le sentiment que cette image dégage et par lequel le sujet ne peut douter que c'est une partie de lui-même ou lui-même tout entier qui se dresse devant lui.

Il est incontestable que l'analyse que nous fournit P. Sollier contient une donnée extrêmement précieuse et que cet auteur a eu le mérite de mettre en pleine lumière l'importance du sentiment d'appartenance dégagée par l'image héautoscopique. Contrairement à ce que donnerait à penser le terme d'hallucination spéculaire, ce n'est point une image identique à celle que nous renvoie un miroir que nos sujets aperçoivent, car personne assurément ne dote le reflet de soi-même d'une personnalité morale : nous ne saurions trop le redire, c'est un double de soi-même qui est senti; en d'autres termes, une figure tissée à la fois de matière et d'esprit. Mais cela étant accordé, nous devons poursuivre notre analyse plus avant.

Sans discuter ici, car nous reviendrons sur ce point, le problème de la nature du phénomène héautoscopique, nous pouvons dire que si, parfois dans la vision appelée spéculaire, n'entrent que relativement peu d'éléments visuels, il est de nombreux exemples d'héautoscopie où c'est tout l'opposé qui se présente. Ici, c'est l'apparence visuelle, c'est le double aperçu soudainement qui entraîne les réactions psychologiques du sujet, qui pris de vertige mental, d'anxiété, doute de ses sens, de sa raison, se demande s'il rêve ou s'il veille et se porte enfin au-devant de cette image de lui-même qui le fascine et l'attire. Remarquons aussi que, dans des cas qui sont loin d'être rares, l'image du double reproduit en ses mouvements, les attitudes du sujet qui l'observe ou encore exécute des déplacements en corrélation avec les mouvements de l'original.

L'image spéculaire ne peut donc être tenue, comme le prétend, à tort, Sollier, pour une objectivation du sentiment de la cénesthésie, il s'agit d'un phénomène beaucoup plus complexe dans lequel sont engagés, tout ensemble, la représentation ou l'image de notre corps et le sentiment qui y est attaché.

## *De l'héautoscopie volontaire ou expérimentale*

Si de nombreux processus morbides sont capables, ainsi que nous l'avons fait voir, de déterminer une émancipation complète de notre image corporelle au point que la réalité de celle-ci soit assez frappante pour faire illusion et donner à croire au sujet qu'il a en face de lui son propre double, tenons-nous le pouvoir d'évoquer par un effort de volonté cette image d'une manière aussi réaliste, grâce à une concentration de la pensée sur sa représentation? La chose n'est pas impossible *a priori,* puisque l'héautoscopie n'est pas le privilège des malades ou des intoxiqués et que plusieurs sujets pourvus de toutes les apparences de la santé en ont été les jouets. Certes, nous ne faisons pas fi des observations où, chez des aliénés, nous voyons le phénomène de l'autoscopie au service de la volonté, mais on conviendra que le monde dans lequel se meut l'esprit d'un fou s'écarte trop du monde réel pour que l'on fasse grand fonds sur les expériences qu'il nous rapporte. Ne négligeons pas cependant de tels faits. Il y a quelques années, Beaussart a publié l'histoire d'un malade très délirant qui pouvait, à son gré, projeter devant lui des images représentatives. Or, un jour, ce sujet « a pu se représenter lui-même, à ses propres yeux ». L'image se formait et se précisait devant lui avec la même réalité que celle que reflète un miroir. Il « se voyait non seulement de face, mais de côté et même derrière lui ». Enfin cette étrange figure, véritable sosie, déclare-t-il, « lui parlait, mais il savait, à l'avance, les paroles qui allaient être prononcées car la voix partait du creux de son estomac ». En réalité, ces hallucinations psycho-motrices verbales étaient transférées dans l'image du double avec laquelle notre patient se trouvait relié par un sentiment d'appartenance particulier.

Le cas rapporté par Perrens est très analogue. Ici encore, il s'agit d'un halluciné délirant dont la puissance de représentation volontaire s'affirmait telle que ce malade était capable de réaliser à sa volonté des hallucinations spéculaires comme aussi d'extérioriser assez la conscience de sa corporalité pour pouvoir à distance considérer son propre corps et suivre les mouvements qu'il exécutait.

Dans l'ouvrage auquel nous avons déjà fait allusion, Menninger-Lerchenthal rappelle que Wigan, en 1844, rapportait le fait d'un homme très intelligent qui possédait le pouvoir d'évoquer devant ses propres yeux la propre image de son corps; il riait de bon cœur lorsqu'il regardait son double, lequel paraissait toujours en humeur de rire. Bien des fois, ce double parla au personnage réel et même le contredit.

D'autre part, Brosius, dans ses travaux psychiatriques, raconte avoir réussi, une seule fois, à évoquer volontairement sa propre image corporelle pendant quelques minutes. Et cet expérimentateur insiste sur ce fait dont nous ne saurions douter de l'authenticité, que cette abstraction de soi-même exige un effort infini puisque l'on doit suspendre, annihiler toutes les perceptions, toutes les sensations qu'apportent sans cesse les organes des sens. Le visage de mon double, écrit notre auteur, disparut aussitôt que je fis attention à ma respiration. Standermaier va plus loin et n'hésite point à écrire : « Après tout, il est facile de multiplier le corps Astral. Je puis, par exemple, me représenter moi-même la nuit, me promenant dans mon jardin et d'une manière assez vive pour que, en dehors de moi, surgissent trois personnages qui me ressemblent. Progressivement l'hallucination visuelle se développe. Et alors j'ai devant les yeux des « Standenmaier » habillés tout à fait comme moi et qui marchent aussi à mon allure. Si je m'arrête, ils s'arrêtent, ils tendent les mains lorsque je les tends ». Nous nous garderons de discuter l'authenticité de cette expérience, mais nous ne pensons pas qu'il soit exagéré de penser que la multiplication volontaire de son corps Astral n'est pas à la portée d'un chacun.

Le problème de l'autoscopie volontaire étant ainsi posé, il nous faut interroger maintenant ceux qui se sont efforcés de préciser dans quelle mesure il était dans la capacité d'un sujet normal de se représenter l'image de sa personnalité physique. Les données expérimentales que nous ont fournies les recherches si ingénieuses de J. Tastevin, nous ont assez montré à quel degré les perceptions visuelles pouvaient capter le sentiment que nous prenons de notre corps par l'intermédiaire des sensibilités profondes pour que nous soyons avertis que la condition indispensable de la recherche de la représentation de l'image corporelle est l'occlusion des yeux.

Ross, qui a pratiqué ces expériences, a constaté que si nous essayons les yeux clos, de nous représenter notre tête tournée de côté, nous éprouvons l'impression que notre regard est dirigé en avant et que notre face est aplatie. D'autre part, l'expérimentateur ressent l'impression de s'extérioriser pour considérer son corps du dehors, de la même manière que nous examinons les objets du monde qui nous entoure. Selon les termes mêmes de P. Schilder, nous créons un point mental d'observation qui est en dehors de nous-mêmes, qui s'oppose à nous-mêmes, et nous observe de la même manière que nous observons autrui.

Remarquons aussi que l'image que nous nous représentons de notre corps n'en est pas l'exacte copie. Il suffit par exemple de fléchir fortement la tête en avant pour ressentir l'impression que celle-ci est aplatie, raccourcie ou que nous voyons à travers notre front. (Schilder)

Dans le but de déterminer exactement les facteurs qui interviennent dans l'autoscopie, Paul Schilder se livra à des recherches expérimentales chez des sujets normaux.

Si l'on demande à un sujet normal, écrit Paul Schilder, de se représenter sa propre image corporelle, les yeux étant clos, celle-ci apparaît, après quelque effort et se présente sous l'aspect d'une image picturale, avec cette différence que l'image semble une réduction de l'original. En tout cas, le portrait se montre toujours empreint de qualités plastiques et n'est pas très éloigné de ce que nous propose une peinture.

On peut aussi rechercher sous quelle forme il nous est possible de nous représenter notre image corporelle en évitant d'y incorporer des éléments, des souvenirs, des résidus de sensations d'ordre visuel. Lorsque ces conditions sont remplies, poursuit notre auteur, on a l'impression qu'un œil spirituel se détache de la personnalité et inspecte les contours du corps. Et ceci s'accorde avec la remarque que nous a fait une de nos malades atteinte de cataplexie et qui, au cours de l'attaque qui l'immobilisait, avait l'impression qu'elle-même, par l'intermédiaire d'un œil fictif regardait, examinait son propre corps étendu sur le lit. Mais cet œil spirituel n'est pas nécessairement extérieur au corps, il peut contempler l'enveloppe de celui-ci du dedans. Et Schilder précise sa pensée dans les termes suivants : cet œil spirituel ressemble à un organe psychique qui se déplace en suivant les contours de notre corps et qui en observe les limites non pas du dehors, mais par le dedans. Il regarde à travers le corps comme si celui-ci était vide et perçoit, si l'on peut dire, non pas l'intérieur même de ce corps mais l'intérieur de son enveloppe. L'impression de vacuité corporelle d'ailleurs, au cours de ces expériences, donne une sensation bizarre. Nous en croyons Schilder sur parole.

Observons maintenant la manière dont nous sentons simplement, sans effort, la surface extérieure de notre corps. Indiscutablement, nous recueillons de la peau un ensemble de sensations plus ou moins confuses, lesquelles nous renseignent sur les limites de notre corporalité. Il est également aisé de reconnaître que les régions de notre corps qui sont les plus présentes à la conscience sont celles qui entrent le plus directement en contact avec les objets dont le monde extérieur est peuplé. Quand nous sommes debout, nous sentons non pas exactement le sol, mais la plante de nos pieds; sommes-nous assis? c'est notre siège qui nous donne l'impression la plus nette. D'autres points de contact donnent également des sensations suffisamment nettes pour qu'une observation les retrouve facilement : les régions où nos vêtements nous touchent ou nous serrent, par exemple, les mâchoires et les muscles qui s'y insèrent car nous les serrons dans l'effort musculaire comme aussi quand nous visons à concentrer notre pensée.

Remarquons cependant que la sensation de limite corporelle que nous assure les téguments n'est pas celle d'une surface lisse et franche, mais plutôt d'une enveloppe aux contours indécis. En bref, il semble flotter, autour de notre image corporelle, une frange indécise, incertaine, qui n'entre pas directement en contact avec les objets extérieurs.

Et cette donnée d'observation rend compte de ce fait singulièrement instructif et dont l'expérience démontre la réalité : savoir que l'image tactile de notre corps ne coïncide pas, ne correspond pas, ligne pour ligne, avec l'image visuelle que nous en prenons. Que remarquons-nous, en effet, lorsque nous touchons nous-mêmes une partie de notre corps? Ceci : que la surface de la peau avec laquelle nous entrons en contact nous semble située au-dessous du plan que figure la sensation visuelle recueillie au même moment. En sorte que le régime de nos perceptions est ainsi disposé qu'il existe entre la surface de tout objet qui nous touche et notre surface sensible un petit espace illusionnel. En d'autres termes, l'objet et le corps sont psychologiquement séparés par un espace.

Schilder fait remarquer un autre point intéressant. On sait, depuis les recherches classiques de Mackenzie et de Henry Head, que les douleurs occasionnées par des désordres des viscères ne se localisent pas dans l'organe qui est altéré, mais se projettent dans certaines zones du tégument avec lesquelles le viscère est relié par des connexions nerveuses. Or, ces douleurs ne sont pas, elles non plus, éprouvées, perçues à la surface de la peau mais dans la profondeur de celle-ci ou au-dessous d'elle.

Cette absence de coïncidence exacte entre notre image corporelle tactile et notre image corporelle visuelle explique, on le comprend, les discordances que l'on observe entre les diverses représentations que nous prenons de notre corporalité et que nous construisons, qui à l'aide de matériaux tactiles, qui à l'aide d'éléments visuels et cinesthésiques.

Au reste, les illusions de contact auxquelles nous sommes soumis, sans que nous nous en doutions, sont innombrables et de même ordre que celles que grossissent démesurément certaines intoxications. Faisons, ainsi que le recommande P. Schilder, l'expérience suivante. Après avoir saisi un objet, desserrons lentement notre prise; au moment où nous abandonnerons presque cet objet, les extrémités des doigts seront plus nettement perçues et, illusion curieuse, nous aurons l'impression que la pulpe de nos doigts s'étire, s'allonge en cônes pour affleurer l'objet.

Retenons donc que l'image tactile de notre corps ne s'identifie pas rigoureusement avec son image visuelle : que, de plus, autour de notre personne physique flotte un je ne sais quoi d'indécis, d'imprécis, un vide qui ne laisse pas de rappeler le halo d'espace coloré dont s'enveloppe la surface de tout objet, et qui se réduit, pour disparaître dans la perception distincte.

L'on sait de quelle importance psychologique les psychanalystes freudiens ont doté les sensations qui nous viennent de nos orifices naturels : la bouche, l'anus, les narines, les oreilles, l'urètre chez l'homme; la vulve chez la femme. En fervent adepte de la discipline de Freud, P. Schilder se complaît, on le devine, dans l'analyse des impressions que nous recueillons des régions par lesquelles notre corps peut entrer en contact le plus intime avec le monde extérieur jusqu'au point même d'en faire pénétrer des parties dans les profondeurs de ses organes et d'en faire sa substance. Or, des expériences auxquelles s'est livré Schilder, il semble résulter que la représentation que nous nous faisons de la situation, et de la forme de nos orifices naturels ne correspond pas à la réalité. D'une manière générale, ces orifices fournissent des images tactiles et visuelles situées sensiblement au-dessous du plan réel, morphologique.

Aussi bien l'orifice buccal que l'anal et l'urétral sont sentis à plusieurs centimètres au-dessous de leur situation vraie, et cette particularité rend compte du siège des sensations de besoin que nous éprouvons lorsque la nature nous indique la nécessité d'uriner, de déféquer on nous conduit au désir de l'assouvissement de l'instinct sexuel.

Ajoutons, pour être complet, que les qualités ou les particularités que nous attribuons à la représentation de notre image corporelle sont, d'après Schilder, indicatrices de notre individualité sexuelle et de nos tendances et que, par exemple, la région où l'excitation sexuelle sera perçue entre l'orifice urétral et l'orifice anal pourra être tenue pour l'expression du caractère de l'individu.

### *La vision du double chez les sujets, en apparence, normaux*

Le phénomène si étrange de l'héautoscopie peut-il se réaliser chez l'individu sain de corps et d'esprit? Certains auteurs admettent comme probable cette hypothèse, tout en se gardant d'affirmer sa réalité formelle. Le certain, c'est qu'un sujet donnant toutes les apparences de la santé, peut être l'objet, à un moment de sa vie, de l'hallucination spéculaire, tout comme chacun de nous peut être victime de la non moins singulière illusion « du déjà vu » ou « du déjà vécu ». Mais prenons garde que si nous pouvons admettre la validité du fait de l'héautoscopie chez le normal, nous n'entendons point soutenir que, au moment où se réalise le phénomène, le sujet ne soit pas plongé dans un certain état particulièrement favorable à l'éclosion de la vision héautoscopique.

Déjà, à plusieurs reprises, nous avons souligné l'observation maintes fois répétée, que lorsqu'apparaît la figure hallucinatoire du double, le sujet se trouve dans un état de rêverie, de songe ou de rêve, ainsi que l'avait exactement vu Gœthe.

Cette réserve étant faite, examinons donc les données que la littérature scientifique offre à notre curiosité.

Voici par exemple, une jeune fille âgée de vingt-trois ans, dont le cas est rapporté par Sollier. Après avoir traversé un épisode confusionnel et donné les apparences de la guérison, ce sujet, au cours d'une promenade dans Paris, voit soudain se dresser devant elle, à deux ou trois mètres environ, sa propre image. La vision dura pendant quelques instants et s'effaça. Une autre jeune fille, observée par le même auteur, grande hystérique, aperçoit à la nuit tombante une ombre qui lui ressemble et l'effraye. Ce fantôme tourne à droite, en gardant toujours sa distance et disparaît dès que la lumière apparaît. Et cette jeune fille ajoute cette remarque à retenir : que si le crépuscule persiste, elle entre dans le royaume des rêves. La vision du double s'insère, on le voit, tout naturellement dans le cadre de visions hypnagogiques qui émaillent et diversifient la période aux contours indécis par laquelle nous nous acheminons au sommeil. Une autre hystérique de Sollier, paraissant dans un état parfaitement normal, éprouve, le soir, après une séance d'hypnotisme « l'impression de se voir, elle-même, comme si elle se regardait dans une glace; instinctivement, elle aurait reculé si elle ne s'était pas raisonnée ».

Sollier rapporte aussi l'observation d'un homme de quarante-sept ans, sujet à quelques angoisses pendant la nuit. Au cours de ces périodes d'anxiété, il lui arrive de sentir un autre homme, en tout point semblable à lui, soit couché sur lui et l'opprimant, soit allongé à son côté et le découvrant sans cesse.

Rapportons enfin, toujours d'après Sollier, le cas d'une jeune fille de vingt-deux ans, ancienne hystérique guérie, qui, un soir, alors qu'elle était assise près d'une table supportant une lampe et rêvassant, voit tout d'un coup se dresser devant elle, comme reflétée par une glace, sa propre image. Elle avait, dit-elle, mêmes vêtements, mêmes mains, même figure; ce qui l'effraya surtout ce fut l'égarement de ses yeux. Cette figure respirait et vivait à l'unisson d'elle-même. Anxieuse et désemparée devant cette image hallucinatoire, la jeune fille déclara ne plus se souvenir exactement de ce qu'elle ressentit alors; cependant, ajoute-t-elle, il me semblait que « c'était moi qui avais été en face ». En parfaite analyste, notre patiente précise que les yeux du double qui lui paraissaient égarés devaient avoir la même expression que les siens réels, car elle était, à ce moment, très effrayée.

Dans un ouvrage consacré à l'étude de ce problème, K. Menninger-Lerchenthal publie une observation d'autant plus intéressante qu'elle a été vécue par lui-même.

Un jour qu'il rentrait chez lui, fatigué et à demi endormi, notre auteur croit apercevoir au premier étage, puis dans l'encadrement de la fenêtre de sa chambre, un homme âgé d'une cinquantaine d'années, au visage en pleine lune, tranquille et sans expression, qui le regardait. Bien qu'il ne le reconnut pas tout d'abord, il sentit tout de suite que cette figure participait à sa propre vie affective d'une certaine manière. Puis, petit à petit, lui vint l'idée que l'homme qu'il voyait pourrait bien être lui-même.

Voici encore, d'après Menninger-Lerchenthal, un autre fait non moins instructif. Un chimiste en bonne santé rentre chez lui à onze heures du soir, de joyeuse humeur, sans raison spéciale, après avoir ouvert la porte, franchi le seuil et tourné le commutateur électrique, il aperçoit, à une distance d'un demi-mètre, un peu à sa gauche, sa propre image coiffée d'un chapeau haut de forme. La figure ou le double qui lui représente sa corpulence excessive demeure près de lui pendant environ dix secondes : « J'éprouve maintenant, raconte le sujet, une anxiété vive en entrant dans ma chambre, je ferme les yeux tandis que j'allume la lumière parce que je me suis vu en face de moi une fois dans cette pièce. » Notre chimiste ajoute que cette image n'a pas pu être produite par le reflet de quelque miroir et que, d'autre part, au moment où apparut cette vision, il se sentit tout remué, qu'un sentiment de liberté intérieure le traversa. En vérité, « j'avais non seulement l'impression de me trouver à côté d'une personne que j'aimais, mais aussi j'éprouvais la *sensation que j'étais hors de moi-même* ».

Menninger-Lerchenthal rapporte encore d'autres exemples : celui de Brosius à qui il arriva de voir apparaître son double devant lui pendant plusieurs minutes; celui encore de Belius, l'historien, qui aperçut assise sur un banc, sa propre silhouette; celui enfin du professeur Taubmann dont la propre image se révéla encadrée du bois d'un cercueil, quelques heures avant sa mort.

Comme nous l'avons rappelé, l'image hallucinatoire peut prendre un accent de vérité si vif que le sujet n'hésite pas à croire à la réalité de l'apparition. Témoin ce fait extraordinaire rapporté par Spitta où il est dit que Saphir un soir, alors qu'il rentrait dans sa chambre, vit un personnage affublé d'une redingote de nuit et chaussé de pantoufles, assis à son bureau. Si parfaite était l'illusion, que Saphir, à pas feutrés, s'approcha doucement du personnage pour lui frapper sur l'épaule; puis celui-ci se tourna lentement vers Saphir lequel se trouva alors face à face avec un autre lui-même semblant doué de la même vie. A ce moment, Saphir poussa un cri d'effroi et s'écroula sur le plancher.

On trouve aussi dans la collection des hallucinations à l'état de veille et rapporté par Parish le fait suivant qui ne laisse pas d'être remarquable par la précision des détails de la scène aussi bien que par l'analyse de l'état mental au moment de l'apparition et pendant les moments qui la précédèrent. « C'était le 18 mars 1870, à dix heures du soir : en parfaite santé de corps et d'esprit, sans nulle préoccupation, je restais un soir à veiller cousant à la machine dans une pièce partagée en deux par un grand rideau. Et voici, raconte l'héroïne de cette histoire, que je crois entendre un de mes enfants s'agiter dans son lit; je saisis ma lampe, je tire le rideau pour me diriger vers le lit où dormait mon enfant. Qu'aperçois-je à deux pas de moi? ma propre image courbée au pied du lit, enveloppée de vêtements que je n'avais pas portés depuis un certain temps, les trois quarts du visage étaient tournés vers moi et toute l'attitude du personnage exprimait le sentiment d'une profonde détresse. »

Mais cette femme ajoute ces réflexions dont la portée est grande : « trois mois auparavant, j'avais perdu un enfant, et le corps de celui-ci avait été placé précisément sur le pied de mon lit, enfin la vision portait les mêmes vêtements que j'avais revêtus autrefois. » En vérité, comment ne pas penser que, dans cette chambre solitaire, abandonnée à un travail machinal, cette femme a été conduite, sans qu'elle s'en doutât, à évoquer le souvenir de l'enfant qu'elle avait récemment perdu, à se remémorer les tristes circonstances de sa mort et enfin que ses tristes pensées ont été encore avivées par le sommeil agité du petit être sur le repos duquel sa vigilance veillait.

Voici encore une observation rapportée par Ch. Féré qui mérite considération, car il s'agit d'un médecin averti et au sens critique aiguisé. Atteint de cancer de la vessie et diabétique, notre malheureux confrère, plusieurs mois avant sa mort, alors qu'il marchait avec peine et souffrait d'abondantes hémorragies, vit apparaître un jour, sans raison, dans le corridor d'une maison où il pénétrait pour la première fois, sa propre image. En vérité, c'était lui-même reflété dans une glace. Il s'arrêta. Depuis cet incident, le phénomène héautoscopique se reproduisit plusieurs fois au crépuscule alors que notre confrère était dans sa propre maison. Il est à remarquer que l'image ne demeurait pas immobile, mais que ce double reproduisait les mouvements que l'original exécutait. A partir du moment où, épuisé par la maladie, ce médecin s'alita définitivement, la vision ne revint plus jamais le visiter.

De ces observations éparses, que conclure? Evidemment, que la vision du double de soi-même ne peut être tenue pour un phénomène commun dans l'état de santé, mais aussi que l'héautoscopie est capable de se réaliser chez des sujets en apparence sains d'esprit. Il convient toutefois de se souvenir que plusieurs observations témoignent que, pendant les courts moments qui précèdent l'apparition de l'image hallucinatoire, le sujet remarque lui-même quelques modifications de son état moral et physique : un léger assoupissement, un songe ou une rêverie, parfois aussi l'éveil d'un sentiment de bien-être qui semble d'autant plus étrange qu'il est immotivé ou, au contraire, une impression d'inquiétude, d'anxiété, voire même d'angoisse.

***

### *De l'héautoscopie dans les lésions cérébrales en foyer*

Si, comme nous l'avons vu, les altérations de notre image corporelle laissent reconnaître très souvent des corrélations étroites avec quelque modification anatomique des centre nerveux supérieurs, il faut confesser que le phénomène de l'héautoscopie apparaît vraiment d'une exceptionnelle rareté dans les lésions cérébrales circonscrites, exception faite cependant pour l'épilepsie dont « l'épine irritative », pour employer un mot consacré par l'usage, peut être étroitement localisée, mais dont les manifestations ne se conçoivent qu'à la lumière d'une perturbation très générale de l'encéphale, d'un véritable orage cérébral. En dehors de l'épilepsie, nous ne connaissons guère que le cas maintenant très connu d'Engerth et Hoff dont nous avons précédemment exposé les traits principaux (voir chap. VII). Rappelons brièvement qu'il s'agissait d'un homme âgé de soixante et onze ans, dont le côté gauche lui procurait une impression de lourdeur et de mollesse. Une hémianopsie gauche avait réduit le champ visuel et dans la partie aveugle le malade était poursuivi d'hallucinations cinématographiques. Le phénomène singulier tenait, ici, dans ce fait que le patient croyait être accompagné par un personnage qui se tenait toujours à son côté gauche, et tout près de lui. Evidemment, ce n'était pas exactement un double de lui-même, d'ailleurs cette figure demeura toujours quelque peu confuse, mais le patient éprouvait pour cette apparition un attachement si particulier, une vibration affective commune semblait si bien réunir l'original et son double que l'on peut considérer cette manifestation comme très voisine de l'héautoscopie.

*
**

### *Héautoscopie et épilepsie*

Pour tous ceux que préoccupe le problème du physique et du psychique ou des relations qui relient les modifications du système nerveux aux processus psychologiques, il n'est assurément aucune maladie dont l'étude s'avère plus instructive, disons même plus passionnante que l'épilepsie.

Que le mal caduc, le mal sacré ou comitial des anciens soit lié à une lésion des centres nerveux, quel neurologiste pourrait en douter aujourd'hui? Davantage, qui ne sait que l'épilepsie ne limite pas son expression aux paroxysmes convulsifs mais se traduit bien souvent par des perturbations brutales et éphémères de l'esprit? En sorte que, s'attacher à l'étude des manifestations de l'épilepsie c'est, tout ensemble, suivre la voie qui conduit à appréhender les liens de dépendances par lesquels se rattachent des lésions cérébrales localisées à des manifestations psychiques qui, pour diverses de qualité qu'elles apparaissent, n'en demeurent pas moins parfaitement individualisées.

Pour nous en tenir au domaine des hallucinations, on ne compte plus les exemples de « perceptions sans objet » les mieux circonscrites dans leur aspect, les mieux organisées, les plus chargées d'affectivité qu'engendre le *morbus sacer*. Aussi serait-il étrange de ne pas voir figurer parmi les causes du phénomène de l'héautoscopie, ou de l'hallucination spéculaire, le mal épileptique. Bien que la fréquence de la vision du double de soi-même au cours ou à la suite d'un paroxysme épileptique soit diversement appréciée, il n'est pas douteux que l'hallucination autoscopique ne puisse pas être considérée comme une rareté. Le grand nombre de faits de cet ordre que nous offre la littérature nous en est une très sûre garantie. Devons-nous rappeler, ici, les noms de Charles Féré, de Griesinger, de A. Mayer, de Hagen et de Lemaître?

Observons cependant que l'identification de l'héautoscopie de nature épileptique n'est pas toujours aisée et que si bien des observations ne laissent place à aucun doute sur la nature du mal comitial, il en est d'autres, et peut-être plus nombreuses qu'on ne le croit, où la preuve de la nature du phénomène est plus malaisée à administrer. On pourrait penser, peut-être, que c'est ici affaire de classification et que la question est de peu d'intérêt. Rien, à notre sens, ne serait moins conforme à la réalité. En effet, nous avons fait ressortir au chapitre précédent, combien étaient troublants les faits d'héautoscopie survenant chez les sujets en apparence parfaitement normaux, combien peu aussi nous étions fixés sur la genèse de cet épisode singulier que réalise l'apparition soudaine et inopinée du double de soi-même.

C'est pourquoi la connaissance que nous avons des manifestations larvées du mal sacré mérite que la question soit posée de savoir si le phénomène autoscopique qui survient à titre isolé, chez le sujet apparemment normal, ne devrait pas être tenu pour une expression anormale de l'épilepsie.

En voici d'ailleurs un exemple que nous prenons dans Lemaître, et que cet auteur, pourtant avisé, ne nous offre point comme un exemple d'épilepsie. Il s'agit d'un malade qui, depuis l'âge de dix ans, est sujet à voir apparaître sa propre image. Celle-ci se présente à une distance de deux à trois mètres, et se manifeste soudainement lorsque le patient écrit ou se livre à quelque lecture. Bien que, contrairement au paroxysme épileptique vulgaire, le malade garde conscience et souvenir du trouble qui l'a envahi pendant quelques secondes, il est permis de rapporter l'origine de ce cas à l'épilepsie en raison des particularités suivantes : la vision du double ne modifie pas ses apparences au cours de ses nombreuses répétitions, les circonstances dans lesquelles celle-ci apparaît restent, elles aussi, identiques; de plus, le sujet pendant la durée de l'autoscopie est envahi par un sentiment de tristesse profonde dont l'accroissement s'épanouit en angoisse et dont l'extension rayonne au point de pénétrer l'image même du double, laquelle semble être animée de vibrations affectives identiques à celles que ressent l'original.

Cette projection dans le double du sentiment éprouvé par le sujet dont « la conscience semble sortie hors de lui-même », s'accompagne parfois d'un phénomène non moins étrange : l'extériorisation des mouvements et des attitudes forcés et imposés par la crise épileptique, grâce à laquelle l'image du double s'agite, se convulse exactement comme le fait un épileptique, sans pour cela que notre sujet fasse aucun geste anormal.

Un patient dont le père et le frère ont succombé dans un asile d'aliénés présentait exactement les paroxysmes que nous visons. Les yeux clos, le patient apercevait, à certains moments, sa propre image voletant dans la pièce où il se trouvait, entourée de figures remplies d'effroi.

Un autre malade dont le père avait été atteint, dans son enfance, d'épilepsie, croit se voir, tout d'un coup, sauter dans sa chambre, essayer de grimper aux murs, danser, briser les glaces. Or, dans ce dernier cas, la crise était annoncée par une aura sensitive caractérisée par un sentiment de constriction dans la sphère génitale.

Ce transfert du sentiment et des sensations à un personnage fictif n'est pas d'ailleurs spécial à l'épilepsie, nous le retrouvons sans effort dans deux observations remarquables de L. van Bogaert.

Le premier fait se rapporte à une malade âgée de soixante-sept ans, diabétique, hypertendue, qui à la suite d'un incident cérébral vasculaire aigu présente des mouvements de torsion de la tête et des yeux vers la gauche en même temps qu'elle est hantée de phantasmes hallucinatoires visuels. Or parmi ceux-ci figure la vision d'une femme âgée, laquelle vient s'asseoir à ses côtés et « *lui ressemble comme une sœur de lait* ». Dans le second cas de notre auteur, nous voyons un homme âgé de soixante et un ans, dans un état de cachexie profonde par l'évolution d'un cancer du rectum compliqué de métastase rachidienne, dont les douleurs du membre inférieur droit étaient d'une ténacité désespérante, déclarer avoir éprouvé un sentiment bizarre : c'était comme si quelqu'un se trouvait couché près de lui, dans son lit, à sa gauche, et l'oppressait.

« Parfois, quand je me réveille, poursuit-il, en proie à de violents élancements dans la fesse, il m'arrive d'avoir un sentiment de pitié pour ce quelqu'un qui est à côté de moi et qui doit souffrir les mêmes douleurs. C'est absurde. »

Bien que nous ne puissions sur ce point que présenter des vues hypothétiques, nous ne pouvons pas ne pas souligner le fait que ces deux patients étaient hantés par un sentiment de mouvement et de vol. Or, il semble démontré que les hallucinations de cet ordre dépendent étroitement d'excitations anormales par leur amplitude ou leur qualité, de l'appareil d'équilibration labyrinthique dont on n'a pas oublié l'importance majeure dans le maintien de l'image de notre corps (P. Bonnier).

L'on retrouve, par exemple, des hallucitations analogues chez des malades atteints de paralysie générale, soumis à la malariathérapie. Et K. Menninger-Lerchenthal rapporte, d'après Engerth, plusieurs faits très saisissants. Un paralytique croit apercevoir dans sa chambre une collection de figures humaines, qui sans bras, qui sans tête, volent à travers l'espace après que lui-même a éprouvé l'impression d'être lancé en l'air. Un autre patient ressent l'impression singulière de devenir un géant, aux proportions si démesurées que la chambre est maintenant trop étroite pour le contenir; en outre un sentiment de légèreté corporelle l'envahit : « Je vole, je vole », s'écrie-t-il, levant les bras.

Ainsi donc, les faits que nous venons de rappeler laissent clairement voir que non seulement nous pouvons être visités par l'image de notre propre corps, mais encore qu'il est possible que le double soit doté des impressions, des sensations, des sentiments que le sujet éprouve au moment même de cette apparition. Pour singulier et étrange qu'il se propose à nous, le phénomène du transfert n'est pas, en réalité, une manifestation exclusive de l'héautoscopie, et si nous nous efforçons d'en préciser davantage les traits, c'est que cette transposition à un personnage fictif d'une partie des qualités qui forment notre personnalité ou les accidents morbides qui nous accablent, nous la retrouvons dans bien d'autres circonstances.

Comme nous l'avons rappelé dans plusieurs de nos travaux consacrés à l'étude du sommeil normal et des sommeils morbides, il arrive fréquemment dans le cours du rêve le plus physiologique que l'on se croit placé en face d'une personnalité qui n'est pas la vôtre et qui, pourtant, est chargée des mêmes sentiments que ceux qui nous animent. Et cette situation étrange ne laisse pas que de procurer à l'esprit une sensation de désaccord, d'incertitude telle que le réveil peut s'ensuivre.

Mais, bien plus souvent, c'est au cours d'un rêve alimenté par des sensations anormales que le transfert se réalise. Un de nos amis médecins rêve qu'il fait l'ascension d'une tour élevée en compagnie d'amis, et voici qu'avant de parvenir au sommet de l'édifice, il voit en face de lui, sur une marche d'escalier, un ami, très pâle, anxieux et suffocant; le rêveur le contemple avec son œil de médecin et diagnostique une crise d'angine de poitrine. A peine a-t-il précisé sa pensée, qu'il se réveille en proie à une douleur thoracique dont il connaît malheureusement trop bien la signification.

Nombre de personnes dont le sommeil est entrecoupé de crises d'angoisse respiratoire et de suffocation, sont bien souvent visitées par des rêves au cours desquels surgissent des ascensionnistes, des coureurs, des gens en mouvement, bref, une série de personnages dont le comportement est, précisément, celui qui d'habitude entraîne chez le dormeur le désordre respiratoire.

Plus curieux encore nous apparaît le transfert qui se déroule dans l'esprit du narcoleptique ou du cataplectique. On sait que le sommeil impérieux, irrésistible de la narcolepsie de même que l'impuissance motrice généralisée et absolue qui frappe le cataplectique en crise s'accompagnent parfois d'un état de rêve plus ou moins conscient. Or, si l'on découvre bien des éléments divers dans la trame de ces rêves, l'on peut y saisir aussi et sur le vif, le phénomène de transfert que nous visons exclusivement ici. Voici comment ce phénomène se présente : le patient éprouve l'impression qu'il est doué d'un pouvoir magique, mystérieux, grâce auquel lui est concédée la puissance d'envoûter, d'ensorceler, d'hypnotiser ses ennemis. Et il en use. Sur les personnages qu'il n'aime point, notre rêveur projetant son charme, les réduit à l'immobilité de la cataplexie, ou les plonge dans un sommeil profond pour leur enlever toute nuisance.

Est-il plus saisissant exemple de transposition, d'émancipation du sentiment de la personnalité, certains auteurs diraient, avec Sollier, d'évasion du sentiment de la cénesthésie?

L'on sait aussi que les malades atteints de chorée aiguë qui, dans le cours de la journée, sont dans un état d'agitation motrice la plus désordonnée, rêvent au cours de leur sommeil nocturne, alors que tous leurs muscles sont au repos complet, que tels de leurs camarades ou de leurs voisins sont atteints de la même agitation choréique dont pendant la journée ils donnent le spectacle mais qui s'éteint pendant le sommeil. Nous n'en finirions pas s'il nous fallait signaler tous les exemples de transfert que nous connaissons : transfert de sensations, de sentiments, de mouvements, de maladies, transfert toujours caractérisé par l'attribution à autrui de sentiments, d'impressions, de malaises, de trouble morbides, que le sujet éprouve soit au cours d'un paroxysme tel que ceux que provoque l'épilepsie, soit pendant le sommeil de la nuit, soit enfin dans le déroulement d'une crise de narcolepsie ou de cataplexie.

Il n'est peut-être pas sans intérêt d'ajouter que le transfert des sensations ou des sentiments peut se réaliser au cours d'un paroxysme épileptique sans qu'apparaisse nettement la vision du double du sujet en crise. En voici un exemple que nous offre Ch. Féré. Un épileptique avéré présente à la suite de ses accès convulsifs une paralysie incomplète de tout le côté droit du corps (hémiparésie post-paroxystique); or, dans la période confusionnelle ou crépusculaire qui lui fait suite, la malade s'écrie : « Donnez-lui une cigarette, allumez-la; le malheureux n'a pas de main droite; frottez-lui la main, cela le picote dans les doigts. »

Devant un fait aussi précis, l'on ne saurait douter de se trouver en présence d'un épileptique qui transpose sur le personnage irréel dont il perçoit une partie de l'image corporelle, les sensations qu'il éprouve lui-même : picotements, sentiment d'engourdissement de la main droite, de même que le besoin ou le désir qu'il éprouve de fumer une cigarette.

Encore une fois, bien que notre patient ne semble pas avoir été l'objet d'une véritable vision héautoscopique, trop d'éléments visuels faisaient défaut, le trouble est du même ordre. Ce qui s'est extériorisé ici, c'est une image corporelle tactile et cinesthésique dotée du sentiment de sympathie et d'union que nous connaissons. Et ceci témoigne que les éléments tactilo-cinesthésiques sont, peut-être, des facteurs plus importants que la visualisation dans la création du double corporel.

L'observation présente encore un point qui mérite d'être souligné : ainsi que nous l'avons vu, la crise épileptique laissait à sa suite une parésie de tout le côté droit du corps accompagnée de sensations spéciales, de picotements et d'engourdissement. Or, ces symptômes qui autorisent à affirmer que le malade observé par Féré était porteur d'une lésion siégeant dans la partie moyenne de l'hémisphère gauche du cerveau, démontrent que le phénomène de l'autoscopie ne peut être tenu pour une expression de la désorganisation de l'hémisphère droit exclusivement.

Un fait rapporté par Nasse peut être rapproché du précédent; mais, dans ce cas, l'apparition du double complète et visualisée, marquait non plus la fin mais le début du paroxysme épileptique. Voici d'ailleurs la narration même du patient. « Un jour il me sembla soudain que j'étais enveloppé de lumière, et dans le halo qui m'entourait, je percevais, sans rien distinguer, la présence d'hommes qui s'approchaient de moi. Puis j'aperçus une figure qui me ressemblait; celle-ci se dégagea de l'ombre qui se trouvait à ma droite puis passa ensuite à ma gauche pour disparaître. Cette figure était vêtue comme moi-même, portait des sous-vêtements foncés et était coiffée d'un chapeau rond. »

Remarquons enfin que la vision du double peut être accompagnée par une hallucination sensorielle définie et fort différente, ainsi qu'en témoigne un cas relaté par Monet. Un lieutenant de quarante ans, atteint d'une blessure dans la région temporale droite par éclat de grenade, est poursuivi de temps en temps, pendant environ dix secondes, par l'étrange odeur d'un composé salicylé; en même temps apparaît devant ses yeux étonnés sa propre image comme si elle était reflétée par un miroir.

***

## *Héautoscopie dans les intoxications et les infections*

Si nous savons que le sommeil normal physiologique ne peut plus être considéré aujourd'hui comme l'expression d'une intoxication de l'organisme, ainsi qu'on l'a pensé pendant longtemps, la notion que les intoxications déterminent un état voisin du sommeil et surtout du rêve n'a rien perdu de son exactitude. Et si l'homme recherche si ardemment de nouveaux poisons, c'est dans le but d'échapper aux vicissitudes de la vie quotidienne, de s'évader du réel et, en se plongeant dans le rêve, de s'immerger dans l'atmosphère étouffée et brumeuse de quelque Paradis artificiel. Dans ce monde peuplé d'irréalité, les sens paraissent libérés de toute contrainte, l'esprit tantôt apaisé, tantôt doué d'une activité qui semble prodigieuse et qui n'est qu'un pur néant, se détend; l'imagination se peuple de créations, de visions hallucinatoires les plus variées, enchanteresses ou prodigieusement décevantes quand elles ne sont point déroutantes ou chargées d'angoisse et d'épouvante comme le sont les rêves hallucinants des alcooliques.

D'une manière générale, l'on peut dire qu'il n'est pas d'intoxication qui, par le désordre général de l'esprit qu'elle entraîne, ne soit susceptible de déterminer l'apparition de l'héautoscopie. Encore que, dans ce domaine, les observations ne soient pas aisées à recueillir, du moins la littérature médicale, et même la littérature tout court, nous offrent des exemples les moins contestables de déformations extravagantes de l'image de soi auxquelles peut conduire une intoxication accidentelle ou voulue et, singulièrement, le dédoublement de cette image sous l'apparence de l'autoscopie.

Dans un excellent mémoire, Naudascher rapporte trois observations des plus suggestives. La première a trait à un malade de quarante-cinq ans, tout ensemble cocaïnomane et morphinomane. La vision de son double lui apparaît surtout le matin et se présente comme une fidèle représentation de ses traits. Selon son expression, il se voit comme en un portrait. Cette image se déplace, se plaque sur un mur quand le sujet tourne la tête, et le personnage dans lequel notre malade se reconnaît figuré par cette image fuyante n'a pas prononcé un seul mot. « C'est comme une projection de cinéma. » A l'époque où le sujet racontait son histoire, les films parlants n'étaient pas encore créés. Notons enfin que, comme nous l'avons relevé déjà dans maintes observations, ce double dans lequel notre patient retrouvait tous ses propres traits, peut se présenter avec une physionomie triste et un aspect d'amaigrissement général; une fois ce double semblait squelettique.

Nous n'avons pas à souligner l'alcoolisme dont notre malheureux Musset fut la victime et qui, peut-être, rend compte des visions autoscopiques qui l'ont visité; mais voici deux cas beaucoup plus précis que nous devons à M. Naudascher. Un ancien alcoolique halluciné de l'ouïe et de la vue croit apercevoir des agents qui le poursuivent ou qui le cherchent; de plus, de temps en temps, son corps lui paraît si léger qu'il a l'impression d'être transporté dans les airs par des esprits.

A ceci s'ajoute l'héautoscopie la plus typique. A plusieurs reprises, cet homme déclara qu'il avait vu, de ses propres yeux, ses véritables traits imprimés sur un personnage comme lui, peut-être cependant un peu plus brun. C'était comme un sosie; celui-ci parlait avec notre malade; mais si ce dernier, pour s'assurer de la réalité de son étrange interlocuteur, essayait de le toucher, sa main ne rencontrait que du vent.

Une fois qu'il conduisait un fiacre, il a vu son double dans sa voiture. La seconde observation publiée par Naudascher a trait à un malade alcoolique comme le précédent, hanté lui aussi de visions fantastiques : des fantômes apparaissaient ainsi que des animaux. Or, une fois, tandis qu'il examinait une lumière, il reconnut, au milieu de la flamme, sa propre tête, mais la substance en était, semble-t-il, de bronze.

Il n'est personne qui ignore que, de même que l'enfiévré de la Nuit de Décembre, Edgar Poe, se livrait à des excès alcooliques malheureusement aggravés par d'autres intoxications, et nous ne serions pas déconcertés si nous apprenions que Poe, à l'exemple de Musset, fut, lui aussi, hanté par la vision de sa propre image. Jusqu'à présent, nous ne sachions pas que la démonstration en ait été apportée; mais Naudascher, avec à-propos, nous remet en mémoire ce que Poe raconte dans son « Wilson ». Un soir de mascarade italienne, le héros de cette histoire, après avoir éprouvé une lutte, se retourne, aperçoit à son côté un miroir qui ne se trouvait pas là quelques moments auparavant; il marche vers cette surface réfléchissante et tombe frappé de stupeur en découvrant sa propre image, la face barbouillée de sang, qui s'avance vers lui d'un pas faible et vacillant.

De l'héautoscopie telle qu'on la rencontre dans le rêve, nous pouvons rapprocher les visions autoscopiques qui peuplent les rêves morbides, l'onirisme pathologique dont tant de *maladies infectieuses* ou *toxiques* sont accidentées.

Gratiolet, Labourdette, Féré eurent le mérite d'attirer l'attention sur ces faits étranges, lesquels plus récemment furent remarqués et étudiés par Giljarowsky, Hirschberg, Engerth, Menninger-Lerchenthal. Selon Giljarowsky, les épisodes délirants du typhus s'entremêlent assez fréquemment de visions héautoscopiques. Un exemple, parmi d'autres : un malade s'imagine que son double est près de lui, couché à son côté, en étroite relation anatomique avec lui, car il lui semble que les membres de ce personnage résultent du dédoublement des siens propres, de même que sa tête est dédoublée. Parfois le double est perçu comme un prolongement direct du corps. C'est à une conclusion analogue qu'est conduit Hirschberg, lequel remarque, à l'exemple de Giljarowsky, la relative fréquence de l'hallucination spéculaire plus ou moins complète dans le délire des sujets atteints de typhus exanthématique. L'auteur ajoute même cette considération à laquelle nous devons prendre garde, que c'est précisément dans cette infection que l'on compte les plus fréquentes atteintes de l'appareil vestibulaire. Si cette notion trouve confirmation dans les recherches de l'avenir, nous aurions ici une nouvelle démonstration du lien pathogénique qui unit le dédoublement de la personnalité physique créatrice de l'autoscopie aux altérations de l'appareil d'équilibration.

Est-il besoin que nous ajoutions que rien n'est plus loin de notre pensée que d'attribuer au désordre vestibulaire la totalité des manifestations psychiques qui émaillent souvent le cours du typhus exanthématique, et que l'atteinte labyrinthique entraîne seulement l'apparition d'hallucinations d'un caractère spécial en raison des perturbations qu'elle apporte dans le dispositif qui dirige notre orientation dans l'espace.

Contrairement au typhus exanthématique, la grippe, au cours de laquelle; cependant, les accidents nerveux ne sont pas exceptionnels, ne s'accompagne pratiquement jamais de délire avec hallucinations autoscopiques. A cette règle, toutefois, il est des exceptions ainsi que l'a fait voir, tout récemment, P. Sivadon. Le cas publié l'an dernier par cet auteur se rapporte à un homme âgé de trente-cinq ans qui, brutalement, est atteint de grippe avec hyperthermie à 40° pendant cinq jours. Au moment où la température tend à redevenir normale, un délire onirique survient, alimenté par des visions et des illusions de plusieurs sens, mais surtout de la vue. Il se croit en enfer, prend son médecin pour Belzebuth, sa concierge pour le démon. En même temps, le sentiment de son image corporelle se modifie; il lui semble que son corps est devenu de glace, qu'il est tout froid; que même son cœur a cessé de battre et que son esprit est parti dans l'au-delà.

Bientôt, notre sujet éprouve le sentiment bizarre que sa personne est dédoublée et il se voit lui-même, dans sa propre chambre, allant et venant avec des gestes naturels. Le voici transformé, devenu deux hommes : l'un qui se promène dans la chambre, l'autre qui est aplati dans le lit et qui regarde le premier. Fait qui peut surprendre, le dédoublement de sa personnalité est correctement apprécié par le sujet mais cette scission, ce partage de l'unité en deux moitiés, ne l'étonne qu'à demi.

La confusion mentale s'aggravant, le patient dut être transféré dans un établissement spécial; là encore de nouvelles hallucinations spéculaires le hantent. Lui-même nous en confie les caractères : « Un jour, le seul jour peut-être que j'aie passé au cabanon, je vis en face de moi un jeune homme, pourtant sans forces, se dresser péniblement du lit et endosser ses vêtements avec des gestes gourds comme une personne à demi endormie. Et peu à peu je me reconnaissais dans cette silhouette, je reconnaissais mes cheveux et mon visage. »

On le voit, l'héautoscopie se montre complète, aucun des traits essentiels ne fait défaut.

La seconde observation concerne un de nos confrères âgé de cinquante-cinq ans qui, lui aussi, est atteint soudainement, tandis qu'il se rend à son hôpital, de malaise avec frissonnements. De plus, il se sent envahi par un sentiment étrange, des bruits de la rue semblent ouatés, les formes des choses apparaissent bizarres; notre malade remarque lui-même qu'il ne peut suivre la ligne droite en marchant. Or, soudain, un phénomène encore plus inquiétant se manifeste : voici que, tout contre lui, à sa droite, il aperçoit un personnage cheminant dans le ruisseau; et ce personnage, c'est lui-même, qu'il reconnaît très distinctement. Bien que demeuré très lucide et pleinement conscient de la nature hallucinatoire du phénomène, notre médecin prend garde en marchant de ne pas bousculer cet autre lui-même. Pendant plusieurs minutes, la vision autoscopique se maintint, puis s'éclipsa d'une manière intermittente.

A son arrivée à l'hôpital, l'image avait complètement disparu.

Ainsi qu'on peut en juger d'après les quelques faits que nous avons cru nécessaire de rappeler, le phénomène de l'héautoscopie dont la plupart des intoxications, sinon toutes, peuvent être l'origine, ne se différencie extrinsèquement en aucune manière des visions spéculaires ou de l'autoscopie telle que nous les trouvons dépeintes chez les individus sains. Ce qui semble vrai, c'est que l'intoxication a favorisé l'éclosion du phénomène en créant un état de rêve larvé et en favorisant ainsi l'émancipation d'images dont l'obscurcissement temporaire de la conscience explique le foisonnement.

*
**

### *Héautoscopie et onirisme — Possession démoniaque et envoûtement*

Ainsi que nous l'avons fait voir dans les pages précédentes, la vision d'un double de soi-même, qui est le fond même de l'héautoscopie, est un phénomène qui se réalise à l'état de veille, alors que le sujet a gardé un contact assez étroit et précis avec le monde extérieur pour que l'image du double s'insère dans la présentation que le sujet reçoit des objets qui l'environnent. Et l'on ne peut être surpris que la dissonance qui résulte de l'apparition de deux notes aussi discordantes que celles que fournissent, d'une part, le monde réel, et, d'autre part, l'image hallucinatoire ou illusionnelle, entraîne un sentiment de vertige mental, d'anxiété ou encore suscite l'impression que la folie est là, imminente et menaçante.

Certes, nous savons fort bien que ce serait erreur de croire que dans tous les cas d'héautoscopie à l'état de veille, l'esprit du sujet ait gardé une pleine et entière lucidité, puis que l'on retrouve dans plusieurs observations l'indication très nette que la conscience était obscurcie, brumeuse, ou même telle qu'elle se détend dans le sommeil.

L'héautoscopie rapportée par Gœthe en est un bel exemple. Voici le récit de Gœthe dans *Dichtung und Wahrheit :* « Je me vis moi-même non pas avec les yeux du corps, mais avec ceux de l'esprit, venir à cheval à ma rencontre revêtu d'habits que jamais je n'avais portés et qui étaient d'un beau vert mordoré. Aussitôt après, je fus brutalement tiré de ce rêve : l'image avait disparu. »

Dans plusieurs autres faits semblables, l'on saisit également la réalité d'un état d'obscurcissement de la conscience à l'origine de l'apparition du double de l'image de soi; celui-ci peut même s'en montrer le prélude. Schilder nous conte qu'un jour, alors qu'il sortait d'un demi sommeil, il aperçut sa propre image, bien qu'un peu plus mince que dans la réalité, s'incliner jusqu'à lui et qu'il eut le sentiment très net que le vrai lui-même était couché dans un lit tandis que le personnage qu'il apercevait et qui lui ressemblait comme un frère n'était qu'une image.

On n'a pas oublié le phénomène dont Taine fut l'objet et que le philosophe expose ainsi : « A la fin d'un rêve, ma propre image m'apparut, assise dans un fauteuil devant une table et vêtue d'une robe de chambre rayée blanc et noir; cette figure se tourna vers moi, ce qui m'effraya au point de me tirer brutalement de mon sommeil. »

C'est encore Spitta qui rapporte l'observation d'une de ses connaissances qui, au cours d'un rêve, voit sa propre image enveloppée d'une longue chemise blanche et s'avançant pieds nus; il s'approche et, soudain, reconnaît qu'il est en face d'un double de lui-même. Effrayé, il se réveille.

Il nous serait aisé de multiplier les exemples : retenons seulement que bien des visions héautoscopiques de l'état de veille surviennent à la faveur d'un obscurcissement de la conscience et même souvent d'un demi-sommeil, enfin que l'héautoscopie du rêve nocturne est loin d'être une rareté ainsi que l'ont fort bien indiqué Brosius, A. Mayer, Menninger-Lerchenthal. Ce dernier auteur se montre d'ailleurs si persuadé de l'importance de cette donnée qu'il n'hésite pas à écrire qu'un trouble de la conscience tel qu'on le trouve dans le rêve, le songe, la rêverie, doit être toujours supposé à la base de l'éclosion de la vision héautoscopique.

Mais, allons plus avant; imaginons que le sujet soit plongé dans un état tel qu'il réalise, selon une expression pittoresque, une « désinsertion du réel », que les relations qui nous attachent au monde extérieur tant que nous veillons, eussions-nous l'esprit dans un état de concentration extrême, soient supprimées ou dans un extrême relâchement, qu'arrivera-t-il lorsque surgira devant une conscience délivrée des liens de la réalité, la vision d'un double de soi-même, d'une image corporelle émancipée?

Ce problème, peu d'auteurs l'ont retenu. Et, cependant, qui ne sait que le sommeil le plus physiologique peut nous présenter sur la trame incessamment mouvante du rêve, parmi les fantaisies les plus déconcertantes pour la logique et la raison, au milieu de personnages étranges, grotesques ou terrifiants, notre propre image échappée ainsi de notre moi, image que nous reconnaissons et avec laquelle nous nous sentons encore en relations spirituelles et même organiques.

Dans cet état psychologique où le sommeil nous plonge, l'étrangeté de l'image d'un double de soi ne surgit plus de la présentation du monde réel; nous sommes dans le rêve dont le caractère foncier est précisément de suspendre les perceptions, de transformer dans un langage ou une imagerie très particuliers les sensations dont le corps est l'objet, d'abolir les facultés de critique, de jugement, de raisonnement telles qu'elles sont présentes en chacun de nous, lorsque nous veillons. L'on peut donc supposer, *a priori,* que l'émancipation d'un double, si elle se répétait fréquemment, serait susceptible d'entraîner un désordre de l'esprit tel qu'il conduirait à de bien étranges conceptions et, peut-être, même au délire.

Or, cette hypothèse trouve un fondement précis dans un cas que nous avons longuement étudié avec notre collègue et ami le docteur Beaudouin et dont nous croyons que l'exposé des traits les plus personnels vient ici en sa place.

*
**

### *Le cas Sibylle*

Notre malade, que nous désignerons pour simplifier, du nom de Sibylle, est née en 1911. En 1922, elle fut atteinte d'encéphalite épidémique à forme léthargique, pour laquelle elle fut soignée pendant de longs mois dans un grand hôpital parisien. La période de sommeil morbide ou de léthargie se prolongea très longtemps, car nous savons que Sibylle fut plongée dans un profond sommeil pendant trois mois. A sa sortie de l'hôpital, Sibylle n'avait gardé aucun trouble corporel apparent, mais son caractère s'était complètement modifié. Elle, qui était parfaitement équilibrée, aimable, se montrait irritable, querelleuse, menteuse, en bref, tellement insupportable pour son entourage qu'un internement fut jugé nécessaire. A l'âge de 16 ans, en 1927, Sibylle fut donc placée dans un Asile pour y être traitée. Coïncidence curieuse, elle y devait retrouver sa mère internée depuis longtemps pour démence précoce.

Au cours des sept années que Sibylle passa à l'Asile, on constata surtout des perturbations du caractère et des instincts, dont parfois l'acuité fut si accusée que la malade dut être placée dans le pavillon des agitées.

En 1933, Sibylle reprend une vie moins déréglée et s'occupe, toujours à l'Asile, à des travaux de ménage et de couture. En octobre 1934, on juge son état assez satisfaisant pour tenter un essai de vie en liberté relative près de son père, homme intelligent, sérieux et très attentif.

Sibylle demeure calme pendant le jour, et rien d'anormal n'attire l'attention cependant très éveillée de son père, sauf qu'à certains moments elle s'endort sur sa chaise, en cousant ou en lisant, à la manière Sibylle se montre souvent anxieuse au moment où elle doit se mettre au lit; elle a peur, dit-elle, d'être seule. Son sommeil est hanté de rêves actifs, de cauchemars qui la font se lever sur sa couche, appeler, crier, tenir des propos qui alarment son père.

Sibylle prétend que, pendant la nuit, on l'hypnotise, qu'une puissance occulte lui arrache son double, qu'elle le voit, qu'elle le sent, qu'on lui jette des serpents, des mauvaises bêtes qui rampent sur elle et vont jusqu'à pénétrer dans son corps. Bientôt persuadée d'être sous la puissance d'un mauvais esprit, envoûtée ou ensorcelée, Sibylle s'inquiète de savoir si une influence occulte ne manifesterait pas son emprise sur elle. Après s'être enquise, elle s'en va consulter un occultiste, lequel se sentant en présence d'une jeune fille pure et dont la foi chrétienne est vive, la renvoie en lui conseillant de se rendre près du Révérend Père de Tonquédec, le savant exorciste de Notre-Dame. Sibylle se rend à ce conseil, voit le Révérend Père, lequel, comprenant qu'il est en face non pas d'une possédée du démon, mais d'une malade, la console et nous l'adresse.

Sibylle se présente à nous comme une jeune fille extrêmement correcte dans ses propos, et de mise très soignée. Depuis sa sortie de l'Asile, son comportement n'a jamais donné lieu au moindre reproche, sa conduite vis-à-vis de son père demeure non seulement régulière, mais pleine de témoignages d'affection, de dévouement et de respect. Ajoutons que les troubles du caractère se sont complètement effacés et que les fonctions supérieures telles que le jugement, le raisonnement, la critique, ne sont pas modifiées, sauf pour ce qui concerne les phénomènes étranges qui accidentent ses nuits. Agréable et même séduisante, modeste dans sa tenue et ses propos, Sibylle s'exprime clairement sans nulle réticence, son langage traduit fidèlement, semble-t-il, une pensée difficile à formuler. Aussi avons-nous pu aisément recueillir de la bouche de notre malade les détails les plus circonstanciés des scènes qui se déroulent au début ou au cours de la nuit. Mais, pour demeurer sur le terrain d'une plus stricte objectivité, nous avons prié Sibylle de rédiger elle-même la narration des phénomènes qui la hantent et l'obsèdent au cours de son sommeil. Et ce sont les fragments les plus pittoresques et les plus significatifs que nous offrons aujourd'hui.

Mais auparavant quelques mots d'explication sont nécessaires.

Les manifestations dont on va lire la narration comprennent plusieurs ordres de faits. Tout d'abord, un sentiment d'emprise, d'envoûtement : Sibylle a l'impression que dès qu'elle succombe au sommeil, ou mieux dans cette période de l'endormissement où nos sens perdent leur acuité, où nous nous désintéressons du monde réel, une influence étrangère la domine, agit sur elle de toute la force d'une puissance extranaturelle. Aussi, ne cesse-t-elle de répéter au cours de ses récits surabondants de détails : « Je suis ensorcelée, envoûtée, sous l'emprise de quelqu'un ». Cette puissance « occulte » lui fait subir, comme on le verra plus loin, mille outrages, mille obscénités, mille tortures plus raffinées les unes que les autres, et parmi celles-ci figure le dédoublement de sa personne physique. On lui prend son double, on la dédouble, puis on lui rend ce double qui lui a été arraché, on la « redouble ». Et ce « double », Sibylle le voit, le sent spirituellement et matériellement attaché à elle. Les sévices que l'on fait subir à cette image, les orgies auxquelles les puissances diaboliques se livrent sur elle, Sibylle les éprouve dans son corps de chair.

Enfin, la malheureuse est encore hantée par des hallucinations de l'ouïe, de la vue, de la sensibilité générale et des sensibilités spéciales et singulièrement du sens génital, d'une part, ainsi que par des illusions visuelles et auditives les mieux qualifiées, d'autre part.

Certes, aucun des phénomènes que nous venons de rappeler n'est indigne d'attention, mais pour ne pas nous écarter de notre objet et aussi parce que la manifestation la plus singulière comme aussi la plus évocatrice tient dans le dédoublement de la personne physique, dans l'émancipation de l'image de soi au cours d'un état qui tantôt s'apparente au sommeil et tantôt semble réaliser l'état hypnique véritable, nous nous attacherons surtout à mettre en lumière, d'après les narrations de Sibylle, le phénomène révélateur et étrange du « *dédoublement* ».

*Nuit du* 17 *mars.*

Je fermais les yeux pour dormir et j'entendais que celui qui m'a entrepris me réclamait mon double et celui qui me garde ne voulait à aucun prix le donner, disant que le Docteur Lhermitte l'avait formellement défendu. Pendant ce temps, j'avais des serpents qui rampaient le long de mon corps. Je disais le *Notre Père*, alors tous se dirigeaient vers la tête pour sortir, mais s'arrêtaient là.

J'ai alors eu l'idée de me lever et d'aller boire de l'eau de Lourdes que la sœur a apportée chez nous du temps que mon frère était malade. Deux fois je me suis levée pour en boire, et à la deuxième fois, tous les serpents avaient disparu. Je me suis donc endormie.

Rêve. Elle est entraînée par un groupe de fillettes, une tombe à terre comme morte, une autre sanglote, j'ai voulu me réveiller et j'ai senti et vu que mon double tombait dans les taillis de ronces. Enfin, je me suis réveillée en pensant à cette petite que j'avais fait tomber et qui me semblait morte. Mon idée était dirigée vers elle et je me rendormais en pensant à elle. Et voilà que mon rêve se continuait.

*Le* 19 *mars.* — Sensations de serpents autour du corps au moment où elle veut s'endormir. Elle se lève, boit de l'eau de Lourdes, revient se coucher. Les serpents ont disparu. Elle rêve ensuite qu'elle est dans un club diabolique. Mon réveil était sur la table de nuit, j'entendais le tic tac répéter : elle est marquée pour toute sa vie.

J'ai encore dormi, puis, réveillée, je voyais tout à l'envers, je ne reconnaissais plus ma chambre.

*Le* 21 *mars.* — Rêve qu'elle est attaquée par un homme; elle le prend par les cheveux, le fait tournoyer au moins pendant deux minutes et le lance contre un mur. Puis elle l'entend pleurer. Elle se retourne du côté droit sur le gauche. Alors une voix lui dit : « Je t'avais bien dit que tu souffrirais ». Puis cette voix m'a demandé : « As-tu toujours ton double? »

Je me suis rendormie et en voulant me réveiller, je ne pouvais pas; un autre homme se trouvait à mon bas-ventre, je l'ai repoussé.

Je me suis réveillée et je voyais le violon de mon frère accroché au-dessus de la porte qui bougeait en forme de main et qui, j'en suis sûre, si j'avais été endormie, serait venu vers moi pour me faire souffrir encore sous forme d'un mauvais esprit.

*Le* 23 *mars.* — Rêve : une femme veut lui prendre son collier, lui lance un souffle chaud dans la figure, puis l'envoûte. Elle comprend cette manœuvre bien qu'endormie et s'éveille puis se rendort aussitôt. On la dédouble et on envoie dans son double une balle de revolver.

Il faut que je me couche du côté gauche pour m'empêcher d'être dédoublée.

*Le* 24 *mars.* — Rêve qu'elle est dans l'Astral à Sainte-Anne, voit le Docteur T... et lui dit : « Vous m'avez envoûtée, il faut me désenvoûter ou je porte plainte à la Police judiciaire et vous irez en prison. »

T... répond : « Je ne vous désenvoûterai pas, c'est mon gagne-pain ». Il s'est dirigé vers un endroit où il y avait un grand serpent et me l'a enfilé dans le corps, puis il est parti. Restant seule, je fis le signe de la Croix, disais le Nom du Père, alors le serpent voulait sortir.

Une fois qu'il était sur ma tête, le bon esprit m'a aidée à me débarrasser du serpent.

Je vois un gardien apparaître avec un serpent dans les bras, il me l'a lancé, mais j'ai pu l'éviter, je me trouvais dehors, j'avais le Docteur Lhermitte pour me guider; j'avais mon double.

Une voix alors disait à une autre dans mon oreille : elle ne l'a plus le serpent, l'autre de répondre : Non, alors la voix disait : « Il faudra lui en remettre un autre », puis la voix disait : « Ne redors pas ».

Alors, sentant le sommeil venir, j'ai mis mon édredon derrière moi, je me suis assoupie. Alors le Docteur T... est venu en criant : « Ah! la saloperie! » parce qu'il avait moins de prise sur moi et il a essayé de me remettre le gros serpent, n'y parvenant pas, il m'en a jeté des quantités sur la tête.

*Le 25 mars.* — Dort jusqu'à trois heures, puis se réveille; mais son double est dans l'Astral, enfermé avec des infirmières qui le gardaient; je me suis doutée qu'on m'avait dédoublée; sans doute m'étais-je couchée sur le côté droit?

Elle se débat; l'infirmière crie que si elle s'agite on va la mettre en cellule. Alors elle crie (dans son rêve) : « Docteur Lhermitte, Père Le Tonquédec! » Elle s'enfuit.

Puis tard, elle se trouve entre le Docteur Lhermitte et le Père Le Tonquédec qui la tenaient chacun par une main.

Elle trouve un moyen de défense contre ceux, les chenapans, qui la pourchassent, elle fait le signe de la Croix.

*Même nuit.* — Elle est dans un autobus, un chenapan lui glisse une bête comme une punaise dans le dos, elle la pique en marchant sur son corps astral; alors elle se réveille, sent son corps astral sous elle ainsi que cette bête qui lui trotte sur le corps, les reins, les pieds, le cœur, « cela me chatouillait mon corps terrestre, je pleurais car toutes les sensations qui se produisent sur mon corps astral se représentent sur mon corps terrestre ».

Elle se réveille alors et elle entend un médecin causer avec le gardien de son corps astral, on brûle son corps astral, elle entend par l'oreille le bruit des flammes et sent sur tout son corps terrestre leur chaleur. « J'étais brûlante ». Puis on la plonge dans l'eau glacée.

Enfin, le Docteur lui rend son corps astral et lui applique un fer chaud sur le rein droit. Alors, comme je savais que j'avais mon corps astral, et que je ne voulais plus être sous son emprise, je me débattais; aussitôt que le sommeil m'engourdissait, cela recommençait.

*Le 27 mars.* — S'est réveillée à deux heures et demie, voulant redormir, elle sent que ce n'est pas son vrai sommeil et croit qu'elle est transportée dans l'Astral, là où on la dédouble. Elle crie, appelle : Docteur Lhermitte, Père Le Tonquédec! je voulais être redoublée. Elle se réveille, mais elle sent qu'elle est sous l'emprise d'un esprit médecin qui fait des expériences sur elle, lui prend son double, la trempe dans l'eau froide. Je suis sous la surveillance constante d'un gardien. Et je me rends bien compte que, quand je veux appeler, je ne puis plus dire vos noms. Puis, j'essayai de dormir et j'entendais des jeunes filles raconter des histoires sur le lit à côté du mien, c'est celui de mon pauvre frère qui n'est plus.

Là j'avais mon double et sommeillant sans doute. Enfin, à un moment donné, il y en a une qui a dit : « Si j'allais voir si je peux lui prendre son double. Je savais qu'elle ne pouvait pas, étant couchée du côté gauche je me suis dit ceci : lorsque je suis couchée sur le côté droit, ce sont les mauvais esprits qui peuvent me dédoubler, lorsque je suis couchée du côté gauche, ce sont les docteurs ».

*Nuit du* 28 *mars*. — Elle vit dans l'Astral, sait qu'elle est dédoublée. Elle voit un endroit herbu où il n'y avait que des sales bêtes, caméléons, serpents, puis d'étranges bêtes vertes.

Puis mon double devait être amené à celui qui m'a envoûté, j'ai senti les serpents s'engouffrer en moi par l'anus, cela me faisait souffrir puis ils me piquaient; alors j'essayais à leur passage de les arrêter avec la main alors l'un d'eux s'engouffrait dans mon oreille et réussissait à se loger dans ma tête, puis tous les autres se sont casés.

Je souffrais plus moralement que physiquement. Alors mon corps terrestre s'est éveillé, et je sentais tout ce que mon corps astral souffrait, je faisais le signe de Croix, alors tous les serpents rampaient en moi sans pouvoir sortir puisque j'étais sous l'emprise de ce docteur malfaisant et j'appelais par mon corps terrestre : « Docteur Lhermitte! » Alors j'entendais la voix du Docteur dire au gardien qui est certainement sous ses ordres : « C'est le Docteur Lhermitte qu'elle appelle ».

*Le* 29 *mars*. — Personne n'a pu me dédoubler, ayant placé par terre, à côté de mon lit, une assiette avec trois petits morceaux de braise.

Toute la nuit, des mauvais esprits rôdaient dans ma chambre; si je fais dans le vide un grand signe de Croix, je les vois s'élever en l'air. Puis, une autre partie de la nuit, je voulais m'endormir, impossible. On aurait dit qu'on m'illuminait le visage, j'ai compris que c'étaient encore les mauvais esprits.

*Nuit du* 30 *mars*. — Ayant mis de la braise à côté de mon lit, j'ai dormi jusqu'à une heure; j'ai entendu mon père se lever, j'ai essayé de redormir, n'y parvenant pas j'ai compris que l'on m'avait complètement dédoublée par l'intermédiaire de papa.

J'ai senti que l'on m'a fait une piqûre là où j'ai mal au bras et je souffrais pareillement, ne pouvant me défendre contre ceux qui se sont emparés de mon double. Je me voyais étendue sur un brancard, on m'avait mis dans les mains des instruments de chirurgie. Je me suis réveillée pour aller délivrer mon double, ce que j'ai fait. Il était six heures passées quand j'ai senti que l'on me redoublait, mais celui qui me redoublait a senti que j'avais des ciseaux dans la main, il m'a repris mon double et m'a découpé la partie génitale et a épanché son vice sur moi (corps astral) pendant une heure. Je sentais lorsqu'il possédait mon corps astral les secousses dans mon lit (corps terrestre). C'était pour me punir d'avoir mis des ciseaux à côté de moi et les tenant. Je n'ai rien senti de la jouissance car il m'avait découpé cet endroit. Puis, il m'a redoublée.

*Le* 11 *juin.* — J'étais dans l'Astral, mais je voulais revenir vers mon corps terrestre, mais impossible, j'étais embourbée dans le fumier, le purin, parmi les pigeons et les poules d'une ferme; plus j'essayais de sortir de là, moins j'arrivais et je m'enfonçais davantage, voyant cela, je me décidai à quitter mon corps astral et mon corps terrestre se réveillait, alors je disais à mes protections que je ne trouvais plus mon chemin. Elles me disaient alors : « Prie et ton corps astral reviendra ». Je priai et, en effet, il revenait, pas plutôt rendormie, il repartait, alors je me réveillais pour dire à mes protections que j'étais encore perdue. J'ai senti une main me frapper sur l'épaule, puis je me suis vue avec le curé aux yeux bleu pâle et au nez crochu, et blond. Je lui ai dit ceci : « Dites devant Dieu que vous ne toucherez pas à moi et qu'il vous punisse si vous le faisiez ». Alors il a récité du latin. Tout à coup, j'ai senti qu'il s'emparait de moi pour son plaisir, j'ai abandonné mon corps astral de dégoût et mon corps terrestre ressentait toutes les orgies qu'il faisait sur moi; je pleurais de honte et de douleur. Il a dû même se servir de ma bouche, car je sentais comme des cheveux dans ma bouche terrestre et je savais que je n'avais plus mon corps astral.

*Nuit du vendredi au samedi. Juin.* — Le Diable m'est apparu, j'ai eu très peur. Le samedi soir, dans la nuit, deuxième apparition du démon. Il a osé entrer dans mon corps astral. Je priais de toutes mes forces, alors il rugissait de colère. Puis j'ai senti son corps qui touchait le mien. Je souffrais horriblement. Il a essayé de m'enlever la chaîne que je porte à mon cou terrestre, mais je retenais la médaille et la chaîne en faisant pression avec mes mains, alors j'ai senti qu'il me prenait dans ses bras. J'avais peur, je sentais les ongles fourchus de ses pieds; puis j'ai vu comme le couvercle d'une tombe qui s'ouvrait, alors j'ai appelé mes protections de toutes mes forces et j'ai senti que j'étais délivrée.

*Aujourd'hui,* 17 *juin.* — Pour la deuxième fois, le démon entre dans mon lit (Astral) et essaye de me prendre ma chaîne. Mes protections me disent : « Ne la donne pas ». Je lutte pendant dix minutes avec le démon.

*Le* 18 *juin.* — Avant de m'endormir, j'ai bien senti que le démon me coupait le cou, puis tous les autres membres, je sentais le sang couler en moi.

D'autre part, pendant que ceci se passait, j'ai eu une lueur d'espoir en apercevant un coin du paradis. C'était féerique, beau, splendide, on ne peut l'expliquer.

*Nuit du jeudi.* — En m'endormant, j'ai senti encore ces ignobles serpents qui rampaient autour du cou, enfin sur tout le corps ; j'ai appelé mes anges gardiens, ils sont venus pour me défendre. Je me suis réveillée.

J'ai eu la mauvaise idée de mettre de l'ouate dans mes oreilles, car j'étais attaquée dans l'Astral, j'appelais, mais je n'entendais pas les bonnes voix me diriger.

Elle rêve qu'elle se rend dans un endroit rempli de léopards, de panthères avec un éléphant, c'est la jungle; elle est poursuivie, se sauve. Elle arrive dans un café-dancing, ses ennemis sont cachés derrière une petite colonne, alors ne sachant plus où aller, elle abandonne son double, et se réveille.

Je savais que je n'avais plus mon double; ayant déjà fait l'expérience, je me suis levée de mon lit terrestre et mon double est revenu automatiquement.

Alors, me recouchant, j'ai eu l'idée d'enlever le coton de mes oreilles, ma tête sur l'oreiller, j'entendais : saleté, saloperie.

*Samedi* 11 *juillet.* — Elle est entraînée par une bande de mauvaises femmes qui veulent lui fourrer la tête dans une boîte à ordures. Elle résiste, sort dans la rue, ses yeux étaient à demi fermés. Je disais à l'une des femmes que j'avais eu de l'encéphalite et que l'on me prenait pour sujet. Alors cette femme m'a soulevé mes paupières un peu, et je voyais mieux.

Une des jeunes filles est venue me délivrer, et dans mon lit fourmillaient des bêtes immondes, cochons d'Inde, lapins avec leurs poils qui me chatouillaient.

12 *Juillet.* — Dans l'Astral, un homme la prend comme sujet. Elle supplie : « Monsieur, ne me prenez plus comme sujet, vous brisez ma vie! » Alors il m'a répondu : « Ce n'est pas moi le Patron. »

13 *Juillet.* — Elle avait le pressentiment qu'elle allait souffrir. Avant de m'endormir, le diable a mis le feu au bout de mes cheveux, puis sur tout mon corps astral. Il m'a attaché les poignets très serrés, puis il a mis le feu à mon double, puis il faisait couler de l'eau tout le long.

Je me suis ensuite rendormie, mais là les sujets du diable me firent souffrir avec leurs plumeaux, leurs brosses, leurs piquants.

Endormie, je reviens dans ma chambre, le diable me dit en me prenant dans les bras : « Tu ne veux pas coucher avec moi? » Je lui ai dit : « Non », me le répétant une autre fois, je lui ai dit d'un air moqueur : « Oui, c'est cela, j'irai »; alors il l'a cru. J'ai dit alors : « Tu peux toujours te fouiller. » Alors il a envoyé un de ses sujets chercher un martinet et m'en a donné des coups. Et mon corps terrestre ressentait tous les coups que mon corps astral éprouvait.

Ensuite, le démon lui frotte les yeux, lui chatouille les oreilles avec du crin, cela l'énerve, puis lui frictionne le dos avec « du carbonate ». Ça me faisait souffrir, ma peau était à vif. L'opération finie, j'ai fait au moins cinq à six fois le signe de la Croix. Le diable furieux a ordonné qu'on me ligote à un poteau.

J'étais donc entre les mains de ses sujets, alors un homme me tenait et une femme m'a jeté un seau d'eau sur tout le corps. Je suis alors tombée en faiblesse. Elle m'a prise dans ses bras et m'a transportée dans un réduit. Elle m'a mis son sexe près du mien, croyant que j'allais accepter cela, elle essayait de me posséder. Alors j'ai eu l'idée que voici : je l'ai pincée fortement à son sexe et elle a hurlé de douleur et appelant le diable. C'est moi qui avais pouvoir sur elle? Je l'ai prise par la main et nous sommes sorties du réduit.

18 *Juillet.* — Il lui semble avoir un double corps astral. En m'endormant je vois à ma gauche un homme habillé tout de noir; il m'a arraché mon corps astral, morceau par morceau. Pendant ce temps, à sa droite apparaît une forme blanche qui doit être sa protection.

20 *Juillet.* — Nuit très agitée, sommeil troublé profondément par les maléfices du démon. Celui-ci lui a, dit-elle, lacéré tout le côté droit à l'aide de ses griffes et de ses crochets.

« Vraiment, il abuse, nous dit-elle, car j'en porte maintenant les marques sur le côté. »

21 *juillet.* — A une heure de l'après-midi, je raccommodais des bas lorsque le sommeil m'envahit. J'étais sous une influence amoureuse, et, dans un moment de faiblesse, j'ai accepté cette sensation mais aussitôt, me ressaisissant, j'ai demandé pardon à Dieu.

27 *Juillet.* — Je m'apprêtais à dormir quand, à ma gauche, j'ai senti quelqu'un qui me donnait le bras, puis mon âme est partie. Dans la nuit, soudain, j'étais dans l'Astral, et j'ai vu dans une glace mon corps astral; j'ai eu un peu peur car j'avais de gros yeux, le gauche plus noir que le droit; puis j'avais les chevilles très fines et les cheveux longs. Alors j'ai parlé à mon double et il m'a souri.

*Dimanche* 28 *juillet.* — Vers le matin, le démon a tenté encore d'entrer dans mon lit. Alors, possédant un petit cadre représentant Notre Seigneur Jésus-Christ, je l'ai pris dans mes mains, le démon voulait alors s'emparer de mon âme (je ne dis pas du double), il ne pouvait l'enlever de mon lit astral car Notre Seigneur Jésus-Christ l'en empêchait. Enfin, il est parvenu à me sortir du lit, mais au lieu de venir sous la forme de diable, il s'est transformé en serpent. Il a pris mon âme. Il m'a emmenée dans un salon et a abusé de moi, car il m'a possédée (mon corps terrestre l'a ressenti, puis j'ai senti quand il s'est retiré de moi).

30 *Juillet.* — Le Démon m'a encore donné des sensations amoureuses, voyant cela j'ai mis le petit cadre dans mon lit, alors le démon revenu, quand il a vu le cadre n'a pas insisté.

*Une nuit de Juillet,* je commençais à vouloir dormir, j'ai vu un fou qui s'est approché de moi, on m'a soufflé à l'oreille terrestre : « C'est un fou comme ta mère. » Alors, j'avais très peur et comme je ne voulais plus voir cette hallucination, je me débattais pour revenir à moi, mais rien à faire, j'étais sous une emprise et cet homme fou s'est mis à genoux sur son lit, a pris des poignées de sable qui se trouvait devant son lit dans les creux, et me les jetait dans les yeux. Enfin, je me suis réveillée.

Un matin, Sibylle nous raconte que vraiment cette fois le démon exagère et la martyrise trop cruellement.

L'Esprit malin, la nuit dernière, est venu avec ses ongles crochus lui labourer la poitrine avec une violence telle qu'elle en a gardé les marques visibles. Et comme nous prions Sibylle de se dévêtir pour nous montrer le témoignage du malin, nous constatons la réalité d'une large éruption zostérienne, d'un zona, sur les territoires des 4e et 5e bandes radiculaires thoraciques gauches.

Nous expliquons à la malade que cette fois ce n'est pas au démon qu'il faut attribuer cette éruption, mais à une maladie bien définie, et Sibylle en est facilement persuadée.

Mais le lendemain, voici ce que Simone confie à son cahier : « *Aujourd'hui, à* 4 *h.* 1/2 *du matin,* 2 *août,* le diable est venu me tenter sous forme de mouton, il m'a léché les mains puis il est reparti. Il me gratouillait ensuite mon zona avec ses ongles crochus, et je souffrais.

Le Démon m'a versé de l'essence de térébenthine sur la tête en l'inondant. Puis, il m'a dédoublée, puis m'a rendu mon âme (double) par morceaux tout brûlants. Je souffrais lorsque mon double se recollait sur mon zona terrestre, j'entendais une sorte de grésillement.

6 *Août* 1936. — Pendant la nuit, elle est dédoublée, son double va aux halles puis vole pour revenir à la maison. En revenant, je ne pouvais plus voler, alors j'ai récité trois fois « Je Vous salue Marie », je volais mieux, mais en volant je perdais mes membres qui s'en échappaient sous forme de blocs de glace.

Je m'aperçois qu'il y a en moi une grande amélioration. La nuit, lorsque je suis endormie et que mon âme est dans l'Astral, c'est elle seule qui se défend car elle en a la force tandis que, dans le temps, il fallait que mon corps terrestre se réveille et dise par la pensée à mes protections que mon âme était en danger.

Lorsque je crois que mon âme est en danger et que je suis endormie, je l'abandonne et me réveille terrestrement, je me lève de mon lit pour que mon double revienne directement à moi; je m'aperçois en voulant me lever que, réellement, je ne l'avais pas, car je chancelle sur mes jambes et je suis obligée de me tenir à la table de nuit.

Puis, une fois recouchée, j'entends que l'on dit : « Qui lui a rendu son double? » Alors on explique que je suis presque guérie.

⁂

### *Commentaires*

Tout en se rendant bien compte que la plupart des phénomènes singuliers qui accidentent ses nuits réalisent de véritables cauchemars,

Sibylle ne laisse pas de croire à leur objectivité en les interprétant dans le sens que leur confère un occultisme dont elle est renseignée sur les élémentaires rudiments.

L'idée centrale du délire tient dans la conviction qu'elle a été envoûtée, probablement par le docteur X., qu'elle est ainsi placée sous la domination de l'esprit malin, c'est-à-dire du diable ou sous l'influence d'autres puissances mauvaises. Que, d'autre part, à ces influences maudites s'opposent des protections et des protecteurs dont elle entend les voix consolatrices dans le silence de la nuit.

Ces idées délirantes qu'alimentent des illusions, des hallucinations multisensorielles, et surtout les scènes oniriques nocturnes, n'influencent en rien actuellement au moins le comportement familial, social et religieux de Sibylle. Peut-être, à certains moments, son humeur traduit-elle un certain degré d'irritabilité, mais rien, en somme, dans sa conduite, ne laisse à désirer.

Remarquons que toutes les fonctions psychiques fondamentales sont intégralement conservées, exception faite, bien entendu, pour la critique des phénomènes illusionnels, hallucinatoires et oniriques. Pour ce qui est de l'état physique, aucune modification morbide n'y apparaît. Les règles se produisent à des périodes régulières, et leur survenance n'influence pas le comportement psychique. Toutes les autres fonctions viscérales s'exécutent normalement. Les organes des sens ne sont pas perturbés non plus que les fonctions de sensibilité, de motilité, de trophicité.

Sans vouloir reprendre par le menu les diverses scènes oniriques dont nous venons de rapporter la description propre de l'auteur qui les a vécues, nous désirons marquer ici ce qui apparaît particulier dans le cas de Sibylle et ce qui nous semble devoir être retenu.

Ainsi qu'on l'a indiqué, les thèmes oniriques de Sibylle sont, en réalité, très monotones, et si la rêveuse se complait à les décrire et à le redécrire en de trop nombreuses pages, la trame des rêves de Sibylle est faite de visions ou de phénomènes diaboliques, de compensations célestes ou angéliques, d'ascensions dans ce qu'elle désigne du terme d'Astral et surtout du dédoublement de la personnalité physique. Sans doute, il est probable que l'imagination de Sibylle, sans cesse en éveil, ajoute certains traits aux rêveries dont elle est, tout ensemble, le théâtre et l'acteur, mais il n'est pas douteux que ces manifestations oniriques qui nous sont dépeintes s'entourent de contours si précis, se colorent de nuances si particulières qu'elles ne peuvent être simulées ni inventées de sang-froid.

Le sentiment d'emprise, de possession, de domination par une influence étrangère à la personnalité semble avoir été le premier fait en date. Déjà, lors de son internement, Sibylle se réveillait au cours de la nuit, voyait un homme près de son lit, une bougie à la main, prêt à la posséder; déjà aussi, Sibylle accusait une « puissance Astrale » de la dominer, de la dédoubler, de lui « prendre son double », etc. Dès notre premier interrogatoire, Sibylle nous a déclaré qu'elle est depuis de longues années sous la domination de quelqu'un qui l'a envoûtée, sans doute, ajoute-t-elle, le docteur X. qui, l'un des premiers, lui avait donné ses soins. Ce docteur m'a envoûtée, ne cesse-t-elle de répéter, pour me faire souffrir. Et c'est pour échapper à cette domination, à cette emprise, que Sibylle est allée consulter un occultiste, lequel l'adressa au R. P. T. aux fins d'exorcisme. Celui-ci la calma, dit quelques prières qui la rassurèrent et, convaincu qu'il s'agissait d'une malade, lui conseilla de s'adresser à un médecin spécialiste.

Bien que depuis le premier début de ses manifestations délirantes, Sibylle ait quelque peu compliqué le thème primitif sur lequel elle a brodé, elle n'y a rien ajouté d'essentiel.

Comme l'observation en porte témoignage, Sibylle a été frappée d'*encéphalite léthargique* en 1927 et fut soignée pendant plusieurs mois pour cette maladie à l'hôpital des Enfants-Malades. Si la guérison des symptômes physiques semblait acquise, du moins pour la plupart d'entre eux, la tendance à la somnolence et même les crises de véritable narcolepsie persistaient. Et encore, à l'heure actuelle, la malade est prise parfois au cours de la journée, en lisant ou en cousant, d'un sommeil impérieux et irrésistible.

Voilà le premier fait. *Le second consiste dans les perturbations qui accidentent le sommeil de la nuit.*

En général, très peu de temps après l'endormissement, ou au cours de celui-ci, Sibylle entre dans un état très spécial, sorte d'état second, au cours duquel foisonnent dans son esprit des réminiscences, des visions, des auditions, des sensations de toute nature, mais surtout des impressions voluptueuses ou leurs équivalents. C'est une sorte de rêve éveillé, nous déclare Sibylle; il me suffit d'entr'ouvrir les yeux pour que les visions apparaissent.

Grâce au récit que nous a conté le père de la malade, homme

intelligent et moralement fort bien équilibré, nous avons recueilli de précieuses précisions sur les états de transe que Sibylle présente le plus souvent dès les premiers moments du sommeil de la nuit. En général, on est attiré par le bruit ou les cris que pousse Sibylle; celle-ci appelle, supplie, demande qu'on la délivre, pousse de tels gémissements que les voisins s'inquiètent. Lorsque son père s'approche d'elle, Sibylle a les yeux ouverts, répond aux questions mais semble ne pas voir les objets qui l'entourent; elle *paraît égarée*. Incertain si sa fille est en *état de veille ou « d'extase »*, son père la réveille en la secouant rudement. Alors Sibylle reprend contact avec le monde réel et raconte les péripéties du cauchemar qu'elle vient de vivre.

Très souvent, Sibylle poursuit son rêve à *l'état de veille,* elle allume l'électricité, aperçoit près de son lit des personnages, les entend bavarder, discuter : parfois elle se lève pour les surprendre dans leur retraite. (Récit du père)

Pendant une longue période, ces épisodes rendirent Sibylle très craintive pendant les heures de la nuit; demeurer seule le soir à la maison lui était très pénible. Elle avait toujours, nous dit son père, le sentiment très vif que quelqu'un était près d'elle, bien qu'elle ne le vît point.

D'autre part, le soir, deux personnes se tiennent près d'elle, chargées de surveiller tous ses actes, l'une rendant compte à l'autre de tout ce que Sibylle a fait pendant la journée.

Au cours des états singuliers dont on vient de spécifier les caractères et que l'on pourrait qualifier de *transe* pour ne pas préjuger leur nature, Sibylle est le jouet de visions, d'auditions et de mille autres sensations et perceptions dont la description a été donnée plus haut.

Sans y revenir, nous voudrions cependant indiquer à grands traits les caractéristiques très personnelles de ces étranges phénomènes.

Ce qui prime évidemment, c'est bien l'échappement, le vol, le rapt de ce que Sibylle appelle son « *double* », et qui est l'image d'elle-même. Image assez flou, tenant à la fois du corporel et du spirituel et faite d'une sorte de matière et d'une espèce d'esprit. Lorsque les mauvais esprits se sont emparés de son double, l'anxiété apparaît, et Sibylle crie, supplie qu'on lui rende ce double, qu'on la « redouble ». Alors, plus ou moins vite, ses protections interviennent qui obtiennent le retour de cette image, laquelle vient s'appliquer à nouveau sur le corps dont elle avait été séparée, ou même arrachée quelques instants plus tôt.

Mais parfois, ce « double » ne lui est rapporté qu'incomplètement, il lui manque tantôt un membre, tantôt un autre, l'anxiété devient extrême pour disparaître seulement lorsque la partie manquante lui revient, portée par une barque que conduisent des hommes noirs. En somme, l'image de soi arrachée par ce que Sibylle appelle les mauvais esprits, lui est restituée et s'applique exactement à la surface de sa personnalité physique. Cela est si vrai que pendant la période où Sibylle atteinte de zona, était dédoublée et perdait son double, lorsque cette image lui était rendue et qu'elle se recollait sur sa personne de chair, elle éprouvait une cuisson pénible et limitée à l'endroit de l'éruption cutanée.

Mais « le double » n'est pas seulement l'image détachée de soi, c'est aussi une partie de « l'âme » de Sibylle : ce double souffre, subit mille tourments que Sibylle éprouve par répercussion dans ce qu'elle appelle son « corps terrestre ». Et parmi ces tourments, il faut compter aussi les sensations voluptueuses, amoureuses, les prises de possession lascives que lui impose le démon, l'esprit malin, le Diable. Ce double capable de souffrir tout comme le corps terrestre, Sibylle peut volontairement, dans l'état de transe, l'abandonner aux mains de ses ennemis pour échapper au danger. Fait également singulier, lorsque le double l'a quittée et qu'elle se réveille, l'infidèle image lui revient presque automatiquement. Aussi, nous dit-elle qu'elle cherche et fait effort souvent pour sortir de son rêve, pour se réveiller afin que lui soit rendu le double arraché ou volontairement abandonné. Sibylle décrit ainsi « Je savais (dans mon rêve) que je n'avais plus mon double, en ayant déjà fait l'expérience. Je me suis levée de mon lit terrestre et mon double est revenu automatiquement. » Et encore : « Lorsque je crois mon âme en danger, et que je suis endormie, je me réveille terrestrement, je me lève de mon lit pour que mon double revienne secrètement à moi. Je m'aperçois en voulant me lever que, réellement, je ne l'avais pas, car je chancelle sur mes jambes et je suis obligée de me tenir à la table de nuit. »

Cette restitution lui est ensuite assurée par « des voix » qui lui parlent à l'oreille dès qu'elle est recouchée et qui lui disent : « On lui a rendu son double. » Et on lui explique qu'elle est presque guérie.

D'après la pensée de Sibylle, ce double est bien quelque chose de matériel, car elle a senti une fois que le double chutait dans un taillis de ronces. Davantage, Sibylle a pu contempler directement, au cours d'un rêve, son « corps astral », lequel n'est qu'une locution figurée du double. « J'ai vu dans une glace, écrit-elle, mon corps astral. J'ai eu un peu peur car j'avais de gros yeux, le gauche plus noir que le droit, puis j'avais des chevilles très fines et les cheveux longs. »

Dans cette « image astrale », Sibylle se reconnaît, elle ne doute point que c'est son double qui est en face d'elle, mais cette image ne reproduit que des traits déformés de sa personne physique et le miroir astral se comporte un peu à la manière des glaces déformantes que chacun a expérimentées. Il s'agit donc ici d'une vision, d'une représentation spéculaire ou autoscopique dont la qualité particulière est de survenir au cours d'un état onirique.

Ainsi que nous l'avons déjà mentionné, « le double » détaché de la personne physique de Sibylle demeure cependant relié à l'individualité physique et psychique de celle-ci par d'invisibles liens. Les supplices, les tortures, les jouissances perverses que « l'on » impose à son double, Sibylle les éprouve, dit-elle, dans ses sens et dans son âme. Une fois, celui qui a repris son double a découpé dans celui-ci la partie génitale et a épanché son vice sur elle pendant une heure. Elle sentait pendant qu' « il » possédait son corps astral les secousses dans son lit terrestre; mais elle n'a éprouvé nulle jouissance puisqu' « il » avait découpé préalablement la région sexuelle pour la punir d'avoir mis, à côté d'elle, une paire de ciseaux.

*Les visions et les phénomènes diaboliques.* — Ceux-ci méritent seulement d'être relevés, car leur originalité ne dépasse pas celle que l'on peut attendre d'un esprit assurément intelligent mais d'une culture médiocre comme l'est Sibylle. On ne peut pas ne pas remarquer cependant l'extrême fréquence de la conjonction des sensations ou des visions de caractère érotique avec les apparitions diaboliques. Tous ces phénomènes se déroulent au cours de la transe ou encore surviennent dans la période de la *præ dormitio;* parfois même, ceux-ci apparaissent lorsque Sibylle est couchée, sous la forme d'hallucinations de la sensibilité, de la cénesthésie et, dans des cas plus exceptionnels, sous l'apparence d'illusions auditives. Un exemple : le 19 mai 1936, Sibylle, étendue, ne dormant pas, éprouve l'impression que des serpents s'enroulent autour de son corps, elle se lève, prend de l'eau de Lourdes, puis se recouche. Les serpents ont disparu; mais transportée dans un « club diabolique », elle entend le tic tac de son réveil lui dire : « Elle est marquée pour toute la vie. »

Pieuse et quelque peu superstitieuse comme l'est Sibylle, l'on devine aisément les moyens de défense dont elle peut faire usage : les prières, l'absorption d'eau de Lourdes, des « grands signes de Croix dans le vide », des conjurations variées dont l'une est assez pittoresque. Dans le but de n'être pas sujette pendant la nuit aux maléfices, Sibylle place près de son lit une assiette contenant un peu de braise. Cela suffit au moins pour certaines nuits.

*Les hallucinations et les illusions sensorielles.* — A l'état de veille, Sibylle n'est guère hantée par de fausses perceptions, du moins l'interrogatoire ne permet pas de retrouver clairement ces phénomènes. Il n'en est pas de même soit à la période de l'endormissement, soit à celle du réveil qui succède à un rêve. A maintes reprises, Sibylle poursuit son rêve à l'état de veille et rattache ses images oniriques à des sensations déformées ou même les enchaîne à des images qui ne s'appuient sur aucun fondement dans la réalité.

*Origine de la symbolisation chez Sibylle.* — Nous l'avons vu, Sibylle a toujours été et demeure une jeune fille pieuse et remplissant exactement ses devoirs d'état comme ses obligations religieuses. Aussi, par la connaissance qui lui a été donnée ou qu'elle a recueillie de ses lectures, l'appareil de démonopathie semble d'une explication assez aisée. Tous les attributs qu'elle prête à « l'entité » ne s'écartent pas de ce qu'une personne du milieu et de l'instruction de Sibylle peut connaître.

Il n'en va pas de même pour ce qui est des phénomènes de dédoublement de la personnalité. Remarquons, d'abord, que si notre patiente a été consulter un occultiste, puis un R. P. exorciste, ce n'est pas par ceux-ci qu'elle a pris connaissance du phénomène de dédoublement et de l'envoûtement. C'est précisément parce qu'elle éprouvait ces deux sentiments que Sibylle interrogea et l'exorciste et l'occultiste. Certes, ce dernier lui a sans doute communiqué quelques expressions courantes de la doctrine ésotérique qu'il professe, et c'est probablement grâce à ce fait que Sibylle parle si complaisamment de corps Astral, de voyage dans l'Astral; mais, nous le redisons, si le mot a été introduit dans son esprit par le dehors, la chose y était déjà. Et la chose importe beaucoup plus que les mots par lesquels on la désigne. Est-il besoin de faire remarquer que le sentiment de dépersonnalisation, de déréalisation, de dédoublement sont couramment observés chez des malades qui ignorent les pratiques de l'occultisme du tout au tout?

C'est pourquoi il nous paraît d'un intérêt certain de comparer les conceptions de notre malade avec celles qui habitent l'esprit des primitifs. Des traits de ressemblance étranges apparaissent immédiatement. Dans l'âme primitive, écrit Lévy-Brühl, il n'existe aucune opposition foncière entre l'esprit ou l'âme et la matière; contrairement à notre manière de penser, le principe de l'individualité corporelle et psychique n'appartient pas à l'esprit du primitif, ainsi que le montre la signification des « appartenances ». Bien plus, la notion d'un double de soi-même, d'une réplique, d'une image de soi, tout ensemble indépendante et reliée au moi par des relations permanentes et invisibles, fait partie intégrante du système psychologique des primitifs. Pour ceux-ci, le *second moi* uni mystiquement à ce que nous appellerions *le moi réel,* vit et meurt en même temps que celui-ci. Allons plus avant : chez les Maoris de la Nouvelle-Zélande, ce double (ou esprit) peut quitter le corps pendant la vie, s'émanciper au cours du sommeil et visiter, tandis que l'individu est endomi, des gens et des lieux très éloignés.

Le *Waina* (ou esprit) quitte le corps pendant les heures où la base physique dort (Lévy-Brühl).

Insistons, enfin, sur cette notion capitale que ce double, le « corps astral », n'est pas considéré comme une simple représentation de l'original, entièrement distincte de lui-même; en réalité, c'est lui-même encore.

Par conséquent, ce double, ce corps Astral des primitifs uni mystiquement à l'individualité réelle et vivante peut souffrir ou jouir avec celle-ci et toute atteinte au double atteindra par répercussion l'original. Ne trouvons-nous pas dans ce système les éléments les plus personnels et les plus caractéristiques du thème délirant développé par Sibylle?

Sans doute, l'on n'attend pas de nous que nous poursuivions un thème de parapsychologie qui, sous notre plume, surprendrait. Cependant, avant d'abandonner le terrain sur lequel nous nous sommes engagés, qu'il nous soit permis d'ajouter quelques réflexions. Ainsi que nous y avons insisté fortement avec M. Beaudouin, ce qui mérite le plus de fixer notre attention parmi les très nombreux et très singuliers phénomènes qui accidentent si fréquemment les nuits de Sibylle, c'est le rapt, l'envol, l'échappement de ce que la malade appelle son double et qui n'est autre que son image corporelle émancipée. Mais nous devons y revenir encore, cette image que Sibylle voit figurer dans la sphère de l'Astral n'apparaît pas douée de propriétés exclusivement physiques. Sibylle y perçoit, y localise une partie des sentiments, des sensations de son corps charnel et même de sa conscience. Et ainsi, notre malade, sans aucunement le savoir, pose le redoutable problème des rapports de l'âme et du corps, de la matière avec l'esprit, comme aussi celui du siège de la conscience.

Remarquons que si les sentiments de déréalisation et de dépersonnalisation que Sibylle nous accuse lui étaient strictement personnels, nous aurions mauvaise grâce d'insister sur ce point, mais il n'en est rien. Cette impression si étrange de dédoublement que nous avons étudiée au chapitre de l'héautoscopie, nous la retrouvons aussi à travers le langage des malades d'un tout autre ordre. Voici, comme exemple, un schizophrène dont les facultés d'analyse sont conservées qui s'exprime ainsi : « J'éprouve le sentiment que ma conscience n'est plus dans mon corps, mais à dix mètres devant moi; je ne suis plus dans mon corps. »

Que l'on ne nous réplique point que l'esprit des schizophrènes ou même des schizoides, se meut dans des sphères tellement aberrantes de la vie réelle qu'il est bien difficile d'en rien rattacher à la psychologie normale. Rien ne serait plus inexact. Aussi bien, nous trouvons, sans effort, des faits qui montrent que, même chez l'individu équilibré, des phénomènes du même ordre peuvent être observés. Un dentiste dont Menninger-Lerchenthal nous conte l'histoire déclare, par exemple, que lorsqu'il apercevait son double il s'écriait : « Mon esprit s'échappe de mon corps ».

Mais le plus singulier n'est pas encore là. Nous le trouvons dans la parenté qui ne peut pas ne pas frapper l'esprit, entre les conclusions auxquelles Sibylle est amenée et celles qui ont été proposées par des esprits éminents du passé.

Ce sentiment de la fuite de la conscience hors du corps nous le retrouvons aussi chez un Aristeas, chez un Harmonius de Clazomène, chez un Epiménide, le prophète de la Crète. A-t-on oublié que Cardanus, au cours de ses « extases » déclarait ressentir l'impression que son âme s'échappait de son corps, que pendant ce court espace de temps, toute sensation corporelle s'effaçait pour le transformer en pure conscience?

C'est donc bien en face d'un sentiment très anciennement développé dans l'âme humaine que nous nous trouvons, et c'est très probablement l'éclosion de ce sentiment qui fut la source d'états que l'on qualifia si souvent d'extraordinaires, en raison de leur étrangeté et par lesquels sont stigmatisés tant de visionnaires, de faux extatiques et de faux prophètes.

Si nous en avions le loisir, et si nous n'éprouvions quelque crainte de fatiguer le lecteur, nous pourrions faire remarquer que, sur certains points, Sibylle, qui n'a rien d'un philosophe, interprète les phénomènes dont elle est, tout ensemble, le créateur et l'objet, d'une manière assez analogue aux « physiciens » d'autrefois.

N'est-il pas piquant de voir que notre jeune Sibylle rejoint Paracelse qui, parmi les six principes de l'âme, reconnaît un « corps astral » fait d'une émanation du corps terrestre mais qui défie toute prise matérielle; qu'elle s'approche de Pic de la Mirandole, ce singulier esprit qui imagina l'existence entre le corps terrestre et l'esprit d'un certain corps intermédiaire dans lequel se mélangent des propriétés physiques et psychiques et qui, lui, se montre soumis à l'emprise de nos sens; que l'explication proposée par Sibylle ne s'éloigne guère de la doctrine que soutint C. du Prel, excellent connaisseur des phénomènes héautoscopiques pour qui le « double » n'est qu'une création de l'âme dont la faculté d'organisation tient à la fois de l'organique et du spirituel, ce du Prel pour qui, aussi, au cours des états de catalepsie (non pas de cataplexie), s'échappe du corps humain une émanation à la fois spirituelle et matérielle dont la condensation réalise le double de la personnalité.

Serons-nous enfin sans excuse d'ajouter que Sibylle, comme ceux qui ont éprouvé les mêmes phénomènes, en insérant dans la structure de l'image de leur corps une spiritualité et une conscience ne se sont pas très éloignés du dogme aristotélicien et scholastique qui veut que « l'âme soit la forme du corps »?

⁂

### *Héautoscopie et schizophrénie*

Si le phénomène de l'héautoscopie peut se réaliser au cours de toutes les psychopathies, il semble avéré que la schizophrénie, ou démence précoce, constitue, pour celui-ci, un terrain de prédilection.

Et l'on ne saurait s'en montrer surpris si l'on se souvient de la fréquence avec laquelle éclôt chez le dément précoce le sentiment de dépersonnalisation ou de déréalisation. La perte du sentiment de réalité n'est-elle pas un des symptômes essentiels de la schizophrénie ? Devons-nous rappeler que le créateur de ce grand syndrome psychiatrique, Bleuler, avait insisté justement sur les perturbations de l'orientation autopsychique et, plus précisément, peut-être sur « la dépersonnalisation », c'est-à-dire sur le fait que les malades perdent le sentiment des limites de leur corporalité, tandis que s'efface l'appréciation de leur situation le long de la ligne du temps?

Nous devons savoir gré au psychiatre K. Menninger-Lerchenthal d'avoir spécialement dirigé son attention sur les faits de vision spéculaire chez les déments précoces.

Voici d'abord une observation démonstrative d'héautoscopie. Un homme âgé de trente-cinq ans, atteint de schizophrénie typique, très halluciné de l'ouïe et de la vue, déclare que, de temps en temps, sa propre personne lui apparaît. « Oui, je dis bien, répète le sujet, ma propre personne, je me vois comme si j'étais là, devant moi-même. Comment le phénomène peut-il se produire? poursuit le sujet. Cela, je ne me l'explique pas. » Et toujours ce « double » qui porte les mêmes vêtements que lui-même et semble exactement du même âge, se présente de face ou comme il dit : vis-à-vis (en français dans le texte).

Chez un autre schizophrène âgé de trente-trois ans, la vision se manifesta peut-être d'une manière moins vive, car l'héautoscopie ne fut reconnue qu'après l'interrogatoire du malade sur ce point précis. Aux demandes qui lui furent formulées, le patient répondit que l'image de lui-même lui apparaissait semblable à « la vision de la figure d'un saint », que le double « semblait plus jeune que lui ». Quant à la situation exacte de cette apparition dans l'espace, le malade se montra moins précis, cette figure se dressait plutôt dans l'air que sur le sol, mais, insiste-t-il, « c'est moi-même que je vois, presque comme dans un miroir ».

Rappelons encore un dernier fait ayant trait à un schizophrène de quarante-deux ans chez lequel une vision spéculaire se réalisa à l'âge de vingt-deux ans. « Je me suis vu, déclare le patient, alors que j'étais debout contre une porte, prêt à saisir le cordon de la sonnette, moi-même placé devant moi. J'entendis un appel, mais par qui? je ne sais. Je m'enfuis alors. »

Interrogé, le malade affirme qu'il a réellement vu son double avec ses yeux, que son corps réel lui semblait vide tandis que l'apparition lui donna l'illusion de la réalité, c'était « le véritable moi » qui s'était avancé vers lui. Et il précise davantage : « Je me suis vu, comme dans un miroir, vêtu des mêmes vêtements que ceux que je portais, et avec le même âge. » Il aurait, peut-être, pu toucher cette apparition, mais il eût été impossible de la photographier, « car le cerveau semblait illuminé ».

Ce patient éprouva encore une fois le phénomène de l'autoscopie, mais cette fois ce n'est plus sous les traits d'un homme du même âge que lui, mais sous la figure d'un enfant nouveau-né. Cette fois encore, il avait l'impression d'avoir un cerveau illuminé.

*
**

### *L'héautoscopie négative*

Que l'on veuille bien nous excuser si nous employons cette expression; moins que personne, elle nous séduit, mais le mot fait image et donne un raccourci assez expressif du phénomène que nous avons en vue maintenant.

Insistons d'abord sur ce fait que l'héautoscopie ou l'autoscopie négative ne peut être tenue pour la contre-partie exacte de l'héautoscopie vraie (ou positive) car, ici, nul double n'est en cause, il s'agit seulement de l'imperception soudaine de son propre corps dans le miroir qui physiquement en réfléchit les traits. Aucune description de ce phénomène bizarre et infiniment troublant pour l'individu qui en est l'objet, ne dépasse en réalité celle que Guy de Maupassant nous a livrée dans « le Horla ».

Poursuivi, hanté de jour et de nuit par l'effroyable invisible qu'il avait dénommé le Horla, notre malheureux écrivain, en proie aux premiers symptômes de la paralysie générale qui devait bientôt faire sombrer sa raison dans un tourbillon effréné d'hallucinations de tout ordre et dans un pêle-mêle effroyable d'idées délirantes plus absurdes et plus incohérentes les unes que les autres, s'assied un soir à sa table de travail et fait semblant d'écrire avec la plus grande attention, dans le désir de surprendre cet invisible qui, sans arrêt, erre autour de lui.

« Je savais bien, écrit-il, qu'il viendrait rôder autour de moi; tout près, si près que je pourrais, peut-être, le toucher, le saisir? Et alors! alors j'aurais la force des désespérés; j'aurais mes mains, mes genoux, ma poitrine, mon front, mes dents pour l'étrangler, l'écraser, le mordre, le déchirer. Et je le guettais avec tous mes organes surexcités.

« J'avais allumé mes deux lampes et les huit bougies de la cheminée, comme si j'eusse pu, dans cette clarté, le découvrir. En face de moi, mon lit, un vieux lit de chêne à colonnes; à droite ma cheminée; à gauche, ma porte fermée avec soin après l'avoir laissée longtemps ouverte afin de l'attirer; derrière moi, une très haute armoire à glace, qui me servait chaque jour pour me raser, pour m'habiller et où j'avais coutume de me regarder, de la tête aux pieds, chaque fois que je passais devant.

« Donc, je faisais semblant d'écrire, pour le tromper, car il m'épiait, lui aussi, et soudain je sentis, je fus certain qu'il lisait par-dessus mon épaule, qu'il était là frôlant mon oreille.

« Je me dressai, les mains tendues, en me tournant si vite que je faillis tomber. Eh bien!... on y voyait comme en plein jour, et *je ne me vis pas dans la glace... Elle était vide, claire, profonde, pleine de lumière. Mon image n'était pas dedans...* et j'étais en face de moi! Je voyais le grand verre limpide du haut en bas. Et je regardais cela avec des yeux affolés; et je n'osais plus faire un mouvement, sentant bien pourtant qu'il était là, mais qu'il m'échapperait encore, lui dont le corps imperceptible avait dévoré mon reflet. »

« Comme j'eus peur! Puis, voilà que tout à coup je commençai à m'apercevoir dans une brume, au fond du miroir, dans une brume comme à travers une nappe d'eau; il me semblait que cette eau glissait de gauche à droite, lentement, rendant plus précise mon image, de seconde en seconde. C'était comme la fin d'une éclipse. Ce qui me cachait ne paraissait point posséder de contours nettement arrêtés, mais une sorte de transparence opaque, s'éclaircissant peu à peu.

« Je pus, enfin, me distinguer complètement, ainsi que je le fais chaque jour en me regardant. »

Certes, nous sommes en face d'un texte écrit par un romancier, nous ne l'oublions pas, pas plus que nous n'avons eu garde de nous laisser trop prendre aux accents lyriques d'un Alfred de Musset ou d'un Gabriele d'Annunzio lorsque nous nous sommes penchés sur leurs ouvrages; mais, en vérité, il est impossible d'inventer de toutes pièces une aventure comme celle que nous conte Maupassant, dont, au reste, les connaissances en psycho-physiologie étaient assez rudimentaires.

Et puis, songeons que notre grand romancier, quand il écrivait le Horla, était déjà effleuré par une maladie qui affaiblit à la fois l'imagination, le sens critique, et que la sincérité, nous n'entendons pas ici le jugement ni la mémoire, est rarement en défaut chez les sujets aux prises avec l'encéphalite paralytique. Pour tous ces motifs, nous croyons qu'il est légitime de croire à la réalité de l'autoscopie négative chez Guy de Maupassant.

Aussi bien, ce phénomène, nous le retrouvons parfaitement dépeint par des sujets observés par Lemaître et P. Sollier. Voici un jeune garçon de treize ans qui, fréquemment, ne rencontre plus son image dans un miroir, remplacée qu'elle est par des personnages inconnus (Lemaître); un enfant du même âge observé par Sollier, « un jour qu'il était en train de faire sa toilette et se regardait dans l'armoire à glace pour mettre sa cravate, ressent, tout à coup, comme deux coups de marteau aux tempes et cesse de se voir dans la glace. Pour lui, le miroir était comme un verre à vitres. Il voyait tout autour de lui comme s'il y avait eu un peu de fumée dans l'atmosphère. Au bout d'une demi-heure, il éprouve comme deux coups de marteau sur les tempes et aussitôt la vision redevint claire ».

Mais si l'autoscopie dite négative peut s'accuser au point de supprimer complètement la vision spéculaire normale, il est des cas beaucoup plus nombreux où le phénomène se montre moins complet et où ce qui disparaît, c'est moins la perception de la forme et des couleurs de celui qui se mire dans une glace, que le sentiment d'appartenance de l'image réfléchie.

De ce point de vue, l'observation que nous avons publiée avec Albessar nous semble d'autant plus attachante, croyons-nous, que celle-ci a trait à un malade chez lequel les symptômes étaient si expressifs qu'ils autorisaient une localisation précise de la lésion cérébrale.

Des phénomènes semblables sont d'observation assez commune dans la schizophrénie où « le signe du miroir » est donné comme assez caractéristique de la maladie. De même que notre patient, quelques déments précoces aperçoivent certains jours, ou à certaines heures de la journée, leur visage si déformé par le miroir qu'ils ne se reconnaissent plus, et se demandent si un personnage inconnu ne s'est pas substitué à eux. Mais c'est encore la perte du sentiment d'appartenance de l'image de soi qui se spécifie le mieux chez le schizophrène : impression de déréalisation assez singulière pour conduire le sujet à se détourner de toutes les surfaces réfléchissantes afin d'éviter l'affreux malaise que provoque la vue d'une image qui est sienne et que l'on ne peut, malgré son désir, sentir être vraiment soi.

# CHAPITRE XIII

## DE LA SOI-DISANT HÉAUTOSCOPIE INTERNE

Dans le phénomène héautoscopique, l'image de son propre corps est présenté au sujet; nous entendons cette image composite dans laquelle se mêlent des éléments sensationnels résiduels visuels, tactiles et cinesthésiques surtout. En somme, c'est l'apparence extérieure de notre moi physique qui nous est rendue par un processus qui échappe complètement au sujet victime de l'autoscopie. Mais si nous pouvons, dans une certaine mesure au moins, comprendre l'émancipation de la personnalité ou son intégration dans une image dont les éléments trouvent leur origine dans les sensations et les perceptions, sommes-nous aussi bien préparés à reconnaître la réalité de ce que l'on a appelé l'autoscopie interne et à l'étude de laquelle Comar puis Sollier ont consacré de nombreuses pages?

Si nous sommes en mesure, en effet, d'évoquer à tout moment de notre vie de veille une représentation de l'extérieur de notre corps dont les sensations nous ont permis d'appréhender et de retenir les qualités, à l'état normal nous ne percevons de l'intérieur de notre corps que des impressions confuses. Et nous savons aussi depuis Mackenzie et H. Head, que s'il arrive qu'un de nos viscères soit lésé, sa souffrance se traduit non pas par des douleurs localisées dans l'organe atteint, mais dans les territoires cutanés reliés à ce dernier par des connexions nerveuses que les anatomistes connaissent bien.

Est-il besoin que nous fassions appel à la douleur de l'angine de poitrine liée à une oblitération ou à un rétrécissement spasmodique des artères du cœur, à celle de la lithiase biliaire ou rénale? Dans aucun de ces cas, les phénomènes douloureux ne sont éprouvés dans le viscère qui en est cependant l'origine; l'angineux souffre dans le bras gauche, la main, le sternum, le dos, le cou, la face, les dents même, mais non dans le cœur; le lithiasique biliaire souffre dans l'épaule droite, le rénal dans la verge et les testicules. Mais si, dans les états pathologiques les plus divers, les excitations fortes des viscères ne nous renseignent en rien sur la forme, la structure, ni la disposition des organes internes, que dire de l'état physiologique? Un sujet normal ne sent ni son cœur, ni son foie, ni ses reins... ni bien entendu ne possède la moindre idée de son cerveau.

Et pourtant de très nombreuses observations paraissent témoigner que certains sujets, soit à l'état isolé, soit conjointement avec la vision spéculaire externe, ont été l'objet du phénomène étrange et déconcertant de l'héautoscopie interne. En vérité, ces sujets ont vu, ou cru voir, devant eux, comme à l'étal d'un boucher, comme sur une table de dissection, leurs viscères. Bien mieux, il est des sujets qui prétendent avoir été favorisés d'une vision microscopique de la texture de leurs organes!

Que faut-il penser de ces phénomènes? Devons-nous les rayer d'un simple trait de plume comme le fait P. Schilder ou, au contraire, les tenir pour dignes d'examen avec K. Menninger-Lerchenthal? Notre propos étant d'exposer ici l'ensemble de nos connaissances sur l'image de notre corps, il ne nous semble pas permis d'esquiver la discussion de ce problème, lequel, qu'on le veuille ou non, est posé.

Au seuil de ce chapitre, un fait doit être rappelé : la vision autoscopique interne est, presque toujours, le fait de l'hystérie. Les trois observations publiées par Comar ont trait à des hystériques; les faits recueillis par Sollier, Buvat, Vial, Bani, se rapportent à des grandes hystériques. Or, pour ceux qui savent à quel degré de tromperie, de supercherie, de mensonge effronté peuvent atteindre les hystériques, cette coïncidence donne à réfléchir et invite à la prudence dans l'interprétation du phénomène.

Mais comment et dans quelles conditions se réalise l'héautoscopie interne? C'est au cours du « réveil cérébral » de l'hypnose que la vision autoscopique interne apparaît, écrit Sollier, en même temps que s'effectue le retour de l'activité organique. Toutefois, « rien ne permet de prévoir l'imminence du phénomène; c'est au moment où on s'y attend le moins qu'il se montre ». Il n'est aucun organe qui échappe à la vision autoscopique, car les sujets ont pu décrire la forme, la structure de tous leurs organes : poumons, foie, estomac, intestin, organes génitaux internes, seins, cerveau, cœur et vaisseaux, muscles et articulations, le sang lui-même avec ses globules (Sollier).

Le point qui nous intéresse le plus est certainement le mode de représentation de l'autoscopie. Les sujets déclarent qu'ils voient, en même temps qu'ils sentent ce qu'ils décrivent comme pourraient le faire les aveugles.

Tantôt la vision est intérieure, tantôt elle s'extériorise. Un sujet prétend avoir comme un œil dans le ventre (ce qui est assez analogue à l'œil psychique de Paul Schilder), un autre voit ses viscères comme dans une glace, un autre encore prétend qu'il s'examine par transparence. Mais la plupart des sujets s'accordent sur ce point qu'il leur semble regarder et voir leur corps *du dedans*.

Les victimes de l'autoscopie interne n'étant pas anatomistes et, par conséquent, pourvus d'un langage technique adapté à l'expression de leurs visions, utilisent généralement des comparaisons pour faire saisir leurs impressions. Les muscles et les tendons sont des cordes, ou des ficelles, l'ovaire est un petit sac avec des grains, les trompes sont des tuyaux, le vagin est un gros tuyau, l'utérus est un tuyau avec des parois très épaisses, l'hymen est une petite peau, les bronches sont des branches de corail, les poumons une grappe de raisin, les cellules cérébrales des petites cases avec des pointes, avec quelque chose de mou dedans, « des petits cônes » (Sollier). Nous arrêtons ici cette description moliéresque qui suffit mieux qu'aucune critique pour montrer le peu d'imagination, la pauvre culture, l'indigence spirituelle dont font preuve les « grandes hystériques » qui ont abusé de la bienveillante oreille de Paul Sollier. Que l'on remarque, en effet, qu'aucun des termes que notre auteur considère comme significatifs, ne nous donne l'idée de la texture réelle de l'organe décrit. L'ovaire n'a rien d'un petit sac, les cellules cérébrales ne ressemblent en rien à des cases, ni à des petits cônes! Mais ces expressions correspondent exactement à l'idée que les « primaires » se faisaient, à l'époque où observaient Comar, Sollier, Buvat, Bain, de la structure des glandes sexuelles femelles et des neurones cérébraux. Et ainsi du reste. Nous avouons avoir été plus que surpris de lire sous la plume d'excellents médecins, l'affirmation que certains sujets peuvent sentir et voir non seulement leur sang circulant mais les globules dont sa masse est chargée, malgré leur déplacement incessant et très rapide, malgré aussi l'étroitesse de leurs dimensions, lesquelles ne dépassent guère sept millièmes de millimètre!

Sous le prétexte que les sujets expérimentés par Comar aussi bien que par lui-même ne possèdent qu'une instruction rudimentaire, P. Sollier se refuse à voir dans l'autoscopie interne un produit de la supercherie. Nous tenons cet argument pour de nulle valeur et rien ne serait plus aisé que d'en faire une arme contre ceux-là mêmes qui l'ont proposé en disant que la débilité de l'esprit, le manque de culture intellectuelle ne sont à aucun degré des garants de sincérité, tout au contraire, et que si les grandes hystériques se sont livrées à des contes dont la puérilité dépasse celle des histoires de ma mère l'Oye, c'est précisément parce qu'elles étaient pauvres d'esprit.

Douterait-on de l'influence qu'exerce la culture intellectuelle sur la prétendue autoscopie interne ? Nous prendrions comme témoignage celui-là même que nous offre Gabriele d'Annunzio dans son *Notturno.* Le poète fut, nous l'avons rappelé, hanté par des représentations héautoscopiques. Ici, ce n'est plus l'image de son corps qui se présente au sujet étonné, mais la représentation objective et extériorisée de ses organes : cœur, foie, tube digestif, etc... Mais, chez l'intellectuel que fut d'Annunzio, la vision devait porter sur l'organe que nous considérons comme le support de la pensée : le cerveau. « Ma vie déborde, écrit-il. Je vois les circonvolutions de mon cerveau nettes comme sur une planche d'anatomie physiologique à l'usage des étudiants. Je distingue toutes les ramifications de l'arbre vasculaire. »

D'autres fois, « l'apparition », si tant est que l'on puisse utiliser un tel vocable, dévoile la structure interne du corps, les muscles, le squelette, l'image interne de notre corps de chair. « Un soir, après avoir été hanté par des photopsies, un cercle lumineux qui se referme et disparaît au-devant de l'œil malade; une étoile comme Saturne qui a perdu son anneau et voyage, suspendue dans la nuit, ou encore une auréole qui cherche une tête pour la ceindre » d'Annunzio écrit ce texte significatif d'une atteinte de l'image du moi corporel : « Tout d'un coup, j'ai un corps immense. Tout mon corps semble s'aérer, mais voici la nuit, une ombre épaisse recouvre toutes choses avant que la lune n'apparaisse dans le ciel sombre. L'astre de la nuit s'élève et répand sa lumière. » Et l'infirmière dit : « Quelle nuit claire! La lune est haute, on pourrait lire. » Et le poète de penser : « Je perds mon immensité. Je redeviens un corps noir entre quatre planches; je n'ai plus les limites de la nuit, mais celles de ma misère. »

Un autre jour : « Mon corps est diaphane. » « Le squelette m'apparaît avec autant de précision que dans un dessin macabre d'Albert Dürer. Je compte les côtes et les vertèbres. Le mince réseau des nerfs est couleur de rouille. »

« Le sang s'épaissit de plus en plus. L'envie me vient de le battre comme du lait dans une baratte à l'aide de la palette ou bien avec les os conservés de mes propres mains. »

Parfois encore, certaines parties du corps se détachent et sont aperçues séparées complètement de leurs attaches physiologiques : tel l'œil.

« Mon œil triste est là, sur la table, près d'un cendrier comme une de ces pièces anatomiques artificielles et coloriées que, depuis des années, un garçon époussette et que le professeur manipule en faisant la leçon aux étudiants blasés. »

***

Mais le privilège, si c'en est un, des visions d'autoscopie interne, appartient-il exclusivement aux hystériques, ainsi qu'on serait porté à le penser en lisant les ouvrages de Comar, de Sollier, de Bain et de Buvat? Quelques observations éparses dans la littérature ne permettent pas de l'affirmer. Voici, par exemple, un fait rapporté par Beaussart, où l'on voit un malade atteint de délire systématisé des persécutions qui prétendait être capable de discerner les contours de ses organes internes *après une lecture d'un ouvrage anatomique!*

Voici encore un sujet alcoolique dont nous tenons l'observation de Naudascher, lequel affirme non seulement reconnaître ses traits sur un personnage qui lui paraît être son sosie, mais encore soutient qu' « on lui fait voir tout l'intérieur de son corps ».

Nous avons personnellement observé une malade dont le cas est beaucoup plus singulier. Il s'agit d'une femme âgée de soixante-trois ans, hospitalisée à Paul Brousse pour sénilité. Un jour, en prière à l'église, selon son ordinaire, cette femme croit voir bouger les deux petits anges qui soutiennent l'ostensoir placé sur le maître autel; elle s'en étonne. Le lendemain, elle voit ces anges se déplacer, aller vers elle et se nicher sous son orbite gauche. Elle raconte son aventure à sa voisine du dortoir, laquelle la rassure en lui disant que cela est de bon augure. Inquiète néanmoins de ces étranges phénomènes, notre malade s'en vint trouver son curé pour lui demander son avis. Celui-ci ayant reconnu immédiatement une malade dans sa pénitente, pria celle-ci de consulter un médecin. C'est alors qu'elle s'en fut nous trouver.

Pendant quelques jours, les choses en demeurèrent à ce point, mais bientôt les illusions et les hallucinations se précisèrent; des diables s'introduisent en elle, « des diables tout rouges et gros comme le pouce »; elle entend une voisine de lit l'apostropher, elle prétend avoir reçu une gifle que lui a octroyée un personnage qu'elle ne connaît pas. Les nuits sont agitées et peuplées de phantasmes hallucinatoires. Un matin, cette malade nous conte que, depuis quelques jours, elle voit des diables rouges qui pénètrent dans son estomac et s'y logent sous une assiette.

« Je vois mon estomac », dit-elle spontanément. « Mais comment est-il fait? » demandons-nous. « Comme une cornemuse », réplique notre patiente.

« Je vois aussi distinctement mon cœur traversé par une grosse veine, et le « mou », expression populaire du foie, « qui est collé à mes côtes ».

Il est bien évident que nous ne sommes pas ici en présence d'une hystérique et pourtant on ne peut douter que le fait que nous rapportons rentre bien dans le cadre de l'autoscopie interne. Mais quelles conclusions pouvons-nous tirer d'un fait de cet ordre ou de ceux où l'on constate au cours des intoxications le mélange des visions autoscopiques externe et interne? A notre sens la seule interprétation à donner du phénomène est aussi la plus simple. Ce que le malade se représente dans la vision autoscopique interne, ce n'est pas ses organes propres dont il ne peut avoir aucun sentiment précis, et encore moins aucune connaissance de leur texture, mais la morphologie des viscères telle que les plus humbles ont pu l'observer à l'étal des bouchers et des charcutiers, et telle aussi que la représentent les planches communes d'anatomie.

*
**

### *L'héautoscopie considérée sous l'angle psychologique*

Au cours de l'exposé qui précède, nous avons été obligés, à plusieurs reprises, d'ajouter au tableau symptomatique que nous présentions de l'héautoscopie, quelques traits d'ordre psychologique et neurologique. Mais ceux-ci pourront paraître fragmentaires et trop dispersés pour permettre de se faire une idée générale suffisamment précise du phénomène singulier que nous avons en vue ici. Aussi croyons-nous réaliser le vœu de quelques lecteurs en présentant en raccourci une vue générale psychologique de l'héautoscopie.

Rappelons, tout d'abord, que ce que l'on a appelé, en France, la vision spéculaire ou l'hallucination spéculaire ne peut pas, dans tous les cas, être tenue pour une hallucination vraie, c'est-à-dire pour une « perception sans objet » ou, en d'autres termes, une image visuelle extériorisée présentant des caractères si précis de réalité que le sujet ne peut douter d'être en face d'un autre lui-même. Certes, dans certains cas, il en est bien ainsi, mais non dans tous. Pour ces derniers, ce qui entre en jeu est une représentation très vive de soi-même ou encore un sentiment d'extériorisation de la conscience sur lequel nous reviendrons plus longuement.

Pour ce qui a trait aux faits dans lesquels apparaît avec une vividité spéciale la représentation de l'image de *notre* corps, le problème paraît assez simple, maintenant que nous avons dans l'esprit les éléments dont est construite l'image corporelle et que nous savons, d'autre part, que certains états tels que le rêve physiologique, la somnolence ou encore les états oniriques morbides et la cataplexie se montrent très favorables à l'émancipation complète ou partielle de cette image. Or, nous avons vu, précisément, que nombre de phénomènes héautoscopiques s'étaient développés à la faveur d'un assoupissement de la conscience tel qu'il apparaît dans les états hypnagogiques ou oniriques. Gœthe nous le dit en termes exprès : « Ich sah nämlich, nicht mit den Augen des Leibes, *sondern des Geistes,* mich mir selbst... Sobald ich mich *aus diesem Traume aufschüttelte,* war die Gestalt hinweg. »

Toutefois, si bien des faits d'héautoscopie s'insèrent dans le groupe précédent, ceux-ci ne forment pas la majorité des cas que nous trouvons rassemblés dans la littérature. En vérité, les témoignages des sujets s'affirment trop explicites pour que l'on puisse douter de leur véracité. Réellement, le sujet a l'impression de voir devant ses yeux son propre corps. L'illusion est si complète que nous avons vu certaines victimes de l'autoscopie être tentées de toucher, de donner la main, de frapper sur l'épaule de leur double. Ici, nous sommes incontestablement en présence d'une hallucination vraie, et apparemment d'ordre visuel. Pour un esprit insuffisamment averti, la chose est claire, l'héautoscopie peut être comptée parmi les hallucinations visuelles et mérite de recevoir la dénomination d'hallucination spéculaire (Ch. Féré).

Toutefois, à considérer les choses d'un peu plus près, le problème apparaît moins simple. En effet, si le patient est bien persuadé d'être en face d'une image extérieure à lui-même, celle-ci se montre d'une qualité bien spéciale puisqu'elle est le double, le décalque du propre corps du sujet. Mais ce n'est pas assez dire : cette image extériorisée, incorporée parmi les objets qui peuplent l'espace extérieur au corps, demeure reliée à la personne du sujet par des liens tout ensemble physiques et spirituels. Nous l'avons vu, l'image autoscopique ne reste pas immobile mais grimace, s'oppose au sujet, ou imite les gestes qu'il exécute. Enfin, et c'est là le point le plus étrange et le plus saisissant du phénomène héautoscopique, le visionnaire ne doute point que cette image c'est lui-même, non seulement dans sa corporalité mais encore dans son esprit, dans sa conscience; ce double pense avec lui ou contre lui. Davantage encore, le sujet peut avoir l'impression que sa conscience n'est plus en lui-même mais dans le double qui l'affronte.

Nous voici bien loin de l'hallucination visuelle classique, telle que les psychiatres ou les médecins le relèvent si fréquemment au cours des maladies infectieuses, des intoxications, comme aussi des phantasmes qu'entraînent certaines lésions en foyer de l'encéphale. Aussi, un esprit avisé comme P. Sollier ne s'est-il pas arrêté, comme ses devanciers, à l'idée que l'héautoscopie rentrait dans la catégorie des hallucinations visuelles. Et dans le désir de bien marquer son opposition à une telle conception, notre auteur est allé jusqu'à soutenir que l'autoscopie ne pouvait être regardée comme un phénomène d'ordre visuel et qu'il ne s'agissait pas là d'hallucination. D'après Sollier, l'autoscopie doit être tenue pour un phénomène cénesthésique, « pour une véritable sensation objectivée soit sous la forme visuelle combinée à la forme cénesthésique, soit sous la forme cénesthésique seule ». Et Sollier poursuit ainsi : « Le sujet objective extérieurement son sentiment cénesthésique. Il revêt ensuite cette objectivation soit de ses attributs actuels extérieurs, soit de ses attributs moraux seulement. » « Le rôle de la vision est donc tout à fait secondaire et ne suffirait pas à donner au sujet l'impression que le fantôme qu'il voit près de lui est sa propre personne. Il pourrait à la rigueur hésiter dans le cas de l'autoscopie spéculaire. Mais il se dirait seulement qu'il se trouve en présence de quelqu'un qui lui ressemble comme visage et comme costume; il n'aurait pas le sentiment immédiat que c'est lui-même qui se dresse devant lui. » « C'est le sentiment cénesthésique qui est fondamental dans l'autoscopie, c'est ce sentiment qui est objectivé, extériorisé; et par là prend l'aspect d'une hallucination. » Nous avons tenu à citer largement Sollier pour bien montrer que cet auteur a parfaitement compris que l'hallucination dite « spéculaire » recèle en elle-même un élément très personnel qui la différencie et même l'oppose aux hallucinations visuelles communes. On vient de le voir, pour Sollier, cet élément fondamental, irréductible de l'autoscopie, c'est le sentiment cénesthésique.

Bien que cette idée soit un truisme depuis Renan, rappelons que toute thèse contient une part de vérité et que ce serait erreur que de négliger complètement la conception que nous propose le descripteur de l'autoscopie interne.

Mais si le sentiment de notre corporalité que représente la cénesthésie apparaît bien présent dans le phénomène de l'héautoscopie, si « l'extériorisation de ce sentiment » cénesthésique, à supposer que cette explication ne soit pas purement verbale, ce dont il est permis de douter, celle-ci peut-elle être considérée comme l'élément essentiel de l'héautoscopie et retenue en tant que principe explicatif du phénomène que nous visons? Nous ne le pensons pas.

En effet, si l'on examine sans idée préconçue le phénomène de l'héautoscopie si bien définie par tant de sujets, dont les récits se superposent très exactement, l'on se persuade qu'il s'agit bien ici d'une vision, d'une hallucination visuelle véritable, à laquelle le sujet se laisse souvent prendre à cause de l'ébranlement dont sa conscience est l'objet et qui ne permet pas l'établissement d'un jugement délibéré.

Observons que, à l'exemple de bien d'autres hallucinations de la vue, l'image spéculaire peut apparaître transparente, c'est-à-dire laisser apercevoir à travers la substance illusionnelle dont elle est faite, les objets du monde extérieur, que cette image peut se densifier, s'imprégner des couleurs les plus vives, s'agiter, répondre par des grimaces et des mouvements au sujet qui la contemple. Tout ceci ne permet guère de douter que si l'élément visuel n'est pas le principal dans le développement du phénomène, du moins son importance est bien grande, enfin que le sentiment cénesthésique n'est pas tout, ainsi que le voudrait P. Sollier.

Si l'on veut approfondir le phénomène si étrange de l'héautoscopie, il est indispensable de faire appel, comme l'a fait Paul Schilder, aux données de la psychologie expérimentale.

Qu'y relevons-nous? Ceci : que le sujet normal peut, s'il est doué du sens de visualisation, se représenter son propre corps, c'est-à-dire évoquer l'image de sa corporalité. Mais de quelle manière s'effectue cette évocation? Précisément, et c'est là le point le plus intéressant : sous une forme très semblable à celle qui apparaît aux victimes de la vision spéculaire. Prenons quelques exemples : Le docteur R. se représente lui-même aisément, les yeux clos; l'image qui s'offre à lui se montre plane, comme celle que reflète un miroir, et revêtue de vêtements qui ne sont pas ceux que le docteur R. porte au moment où s'effectue cette représentation. Le docteur Wei voit apparaître son image mais réduite et sans couleur, à la manière d'un portrait photographique. Le docteur Wa, lui aussi, se représente d'une manière très vivante l'image de son corps; celle-ci se révèle très plastique, mais, seuls, les traits du visage sont précis et distincts; « cela ressemble à l'image que nous renvoie un miroir ». Ce décalque corporel immobile et recouvert de vêtements porte le même âge que le docteur Wa, mais il diffère cependant grandement de la réalité, car il se montre comme une image plane.

Ainsi donc la représentation volontaire de l'image de soi se rapproche singulièrement du phénomène héautoscopique. Mais il y a mieux. Si certains sujets interrogés par P. Schilder ont déclaré qu'il leur semblait prendre conscience de leur corporalité par un œil intérieur, d'autres, parmi lesquels se range le docteur Wa et P. Schilder lui-même, ont le sentiment que leur corps est considéré par un œil spirituel qui, situé à quelques mètres d'eux-mêmes, dirige son regard du genou à la tête. De telle sorte que le sujet semble avoir tout ensemble une conscience extériorisée que représente cet œil spirituel, en même temps qu'une connaissance de sa propre corporalité occupant une situation déterminée dans l'espace. Le moi pensant serait ainsi divisé et séparé dans l'espace du moi vivant : le premier extérieur au second.

Selon P. Schilder, le phénomène de l'héautoscopie tiendrait donc essentiellement à un trouble de la localisation de la pensée. Le moi localiserait sa pensée dans l'espace extérieur tout en gardant la connaissance d'être situé dans le corps réel, dans le corps de chair pourvu des organes des sens.

Evidemment, cette conception schildérienne de l'héautoscopie pourra sembler bien singulière aux esprits mal préparés; mais celle-ci n'en mérite pas moins considération. Certes, nous n'avons garde de faire nôtre, intégralement, la leçon de Schilder; mais cependant, qu'il nous soit permis de faire remarquer que cette modification très singulière de la personnalité qu'ont accusée maints héautoscopes volontaires et d'esprit équilibré, nous l'avons retrouvée chez des malades complètement ignorants des données les plus élémentaires de la psychologie et fort incapables de forger des explications métaphysiques ou imaginatives. Dans les récits de combien de déments précoces ou de schizophrènes n'a-t-on pas recueilli le témoignage de l'évasion hors du corps, de la conscience, de la pensée?

En exige-t-on des témoignages? Un de nos malades schizoïde, dont l'intelligence n'était pas compromise et dont les facultés d'analyse se montraient remarquablement conservées, nous déclara à maintes reprises : « Il me semble que ma conscience est devant moi, là, à quelques mètres. »

Un patient observé par Rosenstein et Rawkin affirme « ressentir en lui-même une sensation de vide ». « De plus, ajoute-t-il, je crois avoir deux moi : l'un qui discute avec les médecins et qui est sain, l'autre qui est malade et est situé dans ma tête. Parfois ces deux moi discutent et s'opposent, mais il arrive aussi que le second moi s'émancipe du corps, se place en arrière de lui et contrôle tous ses gestes. » Bien souvent, il a l'impression d'être suivi par un double; enfin, une fois, il lui est arrivé de le voir assis devant une table; à ce moment, le patient se trouvait dans la période hypnagogique, mais ne dormait point.

Il y a mieux encore; et l'on nous excusera de rappeler une fois de plus les exemples que nous ont offert la cataplexie. Durant cette période où le patient est plongé dans une immobilité complète et où sa conscience, son intelligence, son jugement demeurent lucides, apparaît parfois un sentiment bien étrange : celui d'avoir un œil spirituel situé au-dessus du lit, lequel contemple le corps étendu et réduit à une impuissance motrice absolue. Nous trouvons dans l'ouvrage de Menninger-Lerchenthal un témoignage analogue. Le docteur N., dentiste, s'étant allongé sur un sofa après le déjeuner, éprouva soudain l'impression d'être en dehors de son corps et de considérer ce dernier de haut. Voici d'ailleurs les propres paroles de ce sujet : « Je suis directement en dehors de moi, je suis étendu sur le sofa, mais je ne suis plus le docteur J. N., je contemple le docteur J. N. Mon âme est sortie de mon corps. Une remarquable scission s'est produite, quelque chose de très particulier. J'ai l'impression que je puis contempler du dehors toute ma corporalité. »

Et notre observateur de poursuivre : « Ceci n'est pas un rêve, mais plutôt une hallucination à l'état de veille. »

Retenons encore ce fait curieux publié par Leroy et cité par Heveroch, de cette femme qui, alors qu'elle se livrait à des travaux de ménage, aperçut devant elle, à une distance de trois à quatre mètres, sa propre image tenant en ses mains un balai et se livrant aux mêmes mouvements que ceux qu'elle-même exécutait. Et, en même temps, cette femme éprouva le sentiment singulier d'être sortie de son propre corps; il lui semblait qu'elle-même observait les mouvements, les pensées et les sentiments d'une autre personne; « en vérité, poursuit-elle, il me semblait que je n'étais plus la même ».

Toutes les données objectives que nous venons de rappeler nous acheminent donc, avec Schilder, vers l'idée que tout se passe comme si la conscience, la pensée s'extériorisaient, s'émancipaient pour se concrétiser dans un œil spirituel (ein geistiges Auge) par l'intermédiaire duquel le sujet contemplerait son propre corps grâce au truchement d'une image hallucinatoire ou pseudo-hallucinatoire (c'est-à-dire représentative) d'ordre visuel. Mais ceci n'est que la première partie du processus; dès que l'image hallucinatoire s'est manifestée clairement, tout le processus psychologique se renverse; le véritable moi, celui qui est pourvu de ses authentiques organes des sens, devient l'observateur de l'image hallucinatoire, tandis que celle-ci, séparée de l'individu, semble s'opposer à lui, à l'exemple d'une image reflétée par un miroir.

En dernière analyse, ce qui semble devoir être tenu pour le phénomène primaire de l'héautoscopie, c'est la scission de la personnalité et le sentiment de dépersonnalisation. Or, ainsi que l'écrit Oesterreich, dans l'état de dépersonnalisation, le dédoublement du moi pensant (die Verdoppelung des geistigen denkenden Ich), peut conduire à l'héautoscopie. Et K. Menninger-Lerchenthal auquel nous empruntons cette citation, poursuit en ces termes : « Nous devons généraliser cette conception et dire que, chez tout individu, la contemplation spirituelle de soi-même peut conduire, grâce au processus du dédoublement de la personnalité psychique (des geistigen Ich), par la scission de l'image de la personnalité physique, à la plus complète héautoscopie. »

On l'entend sans peine, cette interprétation du moi nous conduit au centre même du problème le plus redoutable de la psychologie humaine, celui de la personnalité psychologique. Et l'on ne sait que trop bien les multiples aspects selon lesquels le moi a été considéré et les fissures, les divisions auxquelles l'analyse des psychologues l'a soumis.

Nous ne redirons pas ici les termes trop nombreux dont on s'est plu à affubler les diverses sortes de moi que l'on a isolées artificiellement, car, sous la disparité des mots, une même entité se découvre qui n'est pas divisible. Les dénominations de Moi primaire (Primäre Ich), de moi corporel (Körper Ich), de moi actif (das wirkliche Ich), de moi central (Zentral Ich), de moi primitif (Ur Ich) expriment non pas des moi différents, mais des aspects divers d'une même entité psychique.

Ce qui demeure vrai, c'est que le sentiment, la conscience de notre personnalité physique ne recouvre pas la conscience de notre moi pensant et voulant, et ne s'identifie point avec celle-ci.

Nous avons appris, d'autre part (voir Chapitre II) que le sentiment de notre corporalité n'est pas limité à notre propre corps mais déborde largement l'enveloppe matérielle de celui-ci. L'on se souvient que nous avons insisté sur le fait bien connu depuis Descartes, que nous étendons, sans nous en douter, dans le cours journalier de la vie, notre sensibilité aux objets que nous utilisons, que l'aveugle qui chemine armé d'un bâton ne sent pas les aspérités de la route avec sa main mais avec l'extrémité de son appui, que le chirurgien, lorsqu'il opère, sent avec la pointe de son bistouri, ou lorsqu'il explore une cavité sent avec le bout de son stylet ou de sa sonde.

L'on comprend ainsi fort bien comment le sentiment, la conscience que nous prenons de notre enveloppe matérielle peut se dilater et nous conduire à une fausse localisation spatiale.

Qu'une représentation de l'image de notre corps se réalise, le sujet la dotera de son propre sentiment corporel et ainsi la reconnaîtra immédiatement comme sienne. Allons plus avant : que cette représentation de l'image corporelle s'émancipe, qu'elle apparaisse située dans l'espace extérieur au corps, c'est-à-dire, en d'autres termes, que cette représentation se transforme en image hallucinatoire, le sujet pourra y transporter, y étendre le sentiment de sa propre corporalité. Et, dans ces conditions, notre sujet aura l'impression que c'est lui-même qui apparaît à soi-même sous l'aspect d'un « double ». Le moi n'est pas divisé, mais le sentiment de la corporalité se transpose d'une manière démesurée et se trouve attachée à une image qui, nécessairement, ne peut être par elle-même l'origine ou la source d'un sentiment.

L'explication que nous proposons comporte plusieurs termes qu'il nous faut encore préciser pour bien faire entendre notre pensée. Le premier facteur ou élément constitutif de l'autoscopie tient dans une représentation (comme dans le cas de Gœthe) ou dans une image de notre moi corporel dont l'émancipation dans l'espace extérieur au corps fait de celle-ci une authentique image hallucinatoire. Mais, à l'opposé d'une hallucination commune de la vue, la vision hallucinatoire ne correspond pas à quelque chose d'étranger à notre personnalité physique et morale puisque ce qui apparaît devant les yeux surpris du sujet c'est une image de lui-même, « un double ». C'est là le second élément spécifique de l'héautoscopie.

Il est bien évident que cette image visuelle, ce décalque figuratif de la personne physique ne peut être construit que grâce aux données sensibles que le sujet a recueillies de sa personnalité corporelle; qu'un aveugle-né, par exemple, n'est pas susceptible de voir se dresser devant lui son image visualisée, mais qu'il peut avoir le sentiment confus qu'un autre lui-même se trouve près de lui (1).

Or, ces données sensibles que nous visons et dont les traces, les résidus, se trouvent à la fois à la frontière de la conscience (les mnèmes) et dans le cerveau (les engrammes), ce sont précisément celles-ci dont est faite l'image de notre corps, notre schéma corporel. En sorte que la vision spéculaire ne peut être comprise, si l'on méconnaît, comme l'ont fait Sollier, Féré et tous les auteurs jusqu'à Head, P. Schilder, Gurewitsch et K. Menninger-Lerchenthal, la notion fondamentale de l'image de soi.

Résumons notre pensée. L'héautoscopie complète traduit l'émancipation de l'image de notre corps, à l'édification et au maintien de laquelle coopèrent des éléments d'ordre divers : visuel, cinesthésique, cénesthésique et postural.

Mais, encore une fois, cette image, c'est l'image de nous-même; le sujet ne s'y trompe pas, car celle-ci se montre dotée des propres sentiments du sujet qui la contemple; et ceci grâce au phénomène de l'extension démesurée du sentiment de notre personnalité physique.

---

(1) Nous n'avons pas relevé d'observations de ce genre, mais leur réalité peut être légitimement tenue pour probable.

Rappelons enfin que *l'attitude réflexive* qui se trouve à la source de l'héautoscopie se montre favorisée par plusieurs facteurs que nous avons déjà analysés et qui sont d'ordre psycho-physiologiques : l'habitude de se trop contempler soi-même, une tendance à l'introspection trop poussée, le chagrin qui nous fait replier sur nous-même, l'assoupissement de la veille ou de la période de l'endormissement, qui permet la libération des images en même temps que la dissolution du schéma de notre personne physique.

*
**

Bien que nous ayons poussé assez loin nos investigations, nous n'avons pas rencontré d'observation d'héautoscopie chez les aveugles qui, nous l'avons montré après Truc, Morax, Uthoff, peuvent cependont être affectés d'hallucinations visuelles d'une particulière vivacité. En voici cependant un exemple personnel que nous avons recueilli avec notre collaborateur Ajuriaguerra. Il s'agit d'une malade âgée de soixante-dix-huit ans, aveugle à la suite de cataracte bilatérale associée à des lésions d'atrophie papillaire et de chorio-rétinite hémorragique. Au cours de plusieurs incidents morbides : asystolie, bronchopneumonie, cette patiente présenta des hallucinations visuelles extrêmement actives et parfaitement critiquées : visions de régiments en marche, de bals costumés, d'animaux, d'objets multicolores. Un jour, par une vision spéculaire des plus typiques : « J'ai cru voir au pied de mon lit, nous dit cette malade, une glace dans laquelle mes traits se reflétaient. Je m'y voyais en grandeur naturelle revêtue d'un corsage à carreaux; ma taille était svelte et élancée. » Bref, notre malade imitant en cela Gabriele d'Annunzio, se revoyait parée comme au temps de sa jeunesse et prenait plaisir à contempler cette image illusionnelle.

# CHAPITRE XIV

## RAPPORTS DE L'IMAGE CORPORELLE AVEC L'ESTHÉTIQUE

Le sentiment et l'image composite que nous prenons de notre personnalité physique, c'est-à-dire de notre corporalité, constituent, nous l'avons vu, les indispensables fondements de notre activité extérieure, ainsi que de nos perceptions. Dépourvues du soutien que leur assure l'image de notre corps, nos perceptions subiraient un appauvrissement qui les réduiraient presque au néant. L'on n'a pas oublié, d'ailleurs, que les observations des malades atteints de dissolution de l'image de soi nous ont montré la réalité de cette donnée dont l'exactitude pouvait presque, *a priori,* être établie.

Mais, si l'image de notre corps représente une des assises essentielles de nos processus perceptifs, ne devons-nous point nous demander si cette image ne joue pas également un rôle dans l'appréciation des œuvres d'art? Appréciation qui requiert, il n'est pas besoin de le rappeler, un ensemble de perceptions sensibles.

Quelle que soit la forme d'art que l'on envisage : architecture, musique, sculpture, peinture, toujours l'on découvre à sa base un ensemble de formes ou de structures (die Gestalten) qui sont posées ou évoluent dans l'espace; et ce sont ces formes qui constituent les éléments d'un langage auquel on s'initie plus ou moins parfaitement et qui nous permet de comprendre les sentiments, les aspirations, les idées que les mots sont impuissants à nous faire entendre.

Tout art, même le plus concret comme la sculpture, recèle en lui-même quelque chose d'intraduisible par le langage verbal. Et c'est précisément dans la mesure où une œuvre d'art contient ce quelque chose d'ineffable que celle-ci mérite d'être spécifiée d'artistique.

D'autre part, toute prise de contact avec une œuvre d'art suscite, entraîne dans notre organisme une réaction particulière, spécifique dont on peut dire, en gros, qu'elle tend vers un accroissement, ou pour mieux dire, vers une exaltation de la vie.

Dans l'éclosion de ce sentiment d'amplification de notre puissance vitale ou, si l'on veut, d'exaltation de la dynamogénie de notre système nerveux, quel rôle joue l'image de notre corps? Tel est le problème que nous devons aborder maintenant.

Certes, il nous serait facile d'étendre les données de ce problème, car la même essence spécifique se retrouve à la source de tous les arts et dans chacune des multiples et diverses impressions que nous en tirons; mais il nous semble plus précis de limiter notre vue à un art fait d'éléments concrets et dont il est aisé d'appréhender les linéaments : la peinture.

Du point de vue où nous nous plaçons, c'est-à-dire dans une perspective psycho-physiologique, nous pouvons, croyons-nous, accepter cette idée proposée par Berenson que, en peinture, tout se réduit à trois principes fondamentaux : les ***valeurs tactiles,*** le ***mouvement*** et la ***composition dans l'espace.*** Que l'on ne croie pas que nous tenions pour accessoire la couleur comme pourtant le soutenait notre illustrre ami Eugène Carrière dont l'opinion, qu'il nous a maintes fois exprimée, était que le but de l'œuvre peinte étant de produire une exaltation des sentiments, il n'était pas utile de la nourrir de couleurs, et qu'un blanc et noir de Rembrandt était aussi éloquent que le plus chatoyant des Vélasquez. Nous entendons simplement dire que si la puissance ou la délicatesse de couleur d'un tableau contribue au charme qui s'en dégage, la couleur ne doit pas être tenue pour aussi essentielle que les valeurs tactiles, le mouvement et la composition spatiale. Aussi bien, l'affaiblissement du sentiment de la couleur dans les époques de décadence se montre-t-il un facteur beaucoup moins actif de dégénérescence artistique que la disparition de ceux que nous venons d'indiquer.

Mais que doit-on entendre d'abord par ***valeurs tactiles?*** Bien que la notion de ces valeurs soit presque aussi vieille que la peinture, puisque nous la trouvons admirablement exprimée dans les œuvres de Giotto, c'est à M. Berenson que revient le mérite d'en avoir poursuivi l'analyse.

Le peintre ne disposant que d'une surface plane doit nous suggérer l'idée d'une troisième dimension, le sentiment de la profondeur, du relief des objets, de leur situation dans l'espace; or si nous analysons exactement les perceptions que suscite en nous la contemplation d'une peinture, que voyons-nous? Ceci : que le sentiment de relief et de profondeur est bien donné par la perspective, c'est-à-dire par les éléments visuels, mais que, à ceux-ci s'ajoutent des éléments d'un autre ordre, et ceux-ci ne sont autres que des résidus de sensations du toucher, précisément les valeurs tactiles. « Le premier objet du peintre, écrit Berenson, c'est de faire appel à notre imagination tactile, d'exciter en nous le sens du toucher car c'est par ce sens que, tout enfant, nous avons pris connaissance des formes, des reliefs, de la résistance et de la consistance des objets. »

C'est donc, en premier lieu, sur notre imagination tactile que le peintre doit agir, et c'est dans la mesure où se fera sentir son action que s'affirmera sa maîtrise et sa puissance évocatrice. Où pourrait-on mieux en saisir la raison que dans le fait que contempler une œuvre plastique esthétique est tout autre chose que regarder une beauté naturelle qui, si parfaite qu'on l'imagine, n'est jamais esthétique; et dans cette donnée ainsi que dans la jouissance que l'on éprouve en face d'une œuvre d'art se décèle un effort de création, lequel atteint précisément son objet grâce à la mise en œuvre des valeurs tactiles.

« Devant telle œuvre picturale notre imagination tactile, écrit Berenson, entre immédiatement en jeu. Par nos paumes, par nos doigts, et par nos muscles se confirment les impressions de nos yeux bien plus rapidement que devant des objets réels. Tout ici concourt, travaille, est chargé de la même intention : rendre sensibles les valeurs tactiles », « car rendre les valeurs tactiles d'un objet, c'est nous donner l'entière intelligence de ses formes ».

Ainsi donc, le contact avec une œuvre dessinée ou peinte suscite de la part du spectateur l'évocation de résidus de sensations, non pas seulement visuelles mais tactiles, et, tout naturellement, celles-ci ne sont possibles qu'autant que l'image de notre corps est intégralement perçue et située dans l'espace. Mais allons plus avant : ce que Berenson qualifie de « valeurs tactiles » ne sont-elles faites que de résidus de sensations de contact comme notre auteur semble le penser? Nullement; l'évocation de ces valeurs ne peut se réaliser que grâce aux résidus de sensations cinesthésiques ou de mouvements, ou encore à ce que Bergson a appelé les « mouvements naissants », lesquels se rapprochent « des sensations de mouvement » de Wundt, ainsi que nous l'avons établi précédemment.

Contempler une œuvre d'art, s'en assimiler comme on dit, la substance, c'est en quelque sorte, et d'abord adapter l'image de notre corps à la présentation que l'artiste nous propose; c'est ensuite évoquer dans notre esprit la synthèse d'éléments moteurs, sensitifs, sensoriels dont est construite l'image de notre moi corporel.

La seconde propriété que possède toute œuvre d'art est d'exciter en nous le *sentiment du mouvement,* précisément par l'évocation des images mouvantes de notre schéma postural, selon la dénomination de Henry Head. Ce qui rend si vivant le sentiment que l'on éprouve devant telle œuvre peinte, c'est incontestablement la participation motrice que cette œuvre suscite chez le spectateur; et le génie de l'artiste consiste justement dans ce qu'il possède le pouvoir secret d'éliminer de sa présentation tous les éléments inutiles pour ne laisser figurer que ceux qui non seulement sont expressifs du mouvement mais sont capables d'amener à la frange de notre conscience le flot d'images cinétiques dont est pourvue la représentation de notre personnalité physique, l'image de notre moi corporel.

Un exemple concret fera saisir notre pensée. Voici deux hommes qui boxent ou se prennent aux mains, nous pouvons être émus et même captivés par les péripéties du combat, mais nous ne ressentirons aucune jouissance esthétique. Tout autre est l'impression que nous retirerons de la représentation d'un combat d'athlètes, car ici nous éprouverons l'impression d'une augmentation de notre activité. Et cela pour la raison que l'expression générale du mouvement qui se dégage de l'œuvre d'art est calculée de telle manière que le spectateur prévoit dans quel sens le mouvement qui anime les personnages va se poursuivre, en même temps qu'il éprouve l'illusion délicieuse d'être capable, lui aussi, de se livrer, de s'abandonner à ce mouvement.

« Quelle satisfaction, écrit Berenson, j'éprouve à contrôler par mes propres muscles, par ma poitrine, par mes bras, par mes jambes, l'afflux d'énergie que manifeste un si violent effort! Quelle satisfaction encore lorsque, en me détournant, je crois sentir la détente des muscles après le combat et la fraîcheur délicieuse dont le repos va lui ouvrir la source! »

Nous pourrions développer le même thème en l'envisageant sous l'angle du paysagiste. Ici encore, nous retrouvons tout ensemble les valeurs tactiles et les valeurs de mouvement. La vue d'un arbre courbé par l'orage, d'une mer agitée par la houle, d'un champ de blé ondulant sous le vent ne laissent pas d'évoquer en nous des images tactiles et motrices correspondant à l'intensité du mouvement qui se dégage de l'œuvre que nous considérons. En outre, un paysage ne nous invite-t-il pas à mille déplacements, à maintes actions, quand ce ne serait qu'à nous étendre sur un gazon frais ou à boire à une source dans un paysage de Courbet.

Le troisième élément qui nous reste à envisager, tient dans le sentiment de l'espace.

Tout le monde sait qu'une œuvre picturale peut être chargée de sentiment tout en recélant une atmosphère irrespirable; que la présentation du sujet, en terme technique l'illustration, peut être telle que le spectateur ne peut s'imaginer comment l'image de son corps serait susceptible de s'engager dans l'espace resserré, étouffant, que la toile lui propose. Tout à l'opposé, il est des œuvres d'où se dégage une atmosphère si légère qu'elles donnent l'impression la plus vive d'espaces libres, impression qu'il faut se garder de confondre avec la sensation du vide. L'esprit du spectateur s'abandonne alors au plaisir d'imaginer sa propre image s'engager parmi les perspectives libres dont le tableau nous donne l'illusion. Contrairement à la « composition en surface », la « composition dans l'espace » nous suggère d'une manière vivante, l'idée de la profondeur, de l'espace aéré où l'on pense qu'il ferait bon de vivre. Et cette impression produit aussi des effets immédiats sur l'organisme en exaltant le sentiment de sa vitalité.

Cette science de l'espace dont les peintres italiens furent pénétrés plus profondément que tous les autres : les Tiepolo, les Paul Véronèse, les Michel-Ange, les Tintoret, trouve son achèvement complet chez Raphaël, dont l'Ecole d'Athènes, ce chef-d'œuvre d'intellectualité, nous offre le plus somptueux exemple.. En face de cette fresque, l'esprit se sent comme allégé et plus libre tandis que se dégage en nous l'impression que notre corps serait capable de s'engager parmi les fuites de ces arcades si intelligemment distribuées, que nous pourrions gravir ces degrés avec allégresse et sécurité pour pénétrer dans des espaces où l'âme, aussi bien que le corps, se sentiraient à l'aise et comme baignés dans une atmosphère de spiritualité.

Valeurs tactiles, expression du mouvement, sentiment ou science de l'espace, tels sont donc, en dernière analyse, les éléments essentiels des arts plastiques.

Or, si nous réfléchissons aux conditions qui président à la compréhension d'une œuvre d'art, nous voyons clairement que ces éléments agissent sur nos sens d'une manière beaucoup plus complexe et peut-être plus inattendue que nombre de soi-disant critiques d'art ne se l'imaginent. Ainsi que nous avons essayé de le faire voir après Berenson, le sentiment de la troisième dimension ne nous est pas fourni exclusivement par les perceptions visuelles; les valeurs de contact que dégage une telle peinture, déclenchent chez le spectateur des images tactiles et cinesthésiques, de même d'ailleurs que celles-ci sont provoquées par l'expression du mouvement et la composition spatiale, c'est-à-dire par l'intelligente distribution des espaces, laquelle n'est autre que la réalisation de la « science de l'espace ».

Or, ces images tactiles et cinesthésiques, dont l'œuvre d'art suscite en nous l'éclosion, que sont-elles sinon l'exaltation de notre personnalité physique, l'accentuation du sentiment que nous avons de notre moi corporel, en bref l'exaltation de la réalité de l'image de notre corps?

Qu'on le veuille ou non, il y a, au fond de l'impression que dégage toute œuvre d'art, un facteur physiologique important dont, jusqu'ici, il n'a pas été suffisamment tenu compte. Et ce facteur met en branle les virtualités qui sont à la base même de l'image de notre corps. Car c'est avec cette image que nous réagissons devant toute œuvre d'art, fût-elle même la plus imprégnée de spiritualité comme le sont celles de Raphaël, de Michel-Ange, de Rembrandt, de Puvis de Chavannes. En réalité, ce que l'on désignait autrefois sous les termes de « partie sensible de l'œuvre d'art », répond à l'élément dont nous avons essayé d'approfondir les fondements parce que ceux-ci appartiennent à l'image corporelle, image qui s'immisce et fait intermédiaire entre les données purement sensorielles que toute œuvre d'art comporte et l'esprit qui perçoit, comprend, est ému.

FIN

# INDICATIONS BIBLIOGRAPHIQUES


Abbatucci. — Etude psychologique sur les hallucinations des amputés. *Thèse de Bordeaux,* 1894.

Anyal. — The Experience of the body-self in Schizophrenia. *Arch. of Neurology,* vol. 35.

Anton. — Uber die Selbstwahrnehmung der Herderkrankungen des Gehirns u.s.w. *Arch. f. Psychiatrie,* 1900.

Babinski. — Contribution à l'étude des troubles mentaux dans l'hémiplégie organique cérébrale. Anosognosie. *Rev. Neurol.,* 1924, T. Ier, et *Rev. Neurol.,* 1918, T. II, p. 365.

Barré, Morin et Kayser. — Etude clinique d'un nouveau cas d'anosognosie de Babinski. *Rev. Neurol.,* 1923, T. Ier.

L. Van Bogaert. — Sur la pathologie de l'image de soi. *Ann. méd. psychol.,* 1934, T. II.

P. Bonnier. — L'Aschématie. *Rev. Neurol.,* 1905, p. 54.

— Vertige, 1 vol., 1893.

Charcot. — Physiologie et pathologie du moignon. *Leçons du Mardi,* 1888, 18 juin.

Comar. — L'autoreprésentation des organes. *Rev. Neurol.,* 1901, p. 490.

G. Deny et P. Camus. — Sur une forme d'hypocondrie aberrante due à la perte de la conscience du corps. *Rev. Neurol.,* 1905, n° 9.

Ehrenwald. — 1° Anosognosie und Depersonalisation. *Nervenarzt,* 1931.

— 2° Verändertes Erleben des Körperbildes mit konsekutiver Wahrbildung bei linksseitigen Hemiplegie. *Monatsch f. Psychiatrie,* 1930.

O. Fœrster. — Uber das Phantomglied. *Medizinische Klinik,* 1931, n° 14.

— Ein Fall von elementärer allgemeiner Somatopsychose. Afunktion der Somatopsyche. *Monats. f. Psych. und. Neurol.*, 1903, vol. XIV.

GERSTMANN. — Fingeragnosie und isolierte Agraphie. *Zeitschrift für die gesammte Neurol. und Psych.*, 1927, 108.

— Zur Symptomatologie der Herderkrankrungen im der Ubergangsregion der unteren Parietal und mittleren Okzipitalhirnwindung. *Deut. Zeitschrift f. Nervenheilk*, 1930.

GOLDSTEIN et GELB. — Zur Psychologie des optischen Wahrnehmungs und Erkennungs Vorganges. *Zeits. f. die gesamte Neurol.*, 1918, 41.

GRÜNBAUM. — Uber Apraxie. *Zeitschrift für die ges. Neurol. und Psych.*, 1930, 55.

GUREWITSCH. — Uber das interparietale Syndrom bei Geisteskrankheiten. *Zeitschrift für die gesamte Neurol. und Psych.*, 1932.

Th. GUÉNIOT. — D'une hallucination du toucher (hétérotopie subjective des extrémités) particulière à certains amputés. *Journal de Physiologie de Brown-Séquard*, 1861, p. 416.

HOFF et PÖTZL. — Uber ein neues parieto-occipitales Syndrom. Störungen des Körperschema. *Jahrbuch der Psych.*, vol. 52, 1935.

HOFF et SCHILDER. — Die Lagereflexe des Menschen. *Vienne*, 1927, 1 vol.

D. KATZ. — 1° Psychologische Versuche mit Amputierten. *Zeit. für Psych. und Phys. der Sinnesorgane*, 1920, p. 83.

— 2° Phantomglied. Die sogen. Illusionen der Amputierten. *G. Thieme*, 1 vol. 1930.

KLEIN. — Ueber Halluzinationen der Körpervergrösserung. *Monatsch. f. Psych.*, 1928.

KLEIN et SCHILDER. — The japanese illusion and the postural model of the Body. *Journal of Nerv. and Nervous disease*, 1929.

J. KOCH et V. STOCKERT. — Störungen des Körperschemas und ihre Projektione in die Aussenwelt. *Klin. Woch.*, mai 1935.

R. LERICHE. — La chirurgie de la douleur. 1 vol., *Masson*, 1937.

J. LHERMITTE. — Les visions d'un Poète. Gabriele d'Annunzio. *Congrès d'oto-neuro-ophtalmologie tenu à Bordeaux*, avril 1938.

— Désordre de la fonction hypnique et hallucinations. *Ann. médico-psych.*, janvier 1938.

— Les fondements biologiques de la Psychologie. 1 vol., *Gauthier-Villars*, 1925.

— Le sommeil. 1 vol., *Colin*, 1930.

— La section complète de la moelle dorsale. 1 vol., *Maloine*, 1919.

— Les mécanismes du cerveau. 1 vol., *Nouvelle Revue Franç.*, 1938.

LHERMITTE, Gabrielle LÉVY et KYRIACO. — Les perturbations de la pensée spatiale chez les apraxiques. *Rev. Neurol.*, T. II, 1925.

LHERMITTE et TCHEHRAZI. — L'image du moi corporel et ses déformations pathologiques. *Encéphale*, janvier 1937.

J. LHERMITTE et J.-O. TRELLES. — L'Apraxie pure constructive. *Encéphale*, 1933.

LOBLIGEOIS. — Auto-observations d'illusions des amputés. *Le Monde médical*, octobre 1927.

LURJE. — Etude sur le schéma corporel. *Névropat.*, 1936.

R. MOURGUE. — Neurobiologie de l'hallucination. 1 vol., 1932.

MAYER-GROSS. — Ein Fall von Phantomarm nach Plexusreizung. *Nervenarzt.*, 1929, n° 2.

E. MENNINGER-LERCHENTHAL. — 1° Das Truggebilde der eigenen Gestalt. 1 vol., *Karger*, 1935.

— 2° Der eigene Doppelgänger. Psychotherapeutische Praxis. Vol. 3, 1936-1937, *Wien*.

E. MEYER. — Empfindungstäuschungen im Bereiche amputierten Glieder. *Arch. f. Psychiat.*, 1923, p. 68.

NANDASCHER. — Trois cas d'hallucinations spéculaires. *Ann. médico-psychol.*, 1910, vol. 68.

A. PARÉ. — Œuvres complètes. *Edit. Malgaigne, Paris*, 1840, T. II. Chapitre : *Des signes de mortification parfaite.*

PARISCH. — Ueber die Trugwahrnehmungen. 1 vol., *Leipzig*, 1894.

PARKER et SCHILDER. — Das Körperschema im Lift... *Zeit. f. die ges. Neurol. und Psych.*, 1930, 128.

A. PICK. — 1° Ueber Störungen der Orientierung am eigenen Körper. 1 vol., *Berlin*, 1908.

— 2° Zur Pathologie des Bewusstseins vom eigenen Körper. *Neurol. Zent.*, 1915.

— 3° Störung der Orienrierung am eigenen Körper. *Psych. Forschung*, 1922.

H. PINEAS. — 1° Mangel an Krankheitsbewusstsein u.s.w. *Deutsch. Zeitschrift f. Nervheilk*, 1926.

— 2° Ein Fall von phantomännlichen Erscheinungen bei hemipl. Lähmung. *Nervenarzt.*, 1930.

PITRES. — Etude sur les sensation illusoires des amputés. *Ann. médico-psycholog.*, 1897.

PÖTZL. — 1° Ueber die Herderscheinungen bei Läsion der linken unteren Scheitellappen. *Medizinische Klinik*, 1923.

— 2° Die optisch-agnostischen Störungen. 1 vol., *Wien.*, 1928.

RADOLSKY. — Das Syndrom der dynamischen Störung des Körperschemas. *Der Nervenarzt.*, 1935, F. VI.

RIESE WALTHER. — Ueber die sog. Phantomhand der Amputierten. *Deutsch. Zeit. f. Nervenheilk.*, 1928, T. 101.

— Neue Beobachtungen den Phantomglied. *Deutsch. Zeit. f. Nervenheilk.*, vol. 127, 1932.

Paul SCHILDER. — Das Körperschema. 1 vol., *Berlin*, 1923.

— 2° Seele und Leben. *Berlin*, 1923.

— 3° The image and appearance of the human Body. *Psyche Monograph.*, n° 4, *London*, 1935.

P. SOLLIER. — Les phénomènes d'autoscopie. 1 vol., *Alcan*, 1903.

P. SIVADON. — Phénomènes autoscopiques au cours de la grippe. *Ann. médico-psychol.*, juillet 1937.

STOCKERT. — Lokalisation und klin. Differenzierung der Symptome der Nichtwahrnehmung. *Deutsch. Zeit. f. Nervenheilk.*, 1934. T. I^er^.

STRATTON. — Some preliminary Experiments on vision without inversion of the retinal image. *Psych. Review*, 1896.

TCHEHRAZI. — Image de soi. 1 vol., *Doin*, 1936.

S. WEIR-MITCHELL. — Des lésions des nerfs et de leurs conséquences. 1 vol., *Traduction Dastre*, 1874.

## LEXIQUE

*Agnosie.* — Perte de la reconnaissance des choses.

*Anosognosie.* — Méconnaissance d'une affection cependant évidente telle qu'une paralysie.

*Apraxie.* — Trouble du comportement moteur ou de l'activité motrice volontaire indépendant de toute paralysie vraie.

*Arthrocinétique.* (Sens ou sensibilité.) — Sensations qui nous sont fournies par le jeu des articulations.

*Asomatognosie.* — Perte de la somatognosie.

*Cenesthésie.* — Sentiment confus de la vie organique et viscérale.

*Cinesthésie* ou *Kinesthésie.* — Sensations et sentiment perçus lors de l'exécution d'un mouvement.

*Cortex cérébral.* — Ensemble de la substance grise des circonvolutions.

*Hallucination.* — Perception sans objet.

*Hallucinose.* — Groupement d'hallucinations sans délire et, plus généralement, hallucinations critiquées et reconnues comme telles.

*Hémianopsie.* — Perte de la vision dans une moitié du champ visuel.

*Hémiasomatognosie.* — Perte de la notion de la moitié du corps.

*Hémimélie.* — Malformation par arrêt de développement d'un membre thoracique ou abdominal.

*Heuristique.* — Valeur que prend une idée ou une hypothèse par rapport à la découverte.

*Neurogliome terminal.* — Prolifération des éléments constitutifs, fibres nerveuses et charpente névroglique, de l'extrémité d'un nerf sectionné par une amputation, par exemple.

*Onirisme.* — Rêve à l'état de veille.

*Phantasmes oniriques.* — Représentations mentales plus ou moins vivement objectivées et se déroulant sur la trame de l'activité de rêve.

*Somatognosie.* — Connaissance que nous prenons de notre corps.

*Syncinésie.* — Mouvement associé à un autre mouvement d'ordre physiologique ou pathologique.

*Thalamus* (ou couche optique). — Formation de substance grise située à la base du cerveau, près des corps striés, et formant le relais de toutes les voies de la sensibilité.

*Vestibulaire* (Appareil). — Dispositif nerveux situé dans l'oreille interne formé par l'épanouissement du nerf vestibulaire, lequel innerve les appareils sensibles qui nous renseignent sur la position de notre corps dans l'espace. Nerf de l'espace de P. Bonnier.

# TABLE DES MATIERES

658888 - Juin 2016
Achevé d'imprimer par

1livre.com
du rêve à la réalité !

Printed in Dunstable, United Kingdom

91230735R00147